関わりつづける医療

多層化する在宅医の死生観と責任感覚

井口真紀子

keiso shobo

はじめに

「人生の最期の段階をどのように過ごすか考えましょう」

最近しばしば耳にする言葉だ。終活という言葉はすでに一般的になり、書店ではエンディングノートに類するものが何かしら売られている。納棺体験など死を擬似体験することで自分の死について思いを馳せ、どのように最期のプロセスを過ごしたいかを考えるイベントなども各地で行われている。少子高齢化が進み、パンデミックも経験した日本では、人生の最期をどう考えるかはさほど遠い問題ではなくなってきている。

しかし一方で、死を前にした時間の過ごし方をどう考えたらいいのかについてわかっている人は、実はほとんどいないのではないだろうか。だからこそ「考えましょう」という言葉が力を持つのだろう。

死と死にゆく過程に関わる代表的な職業として「医師」が挙げられる。筆者も医師の一人である。では、医師はこうした問題について十分わかっているのか。そう言われると、必ずしもそうとは言い切れないのではないか、とも思っている。もちろん筆者だけが特に理解できていない可能性は否定できないけれども、周囲の医師との会話を通して、死を前にした患者との関わり方に悩む医師は少なくないように感じている。

確かに医師は多くの患者の死に関わる職業である。死にゆくプロセスに専門職として関わり、死亡診断を行う。だからといって死に関わるすべての側面が医学で説明がつき、解決できるのかというともちろんそうではない。

医学は、このような状態を放置すると命に関わる疾患のリスクが上がる、この疾患にはこの治療で死を回避できる可能性が高まる、そういった問題に関しては、多くの知見を持っている。医学は根本的には生きること、救命することを目指してきた領域である。

他方、医師が死を前にした患者に関わる臨床の中で、死とともにあるいのちのあり方に接近することは、単に医学的に正しい実践を行うだけでは達成できない。死を前提にした臨床とは、科学的に根拠のある医学の実践と、そこにはおさまりきらない問題をともに扱うことであり、わかりえない他者と不確実性に向き合いながら関わりつづけることでもある。医師が関わるのは死とともにある生であり、医学では合理的に整理しきれないいのちである。

筆者はそのような「いのち」との関わり方や考え方を広い意味での「死生観」と捉え、近年日本で広まりつつある在宅医療に携わる医師たちにインタビュー調査を行い、本書を執筆した。ここで「いのち」という言葉を用いて描きたいのは、自然科学の対象であり、物質としての理解が可能な「生命」という意味合いだけでなく、意味や価値、あるいは自己を超越した領域にも関わる側面から捉えた生と死の全体である。生命倫理学者の安藤泰至は「いのち」という言葉のニュアンスが、科学的客観的な概念としての「生命」も含みつつ、「死によって終わる『生命』と対比するような形で、死後も続いていくもの、ずっと何かにつながっていくもの」（安藤 2018:156）を指すこと、さらに、無生物的なもの（器や芸など）や人間を超えた存在（神や仏など）についても用いられることを指摘し、「『いのち』という言葉は『生命』『生活』『人生』といった生の諸次元を含み、貫きつつ、私たちがその生老病死において出会い、触れ合い、つながるさまざまな『いのち』（他者のいのち、自然のいのち、神仏のいのち）との関係において営まれるような生の全体的な営み、すなわち『人が人として生きること』の全体を表すものとしても用いられている」とする（安藤 2018:157）。

「いのち」に向き合うことは、死とともに生きていくことでもあり、だからこそ死生観が問われることになる。大まかに言えば、この本は在宅医に死とともにある「いのち」に関する考え方を聞き、その内容をまとめた本である。死に関わる代表的職業であり、その中でも医学と生活世界の境界で死に関わる在宅医の死生観を明らかにすることを通して、死とともにある「いのち」に向かい合うことの意味の一端を探ってゆきたい。

本書の構成は以下のようになっている。

第1章ではなぜ在宅医の死生観に注目するのかについて扱う。医療の中の一つの運動として立ち上がってきた在宅医療が、ケアする専門職という新たなあり方を医師に求めることになった経緯を明らかにする。さらに、死生観の歴史的な変遷を概観した上で、医師の死生観に関する先行研究を参照する。こうした議論を通して、なぜ医師の中でも在宅医療に関わる医師の死生観に着目するのか整理し、全体の分析枠組みを提示する。

続く第2章では、医師患者関係は常に不均衡な力関係があることを踏まえた調査の方法と倫理的配慮について述べる。

第3章からは医師たちの語りの分析に入る。第3章では主に医療社会学の医療専門職論を手がかりに、医師が医学的な合理性と生活世界の狭間で葛藤する経験を経て、専門職役割の変容を引き受け、意思決定規範を拡張させる姿を描き出す。

第4章では、意思決定に関わる経験についての語りを取り上げる。現在ACP（アドバンス・ケア・プランニング）の推進など、言葉を用いて終末期の過ごし方について考えておくことが推進されている。しかし、語りからは言葉を用いて決める、というだけではない意思決定への関わり方を見いだすことができた。そうした語りも提示しながら、在宅医が日々の実践の中で、非言語的な要素も重視しながら意思決定に関わっていることを示す。

第5章では、医師のいのちに関わる価値観の中でも、死についての考えという狭い意味での死生観を探るため、医師自身の喪失体験の語りを分析する。家族の死、自分の怪我や病気など、自分が身をもって経験した苦悩の経験は医師自身のあり方を大きく変えてしまう。本章では医師自身が喪失体験を通して死生観を深め、時には自分の力や理解を超えた領域にも接近する姿を描く。

第6章では、第3章から第5章で扱った語りを死生観と責任という観点からさらに分析しなおし、医師の死生観と責任の感覚が多層的に展開していることを示す。

最後に、読者の方へ。第1章、第2章は本書の学術的位置づけや調査概要、倫理的配慮など、堅苦しい記述が続く章となっている。冒頭から読んでいただければもちろんありがたいが、医師の語りをはやく読みたいと思われる方は、第1章、第2章はスキップしていただき、第3章から読んだ上で、最後に冒頭に戻ることもできる。それぞれのご興味にあわせた順番でお読みいただければ幸いである。

目　次

凡例

・〔　〕は筆者による補足である。

・出典の記載のない図表は、筆者作成である。

第1章　なぜ在宅医の死生観に注目するのか

二〇世紀の後半から医療の目的は疾患の治療や救命から生活を支えることにまで徐々に広がり、これまで主流だった病院での医療は地域包括ケアへと移行しつつある（猪飼 2010）。

感染症や動脈硬化性疾患など生命に関わる急性疾患の診断治療技術はめざましい発展を遂げてきた。糖尿病、高血圧、高脂血症などリスク因子への介入による急性疾患の発症予防についても知見が積み上げられ、またこれらと並んで生命に関わる代表的疾患であるがんの治療技術も日々進歩している。こうした医学の進歩によって慢性的な健康問題を抱えつつ生きる人が増えている。

同時代的に、国内では少子高齢化が進行してきた。老いることは複数の慢性疾患あるいは疾患未満の不調を抱えることでもある。高齢化社会の進行は慢性的な健康問題を抱えながら生きる人の増加と言える。そして、人は皆いずれ人生の最期の段階にさしかかる。たくさんの高齢者を含めた慢性疾患を持つ人たちをどこで誰がどのように看取っていくか、こうしたことが問題となってきた。

これらの問題に対して、現在新しい医療の形である在宅医療が注目され、広まりつつある。在宅医療は単に生物医学モデルに基づいた医療を患者宅で提供するだけではない。老い、病い、そして死という、生きることについてまわる苦の側面に関わる医療であり、ケアの視点に立つ医療でもある。

在宅医療は患者の生活の場、多くは患者の自宅で診療を行う。設備が整った非日常的な空間である病院から患者の自宅へと、診療の場が物理的に変わること自体が医師の内面に大きな影響を及ぼす。病院という特別な場所での診療は、患者を日常の文脈とあえて切り離すことで、医師が疾患と冷静に向かい合うことを可能にする。これに対し、在宅医療では、患者の生活の場で個別の文脈も加味しながら診療にあたる。このことにより、医師は正解のない生活の世界で患者と関わることになる。それは患者の疾患のみならず、病を抱えた生に医師として伴走することであり、医師自身の死生観も問われる経験である。

本章ではまず、医師とは何かについて確認した上で、現代の在宅医療の位置づけを歴史的文脈の中で整理する。その上で、死自体がどのように扱われてきたかの歴史も踏まえ、医師の死生観という分析視角を整理し、全体の分析枠組みを提示する。

一　医師とは何か

まず「医師とは何か」を確認するところからはじめたい。医師が生死に関わることは当たり前のように考えられているが、その内実についてまず整理しておきたいからである。

医師は、医療及び保健指導を掌ることによつて公衆衛生の向上及び増進に寄与し、もつて国民の

健康な生活を確保するものとする。（医師法一章第一条）

日本では医師は「医師法」に定義された専門職である。医師以外のものが医業を営むことは禁止され（医師法一七条）代表的な業務独占資格である。医業とは、業務として「医行為」（診断、処方、注射、手術等、一般的には医療行為と言われる行為）を行うことである。求めがあった場合に診療を拒否してはならないという応召義務（医師法一九条）などの義務も負う。一方で、例えば手術などで他者の体を傷つけるなど本来は傷害行為で刑法上の犯罪行為にあたることも、医療行為として行うのであればその違法性が阻却されるなどの特権も与えられる。

法的側面から見ると、医師の業務の中で、本書で扱う死の問題と大きく関わるのが死亡診断である。人の死亡を医学的、法律的に証明する書類である死亡診断書は医師または歯科医師のみが作成できる[1]。人間の死を医学的に診断し、法的に死亡を証明することは医師や歯科医師の重要な業務の一つである。

しかし、医師の死への関わりは、心肺停止状態になった後に診察して、死亡診断書を書くことだけではない。多くの場合、医療は死亡診断のタイミングだけでなく、死にいたるプロセスに関わっている。生命が危機にさらされている場合は救命を目指し、治療できる病態は治療する。痛みなどの本人の苦痛も可能な限り緩和しようとする。死亡診断書を書く前の段階で、治療や症状緩和を目指すことのほうが中心的な職務である。死亡診断そのものというよりは、死を前にした状況の中でいかに生きるかに焦点を当てて関わることのほうが大きな役割である。

こうした死にゆくプロセスへの関わり方は病院の中でもある程度方法論が確立されてきた。本書では従来の病院での死とは異なる仕方で死と死にゆくことに関わる在宅医療に注目している。このやり方がどのようなものなのか、ということを理解するためには「在宅医療とは何か」という問いについて考える必要がでてくる。次項では在宅医療とは一体どのような性質の医療なのかについて詳しく検討する。

二　在宅医療とは何か

1　在宅医療の歴史

本項では、本書が取り上げる在宅医療の歴史的文脈と現代的在宅医療の形成過程について整理してゆきたい。在宅医療は病院中心の医療のあり方とは異なり、人々の暮らしに深く関わりながら行う医療という理念をいわば社会運動的な形で立ち上げてきた。その結果、現代の在宅医療は、死亡診断書を書くというだけでなく、死にゆくプロセスへの医師の関わり方を大きく変え、人々のいのちに関わる仕事となりつつある。

しかしこのような在宅医療のあり方は一夜にして成立したものではない。医師が患者の家に往診することと自体は病院医療が主流となる前からある、古くからの診療形態である。しかしこうした病院医療の前身としての古典的在宅医療と現代的在宅医療は、連続性は持ちつつも異なる性質を持つものである。「在宅医療とは何か」という問いに答えるためには、歴史を踏まえて現代の在宅医療の形成過程を見てゆく必要がある。

そこで、社会学者の猪飼周平（2010）の理論枠組みである「病院の世紀の理論」を用いて在宅医療の歴史を整理した在宅医の平原佐斗司（2018）の議論を参照する。

猪飼（2010）は、日本で当たり前のように思われている病院中心の医療システムは、二〇世紀に作り上げられたものであるとし、この時代を「病院の世紀」と呼んだ。そして猪飼は、医療がケアと結びついて地域包括ケアを志向する時代に入ったことで「病院の世紀」は終焉を迎え、日本は医療システムの変動期を迎えていると論じた。ここでは、平原が猪飼の議論を参考にしながら整理した時代区分、つまり、「『病院の世紀』以前」→「『病院の世紀』の到来と古典的在宅医療の衰退」→「現代的在宅医療の時代」の三つの時代区分を手掛かりに、在宅医療の生成発展を、医師患者関係の変化にも目を配りながら整理してみたい。その際には、在宅医療はそれ単独で日本国内で発展してきた医療であるとともに、診療所レベルでの医療であるプライマリ・ケアの一領域という側面もあるため、プライマリ・ケアの歴史も視野にいれながら検討する。

なお、「現代的在宅医療の時代」は動きが大きいので、さらに黎明期／創成期／発展期とわけて扱うことにする。

「病院の世紀」以前

もともと医療は外来と宅診（医師が患家に赴く）の二つが主な形態だった。江戸時代の文献にも医師が患者宅を訪問して診療しているさまが描かれているという（平原 2018：17）。

一八七四年（明治七年）に死亡診断書の記載が医師の業務となった後は、看取りの際に医師を家に呼ぶことが生活文化として根付いていった。一八六一年に長崎にポンペが西洋式の病院を開院したことを皮切りに、西洋医学への転換と医学教育の拠点として病院が続々と建設されるが、病院医療を受けられたのは富裕層が中心であり、一般庶民は引き続き往診中心の医療を受けていた（平原 2018：17）。

第二次世界大戦の敗戦によって、日本の医療は大きな打撃を受け、病院の数は激減する。戦時下に大量に育成され、戦地から引き上げてきた多くの医師の一部は、(2)戦後の混乱期をどうにかしなければという思いで、地域医療に身を投じることになる（平原 2018：17-18）。

一九四八年の医療法で、医療の提供場所は診療所か病院に限られ、在宅医療は突発的な状況における例外的医療とされた。戦後すぐから一九五〇年代半ばくらいまで、日本人の主な死因は感染症（肺炎、胃腸炎、結核など）と脳卒中、つまり急性の疾患であり、死亡者の多くは働き盛りの世代か子供が中心だった。当時は多くの無保険者が存在し、容易に医療にアクセスできる状況ではなく、地域医療に携わる医師たちが患者の求めに応じて往診を中心とした医療の提供を行っていた（平原 2018：17-18）。この頃は感染症や脳卒中などの急性疾患は自宅で安静にし、医師の往診によって治療を受けるのが標準的な医療の形態だった。制度上は診療所と病院中心とされながらも、実際は往診によって医療を受ける人が多かったということである。当時は医療技術が単純であり、自宅での医療水準も病院医療の水準とさほど違いはなかった（和田 2015b：10）。そのため、医学的な面から見ても医師の往診で急性疾患の治療を受けるというのが妥当な選択肢でもあったと言える。

このような医療の状況の中では、医師患者関係も現代とは異なるものだったと推測される。医学とは何か、を追求した医学概論の研究や、人文社会科学と医療の架橋の取り組みで知られる中川米造は医師には五つの顔、つまり魔術師（または神）、学者、科学者、技術者、援助者という複数の側面があるとし、医師は近代科学の担い手であるとともに、伝統社会から続く呪術的な役割も担っているとしている（中川 1991：141-146）。この視点から見ると、この時期の医師は医療技術自体が未熟で近代科学者としてできることが少なかった分、伝統社会で優位だった呪術者、あるいは援助者といった側面が前に出ていたと考えられる。当時の医療のあり方の中では、医師―患者はともに共同体の中にあることが前提とされていたのだろう。

社会学者のギデンズは近代社会の特徴として「時間と空間の分離」「脱埋め込み」「再帰的秩序化と再秩序化」をあげている（Giddens 1990=1993：30）。

前近代では、時間という考えはその場所の特有の状況と結びついて理解されていた。時間というのは現在のように確固たるものではなく、場所に応じて決められるもので、地域によって異なる「時刻」を用いることもあった（Giddens 1990=1993：31-32）。しかし近代になり時間は機械的に測定される、全世界共通の均一なものとなった。さらに移動手段の発達や世界地図の誕生などを通して、空間自体も独立したものとして扱われるようになる。これらのことで、時間という概念がその場その場の状況とは切り離されることになった。

この「時間と空間の分離」は次の「脱埋め込み」に影響する。脱埋め込みとは「社会関係を相互行為のローカルな脈絡から『引き離し』、時空間の無限の拡がりの中に再構築する」（Giddens 1990=1993：35-36）ことである。前近代では地域独自の文脈と結びついていた社会システムが、近代になるとそれぞれの場所の文脈とは切り離され、広大な時空間の中でより抽象的な次元で扱われるようになるということである。

こうしたプロセスを経て、社会システムについての体系的な知識が形成され、これを踏まえてシステムが変わってゆくことになる。これは再帰性と呼ばれるが、前近代の再帰性は、あくまで伝統の再確認にすぎなかったのに対して、近代社会の再帰性は「社会の実際の営みが、まさしくその営みに関して新たに得た情報によってつねに吟味、改善され、その結果、その営み自体の特性を本質的に変えていく」(Giddens 1990=1993: 55) ところに特徴があり、伝統的なものを疑い、再構成しつづけることになる。

「脱埋め込み」を補完するのが「再埋め込み」である。再埋め込みとは「脱埋め込みを達成した社会関係が、(いかにローカルな、あるいは一時的なかたちのものであっても) 時間的、空間的に限定された状況の中で、再度充当利用されたり、作り直されていくこと」(Giddens 1990=1993: 102) である。一回ローカルな文脈から切り離されて抽象化されたシステムが、そのプロセスを経て前とは異なる形で具体的な文脈に落とし込まれて利用されるとも言える。

この議論を、医師患者関係に当てはめて考えてみると、「病院の世紀」以前の医師患者のローカルな関係性は、地域共同体の中に埋め込まれているものだったと考えられる。地域の開業医は地域住民と同じ地域で生活し、時には地域の名士として特別な立場に立つこともあっただろう。開業医の家庭に生まれた子供は後継ぎとして育ち、やがて医師となり地元に戻ってくる。こうした、地域に住み、地域を流れる時間と同期しながら生きるあり方は「医の原点」といった面も持ち、現代のプライマリ・ケア医にもこうした側面を重視しながら診療を行っている者は多い。

古典的在宅医療は、急性疾患に対する臨時往診を中心に成立しているという点で、慢性疾患に対する定期的な訪問ベースで成り立つ現代的在宅医療とは似て非なるものである。当時の医師患者関係のあり方も、同じコミュニティの中に埋め込まれ、同じ文脈を共有しながら、限られた医療技術だけでなく対人援助も含めて関わるというように、現代とは少し異なるものであったと考えられる。脱埋め込み、再埋め込みについては、在宅医療の進展と医師患者関係の変化を辿るとともに確認していく。

「病院の世紀」の到来と古典的在宅医療の衰退――開業医の医療の認識の変化

衛生状況の改善や抗菌薬の進歩により、感染症が大きく減少し、一九五一年には日本人の死因の第一位は脳卒中となる。同時期には医療技術の進歩によって脳卒中の早期治療成績をはじめとした入院医療の質の飛躍的な向上が見られるようになった。これらのことを背景に、急性疾患に対しては入院医療のほうが優位であることが明らかになり、一九六〇年代以降、日本は本格的な「病院の世紀」へと入っていく（平原 2018: 18）。

一九六一年に国民皆保険制度が導入されたこと、救急医療が整備されてきたこともあり「健康保険証を持っていけば、どこの医院・病院でも、比較的低額で一応の医療が受けられ、必要があれば食事付きで入院ができる」（佐藤 2008: 2）ようになった。こうした日本独特の健康保険制度が浸透し、一九七〇年代には日本の医療は病院全盛期を迎えた。急性期医療としての往診は劣った医療であるとされ、往診医は乱診乱療を行う「神風医者」と揶揄されて世論の批判を浴び、臨時往診を主体とした古典的在宅医療は急速に廃れていった（平原 2018: 18）。

一方で病院医療の負の側面が見えはじめるのもこの時期である。高齢患者や障害者のリハビリテーションが不十分で多数の寝たきり患者が生まれた。「寝たきり老人」の受け皿として老人病院が誕生し、医療費高騰が社会問題化する。病院医療の限界が見えはじめ、治療がこれ以上できない人や障害を抱えた人をどこでどのように支えるかが大きな問題となった。リハビリテーションへのニーズが増加し、リハビリテーション医学が生まれ、専門職の育成制度が整えられていくのもこの時期である。

この頃から、「寝たきり老人」を地域で支えることを目指して、先駆的な実践者が手探りで在宅医療に取り組みはじめる。東京白十字病院の佐藤智《さとうあきら》（東京都東村山市）、堀川病院の早川一光《はやかわかずてる》（京都府上京区）、ゆきぐに大和病院の黒岩卓夫《くろいわたくお》（新潟県大和町）、諏訪中央病院の今井澄《いまいきよし》（長野県茅野市）、柳原病院の増子忠道《ましこただみち》（東京都足立区）など、自宅で暮らしたいという地域住民のニーズに応え、一部の医師がそれぞれの地域に合わせた形での在宅医療を模索しはじめた。訪問看護や寝たきり老人への調査、リハビリテーションとの連携など、現在の地域包括ケアシステムにつながるような動きがこの時期に見られる（平原 2018: 18-19）。

「病院の世紀」の経験は、医師患者関係を大きく変えることにもなった。病気に対して科学的なアプローチを重視し、医師の科学者の側面を重視することで、地域の共同性の文脈の中に埋め込まれていた医師患者関係が、地域の文脈に依存しない病院という場で展開されるようになってゆく。これは医師患者関係を「脱埋め込み」する近代化プロセスの始まりと捉えることができるだろう。このようなプロセスの中で、それまでの医師たちが無意識に考えていた、医師と患者は病気の治癒という同じ目標を有しているという感覚が必ずしも患者と共有されてはいないことも指摘され、専門職批判へとつながっていく。

こうした中で、開業医たちは、より質の高い医療を行うことを目指すようになる。一九六三年に開業医の永井友二郎らが中心となり「実地医家のための会」が設立された。当時、開業医は現在よりずっと立場が低い存在として扱われていた。「開業医はいまより一層肩身の狭い思いをしていたと思う。不勉強で金もうけを考える二流、三流の医者とみられていた。そして事実、開業医は独自の医学を学習したり開発する場をもたなかったのである」（永井 1985：49）と永井も述べている。学びの場を求める開業医は多く、同会は急速に発展し、のちの日本プライマリ・ケア学会発足にもつながってゆく。

この時期は、病気を科学的に扱うことによってより多くの人を助けるという理念が浸透し、病院での医療が主流となった。古典的在宅医療が衰退すると同時に、病院医療の負の側面もまた見えてきた時期であり、それに対して現代的在宅医療の萌芽とも言えるような動きがでてくる。医師患者関係も、共同性を前提とした共通の価値観をもとに構築することが難しくなり、医師と患者の距離は徐々に開いていく。また開業医の中でも、自分たちの実践をそれぞれの地域や文化、歴史に合わせて形成されてきた固有のものとしてだけではなく、普遍性を持つ独自の医学として形成していこうという動きが見られはじめる。

現代的在宅医療の時代――黎明期

一九七〇年代に一部の医師たちにより取り組まれはじめた現代的在宅医療が、ある程度形になっていくのが一九八〇年代前後である。一九八二年には老人保健法が制定され、政策的に在宅医療が推進されるようになった。一九八六年に定期訪問に診療報酬がつけられ、定期的な訪問に加えて緊急時の往診を行うという現在に至るスタイルが確立する。一九八九年のゴールドプラン、一九九一年の訪問看護制度、一九九二年の医療法改正など、在宅医療は第三の医療であると政策的にも位置づけられた。

こうした在宅医療の受け皿を整える動きはあったものの、医療のほとんどは病院医療中心だった。一九七六年の時点ですでに病院死率が在宅死率を上回ったが、その後も病院死は一貫して増加しつづけた。病院死の増加によって、人々の生活から死にゆく人との関わりが失われ、死が生活からますます遠のくことになる。

他方、脳卒中の治療技術の進歩により、日本人の疾患構造も徐々に変化を見せる。一九八一年にはがんが脳卒中を抜いて死因の一位となった。この時期にはがんが日本人の重要な健康問題となり、がん緩和ケアへのニーズが高まる。こうしたニーズを背景に、一九七七年には第一回死の臨床研究会が開催され、一九八一年には聖隷三方原病院で日本初のホスピスができるなど、がん緩和ケアのシステム整備が行われてゆく。

地域の寝たきり高齢者、そしてその後増えてきた末期がん患者などを対象として、計画的に行う定期的な訪問と、二四時間対応を組み合わせ、看護をはじめとした多職種と連携しながら患者を総合的に支える現代的在宅医療が形作られはじめたのがこの時期である。しかしこれらの取り組みは制度的サポートが手うすで、十分な診療報酬もなく、一部の医師による変わった取り組みというような扱われ方をしていた。また、当時在宅医療の担い手だった開業医は高齢化しており、過去に行った古典的在宅医療を否定された経験を持っていることもあって、飛躍的な普及を目指すことは難しかった（平原 2018：20）。

在宅医療は形作られはじめたものの大きく飛躍することはなかった時期だったが、プライマリ・ケア、つまり診療所レベルの総合的な医療の学術的な領域形成はこの時期に大きく進んだ。一九七八年、実地医家のための会を母体とし、日本プライマリ・ケア学会が発足する。この際に尽力したのが渡辺淳医師であり、「『病気のための学会』ばかりではなく、『医療のための学会』、『病人と人間の安全のための学会』へと大きな変換が必要である」ことを訴えた（前沢 2010：90）。この会は医師以外の多職種にも門戸を開放し、大きな学会に発展した。

この中で家庭医療に興味を持つ医師や教員たちが一九八四年一一月に家庭医療に関する勉強会を立ち上げた（津田 2007）。家庭医療とは「病んだ一人の人間を、その人の家庭を、そしてその背後にある地域を一個のまとまりあるものとして取り扱う、つまり人間と家庭と地域を統一体としてとらえる」医療であるとし（津田 2010：96）、家庭医を養成するために、セミナーや機関紙を刊行していた。患者との関係のつくり方や関わり方についての臨床技法や、医学的文脈を離れた患者のアセスメントなど多くのフレームワークを用いて、患者だけでなく地域や社会まで視野に入れた関わりを専門的に行うのが特徴である。この会は一九八六年には家庭医療学研究会となり、一九八九年には第一回学生・研修医のための家庭医療学夏季セミナー(3)を開催した。

また日本特有の患者の大病院志向や医学教育上の必要性もあって、診療所だけでなく、病院でも臓器横断的な視座での診療、教育、研究への志向が生まれてくる。一九八〇年代には若手の医師のトレーニングの場である研修病院や大学病院に総合診療部門ができはじめた（前沢 2016：1077）。

一九九一年にはプライマリ・ケアの重要性を早くから説いた日野原重明医師の尽力もあり、総合診療の医学雑誌『JIM』が大手医学系出版社の医学書院より発刊された。JIM は Journal of Integrated Medicine の頭文字からとられ、総合診療を志す医師たちが学ぶための重要な媒体となり、現在も『総合診療』と名前を変えて継続されている。

行政に目を向けてみると、一九八四年に旧厚生省が家庭医構想を打ち出したのは注目に値する。しかし、各所からの反発もあって一九八七年の「家庭医に関する懇談会報告書」では家庭医のあるべきモデルを打ち出したのみに終わり、実質的に頓挫している（橋本 2019）。

この時期は、寝たきり老人問題、がん患者の増加などを背景に少しずつ制度もできてきて現代的在宅医療は形作られつつあったが、量的な普及はさほどでもなかった。在宅医療を担う医師が所属する診療所レベルの医療がプライマリ・ケアという学術領域として形成される動きが大きく進んだ時期と言える。

現代的在宅医療の時代——創成期

一九九〇年代に入ると、徐々に在宅医療の制度が整ってくる。平原は、法整備的な観点により一九九二年から二〇一二年を創成期としてまとめている（平原 2018）。

一九九二年は第二次医療法の改正により居宅が医療提供の正式な場として位置づけられた年でもあり、「元祖在宅医療元年」とも呼ばれる年である。その後も度重なる診療報酬のマイナス改定の中でも在宅医療領域は充実が図られてきた。一九九八年には寝たきり老人在宅総合診療料、二四時間連携加算が新設され、二四時間対応を前提とした包括支払いという現在の在宅医療の形の原型となる。二〇〇〇年には介護保険が導入され、それに伴って回復環境としての家への注目が集まる。高齢化に伴い、生物医学では対応できない課題を抱えた高齢者やがん患者が増加し、在宅医療のニーズは急速に高まってゆく。二〇〇六年には在宅療養支援診療所制度がつくられた(4)（和田 2015b: 13）。

臨床宗教師を構想し、死生学の領域に大きな影響を与えた岡部健医師もこの頃からの在宅医療の実践者の一人である。岡部医師は一九五〇年生まれ、呼吸器外科医だったが、病院での医療に限界を感じ、病院からの往診などの試みを数年つづけたのちに、一九九七年に宮城県立がんセンターを退職した。そして、患者中心の医療、死をテーマにした医療に取り組もうと一九九九年に岡部医院を開院した。岡部は死にゆく人とその家族がくつろいで過ごせる場をつくろうと山を買い取り「岡部村」を開設、そこに人文社会科学系の研究者たちも招き入れ、在宅医療を、看取りを支える文化運動であると捉えて活動を展開した。岡部医師などの世代は「第二世代」と呼ばれる、パイオニア的な医師たちの次の世代で、在宅医療に新しい風を吹かせてきた世代とも言われている（平原 2018: 20）。

こうした若手医師の取り組みが進む一方で、在宅医療を切り開いてきた医師たちは、学術団体を設立することで在宅医療の学問体系と教育システムを構築しようとし、二つの団体が創設された。

一九九九年には、在宅医学を確立するという目的のために、佐藤智医師が会長となり日本在宅医学会が設立された。「在宅医療の原理（Principle）を確立し、医師・医療者を育成し、在宅療養者の生活の質の向上に寄与することを目的」として活動し、二〇〇二年から専門医制度、二〇〇九年より専門医研修制度を確立、全国で専門的に在宅医療を学べる体制を整えてきた（日本在宅医療連合学会

2023)。

在宅医学会とは別の動きとして、がん患者の在宅治療を目指して在宅癌治療研究会が一九九〇年に設立された。こちらは一九九九年に日本在宅医療研究会と名前を変え、二〇〇八年より日本在宅医療学会として活動を行っている（日本在宅医療連合学会 2023）。

一九九〇年代は景気も良く財政的な余裕もあったため、在宅医療・介護リソースも充実させることができ、二〇〇〇年の介護保険制度導入以降さらに地域のリソースが整備されていった。法整備が乏しいままに医師の理念や熱い思いに基づいて手弁当で実践されていた黎明期の在宅医療と異なり、法やシステムの整備が大きく進み、同時に患者側からのニーズも高まることで、新しい動きが全国に広がり、地域の在宅医療や介護リソースも拡充していった時代である。在宅医療自体を学術領域として高めてゆこうという機運も生まれはじめた。

他方、この時期は、「病院の世紀」を経た医師患者関係の変化が端的に現れはじめた時代でもある。一九九〇年から二〇〇〇年にかけて、がんの診断の患者への告知について大きな変化が起こった。一九八〇年代には告知はしないことが主流だったが、世論の変化や、がん治療の進歩による医師の心理的抵抗の軽減などを要因として、一九九〇年代に入ると告知を行う姿勢へと転換されてゆく（岩崎 2019）。がんに罹患していることを告知し、本人がどのようにしたいかを一緒に考えてゆくというのは、それまでの医師と患者が目指すものは同じ（たいていの場合、それは「延命」である）だという無意識の前提を変えることになる。これは共通の価値観とされてきた「延命」が必ずしも共通のものではなくなってきたという面もあるだろうし、またそもそも最初から医師と患者の意思は異なっていたのに患者が医師に気を遣って言えないでいたことが明るみに出たということでもあるだろう。

このようなプロセスを通して医師と患者の距離はさらに開き、医師と患者はわかりあえない「他者」となっていった。医師は訴訟のリスクを恐れ、さらに医学的合理性を重視するようになっていく。医師と患者の関係は切断され、医療訴訟を通して責任をとらせるというような形で医師の責任が扱われるようになっていった。

一方でプライマリ・ケア領域の形成について学会の動向を見てゆくと、家庭医療学研究会が二〇〇二年には日本家庭医療学会へと発展、二〇〇六年には特定非営利法人日本家庭医療学会となった。この学会は米国家庭医療教師会（STFM: Society of Teachers of Family Medicine）にならい、若手医師の育成に力を入れてきた。

一九八〇年代に大学や病院での総合診療の教育研究部門が立ち上がったことは先述した。この領域の発展のために、一九九三年に総合診療医学会が研究会として設立された。「全国の総合診療部（科）を組織化して、総合診療とその研究分野および研究の方法論を確立させること」をその目的とし、主に大学病院や臨床研修指定病院の総合診療部に属する医師が参加した（丸山 2016: 2）。これはその後二〇〇〇年に日本総合診療医学会となる。

このように在宅医療の制度整備が進み、当時の若手医師たちが意欲的な試みをはじめる一方で、医師患者関係はがんの告知をめぐって大きく変化をみせることになる。こうした動きに加えて、プライマリ・ケアという診療所医療の考え方が病院での医療を照らし返し、病院の中にも総合診療という領域が生まれ、学術的な組織づくりがはじまっていった。

現代的在宅医療の時代——発展期

二〇一二年以降現在にいたるまでが現代的在宅医療の発展期にあたる。二〇一二年には機能強化型在宅療養支援診療所・病院が創設され、在宅医療は新たな段階に入る。地域包括ケアシステムが推進されはじめ、多職種連携がより重視されるようになる。この年は「在宅医療元年」とも呼ばれている。二〇一九年には、在宅医療に関連する二つの学会である日本在宅医学会と日本在宅医療学会が合併し、日本在宅医療連合学会が設立された。

在宅医療の主な対象は地域の寝たきり高齢者と末期がん患者だったが、高齢化がより一層進行する状況下で、非がん疾患患者の看取りという新しい問題が明らかになってくる。がんと異なり非がん疾患では、どこまでが急性期でどこからが終末期なのかも曖昧であり、病態も不安定となる。本人の意思決定なども重要な問題となり、ますます地域で多職種でのケアが求められるようになった。また、小児科領域や精神科疾患などの領域への対応や、さまざまな事情で医療へのアクセスが困難な患者のところへの緊急往診の形によるアウトリーチも在宅医療のニーズとして浮上してきている（平原 2018: 21）。

創成期までの在宅医療である程度の制度的な整備が整った後、発展期から現在にかけての在宅医療は、多職種連携を軸としてより包括的に患者を診療することが目指され、当初の対象だった寝たきり高齢者やがん患者だけでなく、非がん患者、小児科、精神科など裾野を広げながら、高齢化に伴って変化する社会の中での患者側のニーズに応えようとしている領域と言える。

包括的に患者を診療するという意味で共通するプライマリ・ケア領域の学術的な動きとしては、日

表１－１　総合診療医のコンピテンシー

①**人間中心のケア**
患者中心の医療／家族志向型医療・ケア／患者・家族との協働を促すコミュニケーション

②**包括的統合アプローチ**
未分化で多様かつ複雑な健康問題への対応／効率よく的確な臨床推論／健康増進と疾病予防／継続的な医療・ケア

③**連携重視のマネジメント**
多職種協働のチーム医療／医療機関連携および医療・介護連携／組織運営マネジメント

④**地域志向アプローチ**
保険・医療・介護・福祉事業への参画／地域ニーズの把握とアプローチ

⑤**公益に資する職業規範**
倫理観と説明責任／自己研鑽とワークライフバランス／研究と教育

⑥**診療の場の多様性**
外来医療／救急医療／病棟医療／在宅医療

本プライマリ・ケア学会、日本家庭医療学会、日本総合診療医学会という微妙に異なる志向を持つ総合診療系学会が二〇一〇年に合併し、日本プライマリ・ケア連合学会となった。

臓器にこだわらない総合的な診療を志向する潮流は一九六〇年代から生まれ、少しずつ成長しながら根づいてきたが、総合診療という領域が制度的に認められるには時間がかかった。内科、外科、小児科など、医療機関が標榜できる科目は厚生労働省によって一八基本領域に定められていたが、二〇一三年四月の「厚生労働省 専門医のあり方に関する検討会報告書」に基づき総合診療科が一九番目の基本領域と認められた。

二〇一五年四月に日本専門医機構から総合診療医を目指す医師に期待される能力のリストが上（表１－１）に示すコンピテンシーリストとして発表された（橋本 2015）。この視点から見ると、本書で注目する在宅医療は総合診療医の多様な診療の場の一領域ということになる。

日本専門医機構によって二〇一八年四月より「総合診療専門医」の育成が開始された。それに伴いコンピテンシーリストも改訂されているが、主たる要素は二〇一五年のものと大きく変わらない。

さらに、より高度な専門性を持った総合診療医／家庭医の育成を目的として、二〇二〇年からは日本プライマリ・ケア連合学会により世界家庭医機構（WONCA）の国際的なプログラム認証を受けた新・家庭医療専門医制度もはじまっている。

生物医学、臓器別専門医療に対する対抗的な運動として諸外国の影響や日本のプライマリ・ケアの現場にいた開業医たちを巻き込みながら育ってきた総合診療領域は、患者本人の問題に包括的に関わるだけでなく、地域や社会も視野に入れながら健康の問題に関わることを目指し、そのために、系統的な教育とトレーニングを行おうとしている。

このような医療は、かつての医師患者関係が共同体に埋め込まれていた時代の医療と見た目は似ているが、質的には異なるものである。同じ地域で暮らし、生活者としての前提を共有している中での医療は、言葉にしないでもわかりあえるものを多く共有しながらの医療でもある。今も医療のこうした側面を重視している医師も多い。

しかし医療が病院中心になったことによる地域共同体からの医療の脱埋め込みの経験と、個人化の進行により医師と患者の関係は変化した。医師と患者はその役割を通してしか出会わなくなり、お互いが共通の価値観を持っていることを前提にできなくなってしまった。こうした変化に対して生まれてきたのが総合診療という領域である。総合診療医の育成では、さまざまな臨床技法やフレームワークを意識的に用いながら系統的なトレーニングを行うことで、お互いが異なる価値観を持つことを前提としながらそれでも相手の世界に少しでも近づくことを目指している。これは、医師患者関係を再構成し、再埋め込みしてゆく動きと捉えることもできる。このような総合診療の考え方や人材育成の方法論は、在宅医療の教育やトレーニングにも影響を与えることになる。

ここまで、古典的在宅医療が一度衰退し、「病院の世紀」を経た上で、プライマリ・ケアの発展とも関係しあいながら現代的在宅医療が形づくられてゆく歴史をざっと眺めてきた。現代的在宅医療は、「患者宅に訪れる」という点では古典的在宅医療と連続性はあるものの、急性疾患への臨時往診主体の古典的在宅医療とは明確に異なる医療である。病院医療の確立後にその限界を踏まえた上で展開され、定期的な訪問と二四時間対応を基盤とし、法的整備も背景としながら、社会から求められるニーズに応じて変化しつづけている領域である。医師患者の関係も、病院の時代に切り離された経験を経て、共通の価値観がないことを前提に職業的な関係として出会うものへと変化してきている。

ここまで在宅医療の歴史的形成過程の概略を見てきた。こうした歴史を踏まえた上で、現代の在宅医療自体はどのような制度によって行われ、それは医療全体の中でどのような立場を占めているのかについて次項でもう少し見てゆきたい。

2　在宅医療をとりまく制度と医療の中の立ち位置

本項では、在宅医療がどのような制度下で行われ、それは医療全体の中でどの立ち位置を占めるのかを整理しておきたい。第3章以降の事例を分析するにあたって、その事例はどのような背景を持つのかを把握する必要があるからである。

在宅医療は外来受診が困難な者、すなわち疾病や加齢、あるいは認知症や精神疾患などにより自力では通院が困難な者を対象としている（和田 2015a: 14）。先述したように、古くから急性疾患の治療のために医師が患家に赴くことはあったが、現代的在宅医療はそのような単発の訪問とは異なり、定期的な訪問と二四時間対応で特徴づけられるシステムである。現代的在宅医療には大きな特徴が四つある。

一点目は、具合が良くても悪くても定期的に診察する点である。あらかじめ契約を行った患者宅に月に一〜二回の定期訪問診療と二四時間三六五日の対応を行うことによって定額の診療報酬の算定が可能となり、これが在宅医療の診療の基盤になる。(5) 状態変化時は、電話での相談や指示にとどまることもあれば、臨時で往診を行うこともある。定期的な訪問診療は本人の体調が良くても悪くても、予定通りに行われる。患者の体調が悪いときを中心に関わる病院型の医療との大きな違いはこの点にある。

二点目は、地域の多職種と連携しながら関わることである。訪問看護師、ケアマネジャー、薬剤師、ヘルパー、リハビリ、訪問マッサージ、歯科医、栄養士など多くの職種で連携して患者に関わる。基本的にはそれぞれの職種は別の事業所から派遣される。そのためチーム医療、多職種連携が求められる。特に看護師は多職種で関わる在宅医療の中でも要と言ってもよい職種である。

三点目は、医療技術面の違いである。最近は持ち歩き可能な医療機器も増えてきているものの、レントゲン撮影など在宅ではできないことも多い。抗がん剤投与などの積極的加療も難しい。

もっとも、終末期で全身状態が悪化している状況では、本人の苦痛緩和のために必要な治療はさほど高度な医療設備を要しないことが多い。また、特に高齢者は環境変化のダメージが大きく、肺炎などの急性疾患も自宅で治療を行うほうが安全に治療できることも知られており、現在の在宅医療の対象となるような患者にとって設備的な意味での医療技術の乏しさがデメリットとは言い切れない。

四点目は、患者と医療従事者のいる場が離れていることである。患者のいる場所に医師が常駐しているわけではないので、状態変化時に医師に連絡するのか、それともそのまましばらく様子を見ていいのかなどの判断を患者や家族が自分たちでしなければならない。例えば痛みがあるとき、病院ではナースコールを押せばすぐに看護師がやってきて必要なら医師に連絡がいって痛み止めが処方され、患者に渡される。在宅では、まず電話をしていいのか考え、電話で相談し、往診を待ち、処方されたらそれを薬局に持っていって薬をもらって、もしくは薬局から薬が配達されるのを待ってようやく痛み止めが手に入ることになる。もちろん医療側もそのために事前に症状を予測して薬を渡しておくなどの対処はしているが、すべて予測しきれるわけではない。

このような違いがあったとしても、住み慣れた自宅で最期の時期を過ごしたいと思う人は多い。二〇一七年の厚生労働省の調査では、六九・二％の国民が終末期の療養場所として自宅を希望している（厚生労働省 2017）。また二〇二〇年に日本財団が高齢者と子供世代に対して行った意識調査でも、当事者は五八・八％が自宅での看取りを希望している（日本財団 2021）。

医療政策的な意味合いでも在宅医療は推進されてきた。少子高齢化に伴って日本の総人口が減少に転じる中、高齢者の割合は増加傾向にある。また高齢化の進行度合いは首都圏により顕著にみられる

図1－1　死亡の場所の推移

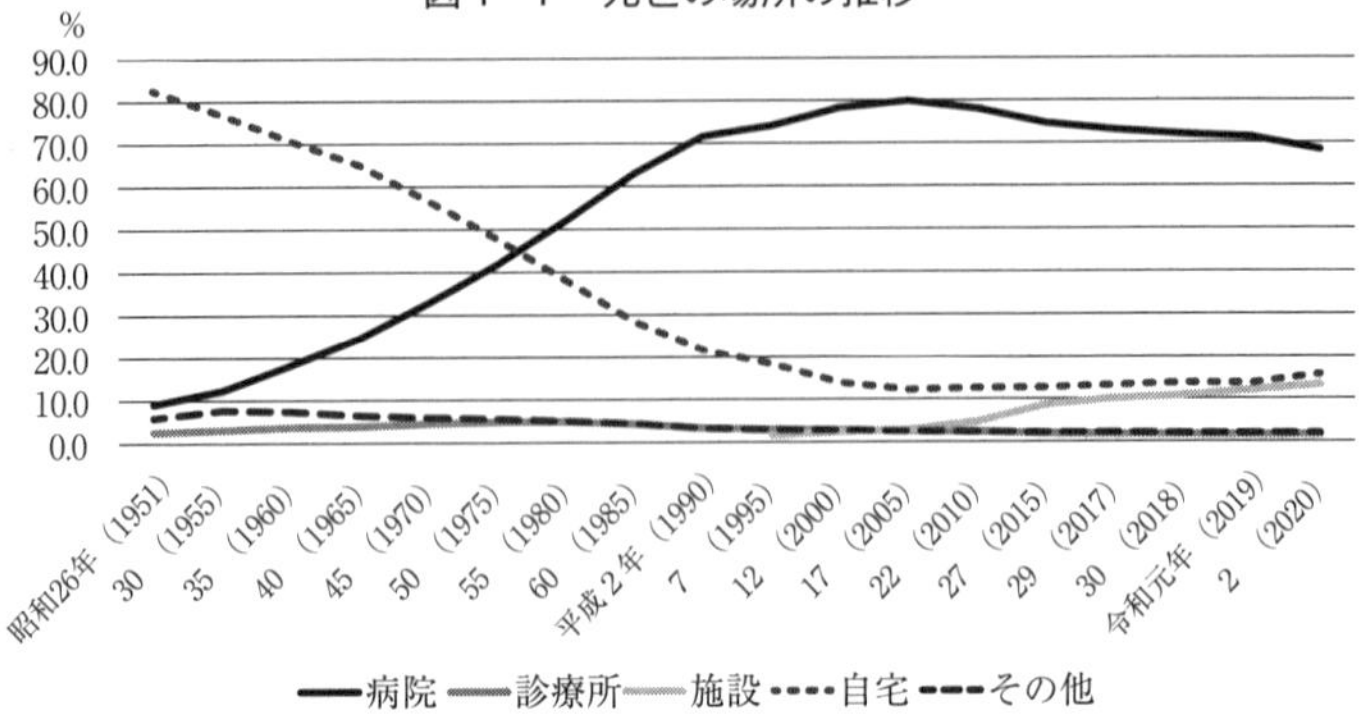

出典：厚生労働省（令和三年度人口動態統計）
注：介護医療院・介護老人ホーム・老人ホームの項目については「施設」としてまとめてグラフ化した。

など地域差が大きく、地域ごとの対策が必要であることから、人口の多い団塊の世代が七五歳以上となる二〇二五年を目処に、地域で高齢者を支える地域包括ケア体制の構築が目指されてきた。医療費も在宅医療の方が安くすむことも在宅医療の後押しとなっている。

さまざまな在宅医療推進のための取り組みもあり、二〇〇五年くらいまで横ばいだった在宅医療を受ける患者の割合も徐々に増加傾向となっている。

日本は一九七六年に病院死が在宅死を上回り、その後から病院死の割合が増加し続けてきた。近年になり病院外の死亡が微増傾向となり、二〇二〇年の厚生労働省の調査では、病院死率が七割を切った。コロナ禍の影響もあるとされてはいるものの、在宅での看取りが徐々に広まってきていることをうかがわせる（図1－1）。

在宅医療推進の流れは、人口構造の変化に伴う社会的ニーズの増加、政策的な在宅医療推進のための診療報酬の充実、さらに病院よりも在宅で最期の時をすごしたいという本人家族の希望などが重なり、加速する方向にある。

では在宅医療に従事する医師は医師全体の中でどの程度の人数になるのだろうか。在宅医療を専門とはせずに病院勤務の傍ら非常勤で在宅医療に関わる医師や、学会には入らずに在宅医療を実践する医師もいるため、正確に数え上げることは困難だが、在宅医療に関連する学会等の会員数からある程度は推測できる。

先述したように、在宅医療を直接の専門とする学会は日本在宅医療連合学会である。二〇一九年四月時点での会員数は三一〇八名（職種ごとのうちわけは不明）である（日本在宅医療連合学会 2023b）。また、臓器にこだわらずに患者全体を診ることを専門とし、在宅医療もその専門的実践の一部であるとする学会が日本プライマリ・ケア連合学会である。こちらは二〇二三年七月時点で医師以外の多職種含め一・一万人を超える会員（うち医師一万二四五名）を擁する（日本プライマリ・ケア連合学会 2023b）。

厚生労働省によれば、二〇二〇年一二月三一日現在で、医師数は三三万九六二三人、在宅医療の主たる担い手である診療所勤務医は一〇万七二二六人であること、医学系学会で日本最大の学会である日本内科学会の会員数は一二万人弱（二〇二三年一月三一日時点）（日本内科学会 2023）、次に大きい日本外科学会が四万人程度（二〇二三年三月一日時点）（日本外科学会 2023）であることを考えると、政策的な後押しをされながら拡大途上にあるとはいえ、医療全体の中ではまだまだ小規模な領域であると言って良いだろう。

二　在宅医療とは何か

本項では現代的在宅医療を取り巻く制度や位置づけについて扱った。在宅医療は病院医療とは異なる特徴をもち、在宅で最期を迎える患者は増加傾向にある。しかし、医療全体の中ではまだまだ実践者は少なく、医療全体を代表するというよりは小規模な領域での取り組みである。在宅医療の外形的な状況を本項では提示したが、それだけでは在宅医療とはどのようなものかを理解するのは難しい。質的な意味では在宅医療はどのように特徴づけられるのだろうか。在宅医の内面について理解しようとする本書では、在宅医療の性質について、特にそれが医師にどのような影響をもたらすのかについてもう少し深く理解する必要がある。次項ではこの点について見てゆきたい。

3　在宅医療とはどのような医療か

在宅医療の最大の特徴はその「場」が医療機関ではなく、患者が生活する場だということである。(6) 物理的な診療の場の変化は、医師の役割意識に確実に影響を及ぼしている。なぜならば、診療の場の設定は医師の役割意識の根幹に関わるものだからである。まず物理的に診療の場を移動させてしまい、その上で医療にできることを考える在宅医療のあり方は、患者をその日常から切り離した場である病院で診療するという、医師役割の前提となる条件を否応なく変えてしまう。その中で医療実践を行うことは、医師にとってみれば当然のように捉えていた専門職役割の前提を揺るがされる経験である。この経験を詳細に理解することは慢性疾患の時代の医師患者関係を検討する上で意義深い。

「多様な個人の死を受け入れられるのは、在宅でしかない」（奥野 2016：158）として宮城県で在宅医療を実践し、臨床宗教師の設立の提言などを行い臨床死生学に大きな貢献をした岡部健医師は、自身のがんでの入院経験を振り返り、日常の延長にある在宅医療の意味について次のように述べる。

普段は気づかず、日常にあるのが当然と思っていたことが、入院してみると、こんなにも人の命や心を支えるのに大切な働きをしているんだということを、あらためて思い知らされた。人間に必要なのはごくありふれた生活空間なのに、病院にはその生活空間がないのである。生活がない空間というのはなんとも空疎なものだ。病院とは、病気が治って帰るために、患者さんがひたすら耐える場所なのである。（奥野 2016：28）

この語りにみられるような、病院と比べて、在宅では「生活」があり豊かな時間を過ごせるという主張は、在宅医が病院医療と在宅医療を対比するときの典型的な語り方である。病院医療は疾患治療を目的とした医療者が主役の場所であり、そこでは個人の意思や自由が抑圧されやすい。在宅医療はそれを問題視し、診療の場を物理的に移動させることで、患者が自分らしく生きることを取り戻し、患者の自由や自律を尊重することにした。この考え方の前提として、自律的で合理的な決定ができる主体としての患者像が想定されている。

それと同時に、在宅医療では、生活から切り離された存在としてではなく「生活の場における患者」として関わることから、「関係の中で生きる患者」「ケアしケアされる存在としての患者」という見方も育つことになる。この見方は、在宅医療は医療とは言っても治療（キュア）一辺倒の医療ではない、ケアのパラダイムに基づいた医療であるという主張につながった。

例えば、一九九九年から鹿児島県で在宅医療を展開する医師の中野一司は病院医療を「キュア志向」、在宅医療を「ケア志向」の医療だと述べ、ケア志向の医療が医療者の考え方を一変させるパラダイムチェンジになると主張している（中野 2012）。在宅医療は歴史的にも社会運動的な要素を持ちながら生まれてきたが、ここにも「生活」「ケア」などを手がかりに従来の医療の問題を乗り越えようという動きを感じることができる。

中野の主張の背景となる「キュアからケアへ」という言説は一九七〇年代頃から使われはじめた言い回しだが、ここで簡単にまとめておきたい。日本ではこの二つは二項対立的に捉えられ、ケアという言葉は医師の行う侵襲的な治療（キュア）と対比され、看護職を代表とする多職種が患者の「生」を包括的に支えていくことを指していた（三井 2018: 3）。在宅医療を「ケアを志向する医療」と言うが、医師が「ケア志向の医療」を行い、生活を包括的に支えるとは具体的にどのようなことなのか、もう少し深く理解する必要があるだろう。専門職として生活に関わる、と言葉でいうのは簡単だが、実際は医療専門職が専門職であるがゆえに、独特の困難を伴う経験となりうる。

ケア志向の医療とはどのようなものなのだろうか。このことを理解するためには、そもそも専門職としてケアの視点から生活に関わるというのはどういうことかに立ち戻って考える必要がある。そこで、次項ではケアと専門職という問題についてもう少し深めてゆくこととする。

4　ケアする医療——専門職として生活に関わる責任と困難

生活モデルに基づいたケア

ここでは社会学者の三井さよによる、生活モデルに基づいたケアについての議論を参照する（三井

表１－２　従来型専門職／専門職のケア／ベースの支援の対比

いわゆる「キュア」	いわゆる「ケア」	
従来型専門職	専門職のケア	ベースの支援
目的・ニーズは専門職が定義する。危機的事態を中心に一時的に介入。 失敗／成功は専門職が定義する。利用者との関わりの時間の蓄積はあまり意味がなく、感情は抑制が求められる。一般的・普遍的な知識技術をメインとする。	「生活の質」の向上と全人的ケアを目的とし、ニーズは利用者とともに探る。危機的事態や特定のトピックを中心に基本的には一時的に関わる。失敗も多いが成功を感じることもある。関わりの時間は利用者の思いを知る上で重要で、自分の感情は基本的には自制するが人間的関わりが求められることもある。一般的・普遍的な知識・技術中心。	「生活の質」の向上と全人的ケアを目的とし、ニーズは利用者とともに探る。関わりは利用者の日常生活の中に埋め込まれ、「なじみになる」ことが重要である。失敗が目につきやすい。感情は自制が必要だが、時に人間的関わり、場合によっては否定的な感情をだしたとしてもそこに意味がでる。個別的な関わりが重要。

出典：三井 2018: 57 をもとに筆者が抜粋、要約。

2018)。三井は、二〇一八年の時点でケアが論じられる場は病院から生活の場へと移行していることを指摘し、ケアを単純にキュアの対立概念と捉えるよりも一歩踏み込んだ議論を提示した。これは、関わりのあり方を職種などの外形的条件ではなくケアの内実から考えるための手がかりを示す議論でもある。

この中で三井はケア提供者と利用者の関係の理念型を従来型専門職像と対比し「専門職のケア professional care」「ベースの支援 basic support」として整理する。いずれも「生活の質」の向上と全人的ケアを目的とし、ニーズを利用者とともに探り、認識を共有していくことは共通している。

専門職のケアはある程度目標を定めつつ危機的事態を中心に介入するが、その目標は従来型専門職と異なり、生活の質の向上であり、それは利用者とともに話し合いながら決めてゆくものである。基本的には感情は自制し、普遍的な知識や技術をもとに介入する。

一方でベースの支援は臨機応変な対応を重視し、利用者の日常生活に埋め込まれた関わりを行う。関わってきた時間や「なじみになる」ことが重要になってくる。一般に仕事をするにあたっては、フォーマルな仕事とインフォーマルな人間関係が切り離しにくい面があるが、特にケアや支援に関係する仕事ではその傾向が強くなり、「あまりにインフォーマルな人間関係がフォーマルな仕事と近づきすぎる」（三井 2018: 63）ことがある。

この支援のあり方は、専門職の関わり方とは根本的に異なっている。医師に代表される医療専門職は、基本的に患者との距離を十分に確保しようとしてきた（三井 2018: 63, Parsons 1951=1974）。医師はその専門性を発揮するために、患者に対して人間としてではなく医師という役割としてのみ関わることで適切な距離をとる。三井の議論で重要な点は、この類型を、職種などの外から見える条件で規定するのではなく、実際の利用者との関わり方の実態に基づいて考えているところにある（三井 2018）。

医師の関わりイコール「従来型専門職」または「専門職のケア」と考えられやすい。在宅医療でも大枠としてはそうなのだが、それだけではない「ベースの支援」の要素もある。地域で生活を支えるにあたっては、どの職種の関わりにも専門職のケアの要素もあればベースの支援の要素もあり、その濃淡は職種や関係性、それぞれのキャラクターなどさまざまな要素によって変化する。介護や、障害者の身体介助という場面は「ベースの支援」の要素が前景化する。

このようなことを言うと、医療者、特に医師は生活支援者からみればはるかに専門職的であり、生活に馴染んだ支援などはしていない、という反論が出てくることだろう。この点については筆者もその通りと考える。筆者も在宅医が介護者や介助者たちと同等の水準でベースの支援をしている／できるなどとは一切考えていない。

しかし、「医療の中で」比較をすると見え方が変わってくる。とりわけ医療機関での入院医療とくらべたときに、在宅医療がベースの支援の性質を帯びる面は少なからずある。在宅医療は「ケア志向の医療」であるという主張は、在宅では医師の関わりに従来型専門職像よりもケアの要素、とりわけ「ベースの支援」に向かうベクトルが多く含まれることに注目した主張とも理解できる。では、なぜ在宅医療では他の医療に比べてベースの支援の要素が強くなるのだろうか。これには、二つの理由があると考えられる。

一つ目は、第1章二節3項で述べたように、物理的に診療の場を移動させ、フォーマルな仕事とインフォーマルな人間関係を切り分けて患者と距離をとることを困難にしたことである。

二つ目は制度の影響である。在宅医療の診療報酬の主たる部分は、定期的な訪問診療を行った上で、二四時間三六五日緊急時にも対応することによって算定可能になる。具体的には、月に何回か予定を決めて訪問し、さらに状態変化時には電話相談や必要に応じて往診を行うことで二四時間三六五日の健康管理を行う。

定期的な訪問は、患者が困っていようがいまいが計画的に行われ、血圧などバイタルサインのチェックや定期薬の処方などがなされる。家族や関係者を集めて今後どうしていくかというフォーマルな話し合いになることもあるが、落ち着いているときは、生活の様子や若い頃の話をうかがったり、ちょっとした雑談なども時には交わされたりする。体調が落ち着いているときにわざわざ時間をかけて自宅まで出向きバイタルサインを確認して処方を出すという行為は、一見医療リソースの無駄づかいに見えるかもしれない。しかし定期訪問診療のときには、医師は顔色や活気などの全体的な様子や家族との関係、生活の様子など多くの非言語的な情報も感じ取りながらその人の普段のあり方を把握しており、これが病状変化時の診療の大きな助けになっている。

一般に、高齢者や難病患者の急性疾患は症状がわかりにくい。例えば肺炎は典型的には発熱、咳、痰などの症状を伴うが、熱も咳もなく「なんか変」「ちょっと顔色が悪い気がする」といった変化が実は肺炎、ということはしばしばある。客観的指標ではわかりにくい初期症状は、おちついた状況での訪問診療を通して「なじみになる」ことで捉えられるようになる。

ドアのチャイムを押し、玄関のドアを挨拶しながら開け、それぞれの家のにおいを感じ、いつもの場所に靴を脱いで揃える。いつもの患者さんの部屋に入り、長く訪問診療をつづけるうちになんとなく決まってきた定位置にお互いが座り、話をし、血圧を測る。最初に血圧を測る家もあれば、本人や家族が待ってましたとばかりに話すのをゆっくり聞いてから血圧を測ることもある。長く通っていくうちに、それぞれの家と担当医の間でおのずから流れが定まってくる。こうしたプロセスを経て、ちょっとした違和感を手がかりに状態の変化を読み取ることや、本人と家族の文脈を「察して」動くことが可能になってゆく。

在宅医療では寝たきりで自分では体が動かせず言葉によるコミュニケーションがとれないような患者を担当することもある。わかりやすい形でコミュニケーションがとれなかったとしても、その人の様子は日々変わり、身体を通してメッセージを発している。顔色の良さや肌のつや、栄養の入り具合

図1-2　施設医療・在宅医療・障害者介助と関わりの性質

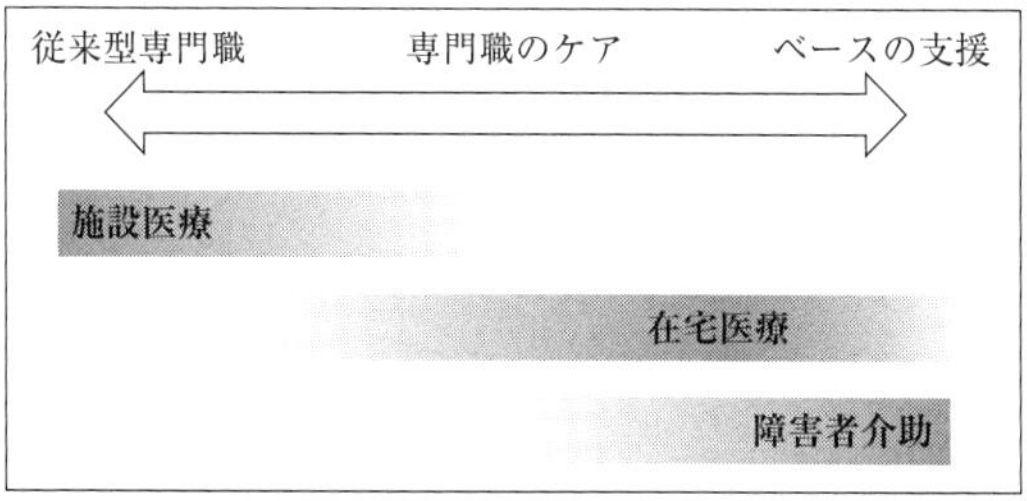

やお腹のはりぐあい、そういった言葉ではないメッセージは定期的に通ってなじみになることで初めて見えてくる。

　三井が述べる「ベースの支援」は、典型的には身体障害者の身体介助のような、ケア提供者と利用者が身体的にもリズムを合わせて動かないと転倒や事故につながるような状況で、その性質が顕著に現れる。しかし、介助者利用者ほどの密接な身体関係に基づいた濃厚なものではないにせよ医療者が訪問してなじみの関係になっていく過程でも、ベースの支援の性質は生まれてくる。生活の中に入り込んでなじみになり、患者さんから発される言語的あるいは非言語的なメッセージを、五感をフルに生かして感じ取ることなしには、医学的な判断も難しくなる。

　これをシェーマにすると図1-2のようになる。

　ここまでの議論をまとめると、在宅医療は障害者介助ほどではないにせよ、医療の中では時間をかけて生活になじむことで初めて成り立つ「ベースの支援」の要素を持つ医療であると言える。このことを一部の医師は「ケア志向の医療」と表現したと考えられる。

5　まとめ

1章二節では在宅医療とは何か、ということを歴史的形成過程、制度、質的な側面から検討してきた。現代的在宅医療は古典的在宅医療とは似て非なるものであり、「病院の世紀」を経て形成され、制度的な裏づけも背景に今なお変化、発展しつつある領域である。物理的に診療の場を患者の生活の場に移し、ケアの視点で関わるということは医師の内面に大きな影響を及ぼす。このことをより深く理解するために、三井のケアに関する議論も参照しながら、在宅医療が生活になじむことで初めて成り立つ要素がある医療だということを確認した。

三　医師の死生観

ここまでで、在宅医療とはどのような医療かを歴史的側面、制度的側面、質的側面から考察し、在宅医療に関わる医師がどのようなものにとりまかれながら日々の臨床を行っているかを検討してきた。ここからは本書のテーマである「死生観」という問題について踏み込んでゆきたい。

死生観という大きな問題を捉えるにあたり、死が社会の中でどのように扱われてきたかを歴史的に把握するところからスタートしたい。医療実践の背後には社会の死に対する眼差しが影響しており、個別の医師の死生観にも社会と死との関わりが大きく影響していると考えられるからである。

ここでは死の社会学の代表的な研究者の一人であるトニー・ウォルターの議論を手がかりとして、死と社会および医療の関わりについて、死生学的な見地から検討していく（Walter 1994: 47-65, 澤井 2005）。

1　伝統的な死

抗菌薬など医療技術が未発達で公衆衛生も整っていなかった前近代では、感染症による突然の死も多く、死は不可視の存在の意思や力が関わるものとして宗教的な位置づけをされ、宗教者によって扱われていた。死者と生者の世界の境界はあいまいで、完全に隔てられているわけではなかった。

2　モダンの死

近代科学の発展とともに、死は医学の領域の問題となり、病院で医師によって管理されるようになる。これをモダンの死という（Walter 1994: 48）。そこでは死は生理現象として扱われるようになり、医師によって診断される。このことを通して、個人の死は医学や統治権力に管理され、病院へと排除、隠蔽されることになった。

一九六〇～七〇年代には、こうした死の隠蔽や排除に対する問題意識や、次項で述べるホスピス緩和ケア運動の高まりなどを基盤に欧米で死学（Thanatology, Death Studies）が発展し、哲学、歴史学、社会学、人類学などの人文社会科学の諸領域で「死」をテーマにした重要な研究書が相次いで出版された（渡辺 2009）。

一九〇五年生まれのイギリスの社会人類学者のジェフリー・ゴーラーは、一九六五年に出版した『死と悲しみの社会学』（Gorer 1965=1986）において、イギリスでの死の扱われ方が時代を経て変化していることを示した。ゴーラーが子供の頃は、戦争の影響もあり死と喪の儀礼が社会に根付いていた。その後、医療や公衆衛生の進歩とともに死はありふれたものではなくなり、喪の儀礼も急速に衰退していった。結果として、六〇年代のイギリスでは大人が子供に近親の死を伝えることに戸惑いと困難を感じはじめていた。さらにゴーラーは「死のポルノグラフィー」という論文（同書収載）の中で、自然な死が隠蔽され扱いにくいものとなると同時に、性や暴力と並ぶ新たなタブーとなり、小説やSF、ニュースなどの大衆文化の中で「ポルノグラフィー」のように消費されるものとなったと指摘する。ゴーラーの議論は、現代社会では死に向かい合うことが構造的に難しくなっていることを示唆するものである。

また、歴史家のフィリップ・アリエスは中世から現代までのヨーロッパにおける死の表象をたどり『死を前にした人間』を一九七七年に出版した（Ariès 1977=1990）。アリエスは死を時代の変遷にそって、五つの類型「飼い慣らされた死／己の死／汝の死／遠くて近い死／倒立した死」に分類し、中世に見られた共同体の中で穏やかに亡くなってゆく「飼い慣らされた死」が、時代をくだるにつれて、徐々に変容し、タブーとなり、そして現代にいたっては、医療によって死が隠蔽、管理され、死にゆく人はもはや死の主役ですらないという「倒立した死」へと変化していることを指摘した。

死に向かい合う力が弱くなっているのは、西欧諸国に限らない。日本では人が死にどう向かい合ってきたかについては、民俗学を中心として研究されてきた。民俗学者の柳田國男は、近代日本人が死に向かい合う力が弱くなっていることを指摘している。一九四一年の講演「涕泣史談」の中で、日本人は言葉にばかり頼り、あまり泣かなくなった、と日本人の悲しむ力の衰えを指摘している（柳田 [1941] 1992）。また、一九四五年、戦争の只中で執筆した『先祖の話』の中でも、日本人が言葉に頼りがちになり、目に見えない生者と死者とのつながりが失われ、「先祖」が守ってくれているという感覚を失いつつあるのではないかという危機感を表明している（柳田［1946］2013）。

このように死と向かい合う力が弱くなる流れはあったにせよ、一九六〇年代くらいまでは死をめぐる仏教儀礼や祖先祭祀は比較的堅固に保たれていた。しかし、高度経済成長期に入ると、稼ぎ手である夫と専業主婦の妻と子供からなる核家族化が進行し、家族像が本格的に変化してゆくことになる。家族像の変化は地縁血縁を前提としたイエ制度の衰退につながり、先祖崇拝などの基盤信仰の後退をもたらした(7)。これは、日本人にとっては死を前にした人を支える文化装置の喪失でもあった（波平2004: 30-32）。

このような死を扱う文化の衰退は医療の変化と相互に影響しあいつつ、日本人の死との関わり方に影響を与えている。先述したように、戦後の医療技術の進歩と国民皆保険の導入により、病院医療が日本の医療の中心となり在宅医療は急速に衰退した。それに伴って病院死が増加の一途を辿り、一九七六年に病院死率が在宅死率を上回る。病院死はその後も上昇をつづけ最大八割に達し、その後在宅医療の推進に伴い微減傾向となったものの現在でも七割程度は病院で亡くなっており、まだまだ病院死が優位である。

この現象が意味することとは、日本人の死が家庭内から病院で起こるものへと変化し、近親者の死を見たこともない人が徐々に増えてきたこと、その結果、死にゆく人を支える文化が急速に失われていったことである。このように、かつては共同体の中で扱われてきた死が、徐々に医療によって管理されるものとなり日常から排除され、その結果死にゆく人を支える力が失われてゆく。こうした現象は当時のいわゆる先進諸国で同時代的に起こっていた。

３　ポストモダンの死・死の復活

後期近代論を唱えるウルリッヒ・ベック、アンソニー・ギデンズ、スコット・ラッシュらは近代には二つの段階があるとする。近代社会が近代化の生み出した問題の克服に従事せざるを得なくなる段階、それは古典的産業社会の終焉を意味し、質の違う近代への変化であると考える。ベックはこれを「第一の近代／第二の近代」（Beck et al. 1994=1997）、社会学者のジグムント・バウマンは「ソリッドモダン／リキッドモダン」（Bauman 2006=2012）と呼ぶ。さらにウォルターは、第二の近代＝リキッドモダンをも二つにわけ、ポストモダンとレイトモダンの区別をつける。

以下では第二の近代＝リキッドモダンの特徴を見つつ、そこにポストモダンとレイトモダンという二つの層と二つの死を区別したウォルターの議論を使いながら、一九七〇年代以降の日本の死と社会や医療の関わりについて考察する。

近代化の進展とともに、先進国で死は病院へとおいやられ、病院で医師が扱うものとなっていった。日本でも「病院の世紀」が医療に大きな影響を与えたことは先述したが、「病院の世紀」を経て、社会を支える世界観は近代的価値観からさらに変化してゆくことになる。

すなわち、一九七〇年代頃から死をめぐる態度や考え方に新たな変化が見られるようになる。それまで死を意味づけしていた宗教共同体や地域共同体の解体、弱体化に伴い、死は個人の問題となってゆく。これは「死の私化」「死の個人化」とも言われる現象であり、個人レベルで死にゆくプロセスを自己決定し、自分らしい死に方をすることが望ましいと考えられるようになる。これをウォルターの定義ではポストモダンの死という。公共空間においても死をめぐる私的で多様な言説が語られ、個人の選択が尊重されるようになる（澤井 2005：107-108）。

これをウォルターは近代における死の否定や隠蔽・排除と対比し、「死のリバイバル（復活）the revival of death」と呼んだ（Walter 1994）。医療技術の進歩や衛生状況の変化、高齢化などの影響で先進国では感染症による突然の死よりもがん、心臓病、脳血管障害といった慢性疾患が死の原因となる。これは言い換えれば死を意識しながら生きる時間がより長くなり、自分らしい死に方について考える時間が増えたということである。これは「死の復活」を推進した要素の一つである。この動きは「死のアウェアネス運動」と呼ばれる社会運動的な要素も持っている。

国内の医療現場でも「死の復活」は起こってきた。死を直接扱うという意味で中心的なのはホスピス緩和ケア運動や在宅医療の潮流である。一九七〇年代に萌芽がみられ、八〇年代以降に発展していくホスピスや在宅医療は、「死の復活」と重なる動きである。こうした「死のリバイバル」の動きは、死そのものを扱うことがその枠組みの中にはなく、扱いかねてしまうという意味での生物医学の限界を乗り越えるための医療側の応答とも考えられる。

一九六七年にシシリー・ソンダースがセントクリストファーホスピスを設立し、科学的な疼痛管理と非宗教的な形でのスピリチュアルケアを行ったのが近代ホスピスの始まりとされている。国内でも、海外でのホスピス運動の影響を受け、一九七三年に淀川キリスト教病院で柏木哲夫が国内で初めて死にゆく患者への組織的ケアを導入した。一九八一年には聖隷三方原病院が日本で最初の病棟型ホスピスをつくった。一九八五年には長岡西病院でビハーラ（仏教系のホスピス）の理念が提唱された。一九九〇年には外科医の山崎章郎が『病院で死ぬということ』（文春文庫）を発表し、病院での死の悲惨さを訴えベストセラーとなった。

また、同時期には市民の間でも死生学への関心が高まってきた。一九七二年の『看護学雑誌』でのターミナルケアの座談会、その後の連載などを契機として一九七七年には死の臨床研究会が「死の臨床において患者や家族に対する真の援助の道を全人的立場より研究していくこと」を目的として設立された（日本死の臨床研究会 2018: 1）。「医療者が中心ではなく、患者が中心となる研究会であり、参加資格を問わずに誰でもが参加できる」ことを重視し、学会としてではなく研究会としての活動が継続されてきた（医学書院 2025）。一九八二年には、上智大学のアルフォンス・デーケン神父が「生と死を考えるセミナー」を開始し、翌年には「生と死を考える会」へと発展させた。同時並行的に脳死臓器移植問題に関係した死に関する議論が活発化し、これも死生学の議論に深みを与えるものであった。一九九二年には東洋英和女学院大学で死生学のコースが開設され、一九九五年には臨床死生学会が設立されることになる。

第1章二節1項でも述べたように、この時代は制度が少しずつ整いはじめ、先駆的な医師たちが各地で患者の求めに応じた実践を行い、在宅医療という新たなフィールドが現代につながる形で整備されつつあった時期でもある。

近代を支えてきた人間観の変化に伴い、個人が死に向かい合い、その多様な選択が重視されるようになる。その結果、近代では社会から排除されてきた死が再び形を変えて生活空間の中に「復活」することになる。この時期に見られる国内での緩和ケア、市民のあいだの死生学の興隆、あるいは在宅医療の発展は、死との距離が遠のいた社会の中で、医療従事者や市民が手探りで死に再び向かい合う方法を模索する「死の復活」の動きということができる。

4　レイトモダンの死

現代社会は近代とは異質なポストモダンへの変化と捉えることもできるが、近代が形を変えて継続しているレイトモダン（後期近代）と捉えられる側面もある。合理性を重視する近代と異なり、ポストモダンでは多様性を志向する。一方で、レイトモダンは近代的なものの捉え方が近代とは異なる形で現れていると考える。

ウォルターは、ポストモダンへの変化とレイトモダンへの変化が並行して生じていると捉え、「死の復活」には二つの構成要素があるとしている。一つは先述した近代とは異なり個人の多様な死を重視するポストモダンの死であるが、もう一つはむしろ近代の延長線上にあり、近代とは異なる形ではあるが何らかの統一した価値のもとにあるレイトモダンの死であり、これらは相互に影響しあい、緊張関係にあるとした（Walter 1994）。

もう一度確認しておくと、第一の近代＝ソリッドモダンにおいて、人々は伝統的共同体から解放されはしたが、企業や近代家族といった中間集団に組み込まれ、完全に共同体から切り離されているわけではなかった。中間集団は二〇世紀後半までは比較的堅牢なもので、人々の生活を支えてきた。その後近代化の徹底とともに、中間集団の解体が進行する。また、人々の死生観を支えてきた宗教文化も同時に後退しはじめ、一九七〇年頃から第二の近代＝リキッドモダンに入っていく。(8)

近代化がこの段階まで徹底してゆくと「個人化」が問題となってくる。個人は中間集団に守られることなく一人で社会と直接関わり、生に付随するリスクを引き受けてゆかねばならなくなる（鷹田 2020a）。当然、死にまつわる問題も個人の責任で向かい合うことが求められるようになる。近代化の徹底による個人化の進行を背景として、死は一人一人が自己決定するものへと変貌してゆく。個人個人が自分らしい死を志向すること自体はポストモダン的ではあるのだが、「自分らしい」死に方をすべきだと規範化するような圧力も同時に生み出されている。

「自分らしい」死に方を規範化するというのは一例だが、そのほかにもさまざまな視点からの「良い死」に誘導するような動きがある。こうした緩やかな形での規範への誘導をウォルターは「レイトモダンの死」と名づけた。

例えば、ウォルターは死別の悲嘆に対するカウンセリングを例とし、なんらかの「正しい」心理過程が設定され、一見個々人の自由な感情の発露が認められるようでありながら、実際はケアを行う側が正しいと考える心理過程へのイメージへの誘導がやんわりと行われている可能性を指摘する（澤井 2005: 110）。死にゆく患者の苦悩や家族の悲嘆も同様である。

緩和ケアの領域では、死にゆく患者の苦痛を身体的苦痛、社会的苦痛、精神的苦痛、スピリチュアルペインで構成されるトータルペイン（全人的苦痛）として捉えて苦痛緩和のために介入する。社会学者の奥山敏雄は、スピリチュアルペインを医療の対象としたこと自体が、死にゆく人の極めて個別的な苦悩や悲嘆などの意味世界を医療の対象として、治療やコントロールの対象とする動きの中核であると指摘している（奥山 2015: 8）。このように緩やかに「良い死」へと誘導していく動き全体が「レイトモダンの死」である。こうした動きが見られるのは、死という答えのないプロセスに個人として向かい合うことはあまりにも負荷が高すぎるため、ある種の「正解」の設定が求められるという要因もあるだろう。

このような時代において、死にゆく過程に関わる医師が求められる役割は複雑になってゆく。時には自分らしい死にゆくプロセス、つまりポストモダンの死を実現するサポートを求められ、ある時はスピリチュアルペインとして現れる深い苦悩に介入し、やんわりと望ましい死へと誘導するレイトモダン的な死を支えることが求められることになる。

5　死に関わる医師に求められる内容の複雑化

ここまで見てきたように、社会の中での死の扱いは歴史的に大きく変動している。その変動を背景に、死にゆく人に関わる医師に求められることも複雑化してきた。もはや近代医学の論理で死を一律に扱うわけにもいかず、その人らしい死のあり方を尊重しつつも、一方で例えば「穏やかな死」などやんわりと「良い死」へと誘導してゆくこととバランスをとらねばならないことになる。現代社会で死にゆく人に関わる医師は、かなり繊細な舵取りが求められるが、これは容易なことではない。こうした問題を扱うときには、医師の内面が少なからず影響することになる。

本書では、医療の中でも微妙なバランスが求められやすい在宅医療に関わる医師の内面の理解を目指してゆきたい。医師の内面の中でも、特に、臨床経験と自分自身の人生経験が複雑に絡み合いながら医師の中で形成される、死に代表される人生の困難に対する内的な態度やあり方に注目し、これを広い意味で死生観と表現する。

ここでの死生観は医師の死との関わりの中の科学的、合理的ではない側面を包括するゆるやかな概念で、役割認識のようなテクニカルな水準のものから、実存的な水準まで広がりを持っている。そして、医師の身体性とも密接につながりを持ち、日々のなにげない所作や応答、時には診療内容にも影響を与え、(9) 広い意味でのスピリチュアリティとも接続するものでもある。

ここで、「実存」という言葉について簡単に説明しておきたい。カール・ヤスパースは人間が本来的な自由に基づいて世界に関わっていくあり方を実存と呼んだ。それは客観的に把握できない次元のものである。この実存を自覚させるのが、死や苦悩などに代表される「限界状況」の経験である（ヤスパース 1954）。自由に進む道を選ぶことができないような限界のなかにあり、そこに向き合うには超越的なものとの関わりが求められるような状況である。特に、自らの死は自己の有限性を規定する不動の事実として、限界状況の中でもとりわけ大きな意味を持つ経験である（岩崎 2015：246-252）。こうした状況では、なぜ自分だけが死なねばならないのか、自分の存在の意味は何か、といった深く切実な問いと向かい合わねばならなくなる。本書では「実存」を、他の誰にも解決することができず自分だけで向かい合わねばならない自分の存在価値がかかった問題としてとらえることとする。

死生観に話を戻すと、とりわけ在宅医療という「場」の影響を強く受け、医学的な合理性だけで対応しきれない現場では、在宅医の死生観がおのずから問われることになる。医師の死生観の研究は、他職種や一般人との比較による量的調査が多い。一般人と比較して霊魂観念が希薄（金児 1994）、死に対する不安が少ない（金児 1991）、看護師とは死後世界観が異なる（吉田ら 2009）、死への関心が高く、恐怖や回避を感じにくい（関谷 2018）、等の研究がある。医師の死生観に対する研究の量的調査への偏りは、医師の協力がなかなか得られないことが一因と指摘されている（藤井 2004）。こうした量的調査では医師の内面的な葛藤に十分に接近するのは難しい。

数少ない質的調査として、病院勤務医に聞き取り調査を行い「死は生物学的に無に帰す」という科学的死生観が医師の死の不安を和らげる宗教的役割を果たしていると指摘しているもの（橘 2004）、終末期医療に関わる医師に聞き取り調査を行い、医療の変化や日本的医療倫理の可能性を指摘しつつ、医師の考え方には二つの特性があること、つまり医師役割の中で傾聴をテクニックとして使うタイプと、全人格的に関わり終末期医療はテクニックに還元されないと考えるタイプがあることを明らかにしたものがある（濱﨑 2013）。

これらの先行研究群はいずれも医師が一般論としての死について答えた調査である上、死生観という言葉がほぼ「死後観」として扱われており、本書の射程とは異なっている。

日本国語大辞典によれば死生観とは「（名）生きることと死ぬことについて、判断や行為の指針となるべき考え方。生と死に対する見方」とされる（日本国語大辞典第二版第六巻、712）。死生観という言葉は、「死後観」だけでなく生にも焦点をあてた広い概念でもあることがわかる。医療系の先行研究群は「死後観」に注目するが、この見方は死生観の「死」の部分に注目しているといえる。この背景には生と死を別のものとして切り分けるという視点があることが推察される。

しかし、本書では国内の死生学の議論の蓄積の上に積み重ねる形で死生観についての検討を行っていきたい。日本の死生学は、生と死を表裏一体のものと捉え、危機の中にある生や喪失とともに生きること、あるいは死者とともに生きることなども視野に入れた領域である（島薗 2008：9-29）。その際には、宗教学で扱うような、超越的な領域も関わってくる。こうした視点から筆者は医師を対象とした本書での死生観という言葉を「臨床経験と自分自身の人生経験が複雑に絡み合いながら医師の中で形成された、死に代表される人生の困難に対する内的な態度やあり方」と定義する。この水準で死生観について考える際には、死後どうなると思っているかという話だけではなく、その人の生きてきた歴史や人生の苦難への態度、あるいは喪失体験なども視野に入れて検討する必要がある。

したがって、本書で筆者が行いたいのは、生死や人生の苦難に対する態度全般について考えることを通して、在宅医の死生観の広がりを見てゆくことである。

四　本書で依拠する日本の死生観の枠組み

ここまで、在宅医療とはどのような医療かを歴史、制度も踏まえて概観してきた。加えて、現在の在宅医療を取り巻く状況の把握として、医師患者関係自体が時代とともに大きく変わっている流れ、社会における死の扱いの変遷についても把握した。

このような議論を踏まえた上で、本書では死生を表裏一体のものと捉え、超越的な領域も視野にいれて考える日本の死生学の視点に立って議論を進めたい。死生観という言葉も死後観にとどまらず、「人生の困難に対する態度や向き合い方」という広い定義をもとに議論を進め、医師の死生観の広がりを見てゆくこととする。とはいえ広義の死生観という本書の対象はあまりにも広い。今どこを扱っているのかについて全体の地図のようなものが必要となる。

1　聖なる天蓋――カオス・ノモス・コスモス

このことを論じる前提となる概念枠組みとして、本書ではアメリカの宗教社会学者ピーター・バーガーの「カオス・ノモス・コスモス」の議論（Berger 1967＝[1979]2018）をもとにしたい。バーガーの理論を、死と死別の観点から社会学理論を読み解いた澤井敦の解釈を参考にしながら紹介する（澤井2005）。

バーガーの述べるノモスとは「日常的なレベルで共有された、共同の規範にもとづく意味秩序」（澤井2005：100）であり、「いわゆる『常識』によってかたちづくられた意味世界」（澤井2005：100）である。私たちの日常はノモスの中で営まれているということである。

しかし、ノモスは単体で安定しているものではなく、常にカオスの脅威にさらされている。カオスとは、死に代表される意味づけ不能の混沌のことである。普段はカオスの脅威を感じることなくノモスの中で人々は生きていくことができるが、時々カオスにさらされることがある。バーガーはこうした状況を実存哲学の用語を借りて「限界状況」と呼び、さまざまな限界状況の中でも最大のものが死であるとする。「死は人々に根本的な不安をあたえ、『あたりまえ』と思っている物事を根底から疑わせしめる。ノモスはいわば『恐怖を防ぐ盾』となって、意味秩序の正当性を維持しなければならない」（澤井2005：100）。死そのものだけでなく、死を予感させる病いや老いなどの状況もカオスを露呈させ、ノモスが危機に陥るきっかけになりうる。

こうしたノモスの危機的状況において、これらを守る働きをするのが、コスモスと呼ばれる意味世界である（澤井2005：100-101）。コスモスとは「聖なるものを介してノモスを宇宙的な思考の枠組みのなかに組み込み、位置付ける意味世界」（澤井 2005: 101）である。例えば宗教や神話など、「神的存在を支柱にしてノモスを覆い尽くす意味世界」（澤井 2005: 101）が形成されることで、「人生の意味、死後の運命、世界の存立、歴史の経緯などすべてが説明」（澤井 2005: 101）されることになる。そして、死自体もコスモスの中に位置づけられることで、ノモスを脅かす存在から、コスモスによって説明可能な秩序の一部となる。そうなると「死にたいする人々の恐怖は緩和され、日常生活の継続的遂行が保証される。また、死にさいしても『正しい死に方』『良き死』が教示され、人々は定型化された作法にもとづいて死に臨むことができる」（澤井 2005: 101）ようになる。コスモスはノモスの危機をも覆って秩序化し、「聖なる天蓋」として世界を安定化させるということである。

コスモスに支えられたノモスは個人が生きている間だけでなく、個人の死後も存在し、存続してゆく。このことは、死者も含めた共同性の感覚へとつながることになる。

> こうした意味世界は、個々人を、過去の先行者、現在の生存者、未来の後続者からなる全体性へと結びつける。このような全体性、言い換えれば、世代間の存在論的なつながり、時空を超えた共同体へと一体化することによって、個々人は自らの存在の有限性を超克することができる。
> （澤井 2005: 101-102）

医療はそもそも病いや死といった死生の危機、つまりノモスがカオスに脅かされ、カオスを強く意識する状況に関わっている。つまり、医療自体が、断片的な形であるにせよコスモスに支えられたノモスに関わることが求められている。

しかし、近代化とは近代科学によってここまで述べてきたようなコスモス、つまり「聖なる天蓋」が解体される過程でもある。「宗教的言説に代わって、世界を説明する役割を担うようになるのが科学的世界観」(澤井 2005: 102)ではあるが、科学的世界観はそれまで宗教的言説が担ってきた世界への意味づけは提供することができない(澤井 2005: 103)。このことは、「結果として生と死の意味喪失をもたらすことになる」(澤井 2005: 103)。近代化に伴って死は病院で生物医学的に扱われるものになったが、このことは医療従事者が生と死について意味づけする体系なしに死の問題を担うことを意味する。

ここまで述べてきたように、在宅医療は診療の場を患者の生活空間に移すことで、患者を科学的医療の対象としてだけではなく、関係の中で捉え、本人にとっての生と死の意味づけをともに考える医療でもある。生活の場で死に向かう患者の診療をする際には、カオスとの関わりやコスモスを背景に持った生活世界との関わりを感じることが多くなる。以前はコスモスは伝統宗教への信仰というような形をとることが多かったが、個人化が進む現代では個別の死生観という、意味世界の全体性を十分に支えるとは言えない形で現出することが多い。また、現代の生物医学的な死生観はノモスのほんの一部の領域に限定して成立しているものにすぎない。

カオスの脅威にさらされコスモスに守られているノモスという意味世界全体の構造を踏まえた死生観を問うことが必要である。

日本人の死生観ということでいうならば、仏教、神道、キリスト教、儒教などさまざまな伝統宗教的な死生観や新宗教的な死生観などももちろん重要である。しかし、本書ではとてもすべては扱い切れない。本書では日本の多数の人たちが自覚的に信じているわけではなくとも、儀礼や習俗を通して日常生活の中で接点があり、民俗学者が日本文化の基層にあると捉えた死生観のモデルを参考に考察を進めてゆきたい。

宗教学者の島薗進は近代日本を代表する民俗学者である柳田國男と折口信夫を取り上げ、この両者の描く死生観を対比的に図式化している（島薗 2012a）。本論はこの島薗による死生観の対比的図式を在宅医の死生観の分析の枠組みとして用いる。この枠組みは死生観のすべてを説明、整理するものではない。しかし、日本の大多数の「無宗教」の人たちの死生観、つまり日本に住む多くの人が習俗や儀礼、伝統行事などを通じて文化として内面化しているとみなせる死生観を考える上で参考になるところは大きいだろう。

2　円環的共同体とそこに入れない孤独の感覚

まず、島薗の議論を簡単に紹介する。日本人の生活習俗の中の死生観や基盤信仰を明らかにした代表的な民俗学者として柳田國男（1875-1962）と折口信夫（1887-1953）が挙げられる。島薗はこの二人の議論を分析図式として近代日本人の死生観を検討している（島薗 2012a）。

柳田は地域共同体内部の循環構造に注目し、死者は個々の祖霊となり、弔いあげをもってご先祖さまになり、近くの山からこの世を見守り、また生の世界へ戻ってくるという円環的、永遠回帰的な時間意識があることを明らかにした（島薗 2012a、鎌田 2017）。柳田の描く共同体では、あの世とこの世の行き来は容易で頻繁であり、祖霊の存在は身近で、一体感がある。これは、「近代日本人の中に円環的永遠回帰的な時間意識と死生観が濃厚に引き継がれていること、それが日本の生活者（『常民』）の文化の中で、そして大多数の人々の無意識的な文化様式の中で長く蓄えられてきた」（島薗 2012a: 150）ことを示している。

柳田の弟子と自認しつつ、国文学研究者であるとともに詩人であり作家でもあった折口は、共同体から放逐された存在としての自己意識をもち、共同体内部の円環的時間に入りこみきれない孤独な近代人という感覚に自覚的だった。折口は「まれびと」つまり「外部からの来訪者＝客人、異人」（鎌田 2017: 94）という概念を用いて、芸能者や旅する文芸伝承者、あるいは宗教者などの姿をとって共同体の外からくるものとの接触に注目した。そして、海のむこうから「稀に」くる神様が恵みをもたらし、また去っていき、こうした来訪者によって共同体の一体性が定期的に確認されるという死生観のモデルを示した。折口の議論においても円環的な時間や一体的な共同体が描かれているように見えるが、この世とあの世の断絶は深く、容易に行き来はできない。できたとしてもあくまで共同体の外部の存在を媒介としたものとなる。島薗が折口の議論の中で注目するのは、共同体に入れない、稀に入れてもまた去っていくことになる孤独な存在への眼差しである。共同体の中にいることが前提とされず、自分は当たり前のように共同体の中に「入れない」感覚、それこそが折口が近代人として感じた孤独であり、折口はこの孤独を強く反映した議論を展開した。

柳田も折口も、ともに日本人の基盤信仰として共同体の中での円環的時間意識があることを示した。しかし、その意識とどのように関わるかという態度において、両者は対照的だった（島薗 2012a: 136）。

柳田は循環的・円環的な死生観の持続に期待をかけ、折口はそうした死生観の持続を前提としながらも、自らを共同体の外部に置かれがちな存在と捉え「まったき孤独や究極の喪失としての死の意識」（島薗 2012a：164）を痛切に感じながら、共同体に決して入れない「個」の実存を考え抜く方向へと向かっていった。

古代からの円環的時間感覚を共有した上で、その感覚を保存する方向に向かう柳田と、その感覚は前提としながらも、そこに入れない近代人の孤独の感覚を来訪者に焦点をあわせることで徹底的に見つめた折口は、方向は異なるが近代日本人の死生観の基盤的な要素を浮き彫りにしたということができる。

島薗の議論では、近代日本の死生観の基本要素としてこの二つが挙げられる。つまり死者およびあの世が身近で、家および共同体の内部で生と死／生者と死者／この世とあの世は永遠に循環しているという死生観と、そのような共同体意識を前提としつつも、死者および死は親しいものではなく、共同体の外からやってくる理解しきれないものであり、この死者への他者性の認識と、共同体への帰属意識が希薄な近代的個人が感じる孤独を重ねるという死生観である（図１－３）。

ここまで島薗の議論に基いて、近代民俗学の議論をもとにした、近代日本人の死生観の分析図式を整理してみた。民俗学的基盤信仰は現代にいたる過程でもちろん後退してはいるものの、まったく無意味な体系となっているわけではなく、未だ文化習俗の形を通して日常生活の中に存在している。現代日本では「無宗教」を自認する人が多いが、こうした人たちも死を意識し、カオスがあらわになってくる限界状況――在宅医療が関わるのはこうした状況がほとんどである――においては死の意味づけに関わるコスモスの領域への関心をもたざるをえなくなる。こうした限界状況で、それまでは潜在していたコスモスに関わる死生観が現れてきたり、拠り所として民俗学的な基盤信仰に接近したりすることもあると考えられる。

とはいっても、本書で分析したいのは「現代日本における」「在宅医の」広義の死生観である。島薗の議論は現代の医療者の話をしているわけではないため、島薗の議論だけを手掛かりに本書の対象である現代の在宅医の死生観にこれ以上接近することは難しい。

医療者の主観的な世界に目を向けた研究は多くはなかったが、近年医療者の内面も扱う研究が少しずつ増加してきている。なかでも、医療人類学者の浮ヶ谷幸代による医療者の苦悩（サファリング）に関する議論は有力な補助線となる（浮ヶ谷 2014）。以下で見ていこう。

図1-3　島薗（2012a）をもとにした近代日本人の死生観の分析図式

〈柳田的世界〉 死者も視野に入れた円環構造 **共同性が前提**	〈折口的世界〉 孤独の感覚 **他者性が前提**

3　医療者の苦悩――「界面」に立つ

医療人類学の領域では、患者が経験する「病い illness」と専門職が定義する「疾患 disease」二つの立場の違いを視野に入れつつ、病い体験の基盤としてサファリングをとらえ、患者のサファリングを主題とした研究群が蓄積されてきた（浮ヶ谷 2014: 1-2）。これは専門職の手から患者自身の経験を取り戻す動きでもあった。こうした流れは専門職批判論とも重なって展開されるが、同時に、「批判に晒される側の専門家自身の苦悩、特に臨床現場で専門家が直面する問題から生まれるさまざまな苦悩については見過ごしてきた」（浮ヶ谷 2014：6）という状況を生むことにもなった。

浮ヶ谷はこのような動きの中で見過ごされてきた医療専門職の苦悩に注目した。現代の医療専門家が巨大な医療システムによってさらなる苦悩を抱える構造があること、また医師のプロフェッショナリズムの議論の中では科学的専門職主義か、人間主義かといった二者択一的な議論がされているが、その問い自体が現場の医療者をさらに追い込む構造があることを指摘する。現場の医療者は科学的な見解も人間性もどちらも重要だと考えているからこそ苦悩し、葛藤している。こうしたことは医療専門職批判を前提としては見えてこないことである。現場の医療者との協働的な対話を通して、浮ヶ谷は専門職の苦悩は「領域をまたぐ」「界面 interface に立つ」ことに由来するとする（浮ヶ谷 2014）。「界面」とは「専門家と専門家システム、専門家と専門家、専門家と生活者（病者、患者、利用者、依頼人）というように、異質な領域（範疇、人、概念、状態）が出会う状況や場を意味」している（浮ヶ谷 2014：16）。特に医療現場では生物医学と生活世界の価値観の境界面が「界面」になりやすい。例えば本書が取り上げる例でいうと、医学的に正しいことと、本人や家族の文脈や生活の論理がうまく両立しないときに、どこを落とし所にするかというような場面はまさに界面の板挟みの状況とも言える。

これは、単に自分とは異なる価値観を持つ人たちとの出会いの場所でストレスを感じる、ということではない。医療にもケアが求められるようになってきた昨今、専門職として対処可能な領域だけに対応していればよいわけではなく、生活の領域にも踏み込みながら専門職として適切な関わりが求められる。つまり、医師が「界面」で感じる葛藤は、専門職の対応範囲を「適切に」踏み越えることが求められる状況で、専門職役割を適切に逸脱しつつ専門職としてふるまう、という矛盾したことを求められる際に必然的に生まれてくる葛藤である。

浮ヶ谷の議論は医療専門職との対話を通して医療専門職の意味世界を整理するために重要な補助線を提示した。この議論はノモス的な水準での「生活世界」を前提としている。

しかし、死を前にした生活世界はカオスに脅かされ、超越的な存在も前提としたコスモス的な意味世界に支えられていることがあらわになってくる世界でもある。この議論を踏まえると、いのちや死に関わる死生観を扱うにあたっては、生活世界はノモス的常識的規範の世界にとどまるだけでなく、死の恐怖に関わるカオス、さらにカオスを秩序に位置づけなおす超越も含んだコスモスとしての意味世界に支えられていることを念頭に考えることが有効であると考えられる。浮ヶ谷の議論は医学的な合理性と生活世界の境界面を見てゆく際には有効だが、ノモスの領域にとどまっている。本書では、生活世界をカオスに接しコスモスに覆われたノモスと捉える視点で分析することで、死生観の広がりを捉えてゆく。

これまでの議論を踏まえ、ノモスの枠内での医師の内面について明らかにした浮ヶ谷の枠組みと、生活世界がカオスやコスモスに覆われる局面を視野にいれて展開される島薗の議論とをくみあわせ、本書で在宅医の死生観を分析する際に使用する枠組みを提示する（図1－4）。

バーガー、島薗、浮ヶ谷の議論を踏まえ、三領域に大きく分けた。図の左側から説明してゆく。

もっとも左の部分である領域(a)は、いわゆる生物医学、近代医療の領域である。近代的価値観の一

図１-４　「医師の死生観」の分析枠組み

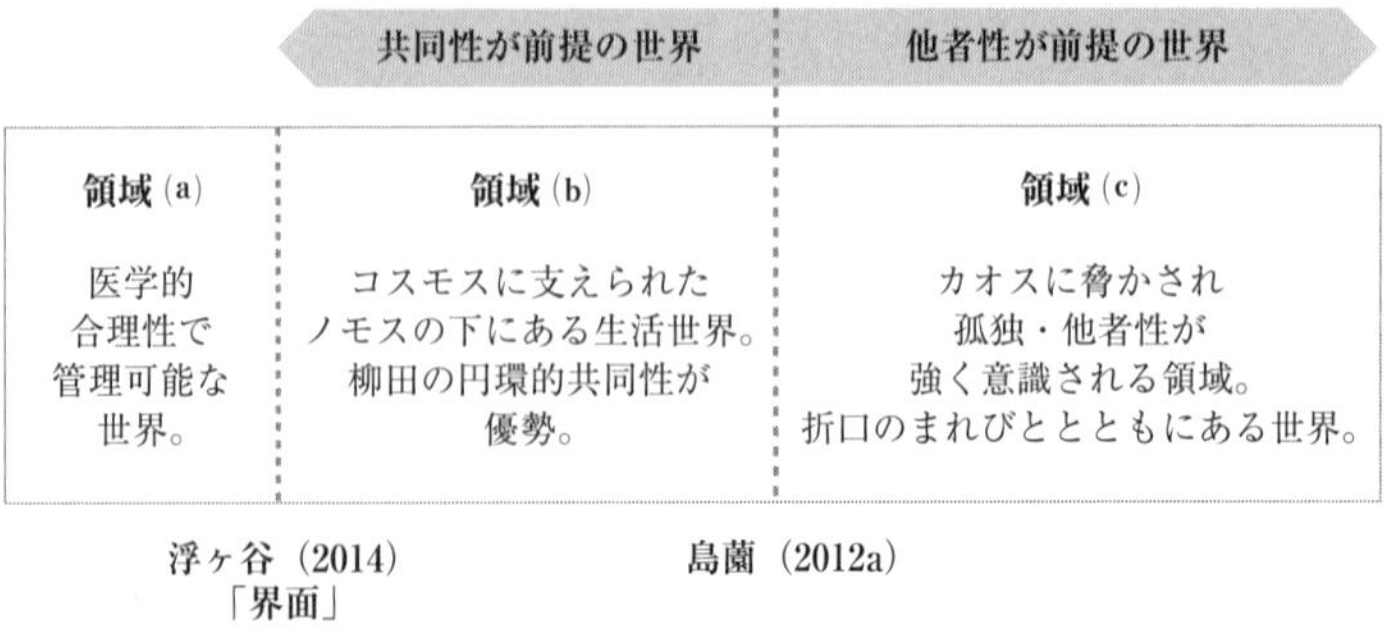

部である科学的世界観から成り立つ領域である。この領域は三井の述べる「従来型専門職」としてふるまうこと、つまり医学的合理性に基づき、ある程度患者と距離をとって関わることで事態を合理的にコントロールできる可能性の高い領域である。

この領域は、自分と他人は分離された存在ではあることが念頭におかれてはいるものの、生命体としては同じ種類であり、身体の構造や働きが共通していることを前提とした生物医学に基づいている。近代科学的均質性の中にあることで、ノモスの枠内で解決法が示される領域であるとも言える。

次に生活世界である領域(b)がある。この領域はコスモスに支えられたノモスのもとにある生活世界である。本書では、柳田や折口が前提とした家的、地域的共同性をコスモスの例としている。この領域では領域(a)と異なり、医学的合理性によるコントロールは難しく、医師からは医療者と患者のわかりあえなさといった側面も強く自覚されるようになってくる。患者は自律した個人であり、医師には理解できない意思を持つ存在でもあるからである。

なお、ここで再度念押ししておきたいが、コスモスとして円環的共同性があると言っても、それはあくまで生活世界を支えるコスモスとしてそういった民俗学的共同性が想定されるということであって、実際に生活する人々が皆円環的共同性を強固に信じているという意味ではない。人それぞれに濃淡がある。死を前にしたときに、こうした科学とは異なる世界観に強く傾く人もいれば、科学的なボキャブラリーからあまり外れることなく過ごす人もいる。そして個人の中でも時期によってとらえ方は様々である。普段はあまりこうしたものを意識しなくても、死や病い、あるいは喪失体験をきっかけに人の力を超えた領域への感覚を持つようになることもある。また、個別の信仰を持つ人たちの意味世界についてもここでは言及しない。そもそも二節や三節で見たように、現代は宗教的または地域的共同体が弱体化し、死が個人化している時代である。死に対する共通した考えを前提とできず、自分らしい死に方を模索し、死にゆくプロセスを自己決定することが求められる。こうした模索の過程で、後景化した伝統的なコスモスの領域に近づいていく人もいるだろう。

まとめると領域(b)は、いわゆる近代的合理性とは異なった死の意味を与え、不安を取り除いて日常生活の秩序へ戻っていくことを可能にする意味世界に支えられた領域である。

領域(c)は領域(b)で前提とされたコスモスが破れ、よりカオスに隣接する領域である。共同性、共同の規範にもとづく安定したノモスの意味世界から疎隔され、孤独と他者性が強く意識される。共同体の意識に入り込めず孤独を感じるとともに、意味世界の混沌に直面し、実存的な経験を通して領域(b)での経験が捉え返される領域である。答えのない深い孤独の中で問いを繰り返すような領域であり、実存的な深みを持った問いもこの領域で経験される。時には深い孤独な思索や模索ののちに、救いや超越性の感覚（独自のコスモス）にたどり着く人もいる。日本の民俗文化ではこの領域は折口の「まれびと」とともにある世界と言える。

医療と領域(c)との関わりとしては、一般的な生物医学はこの領域には積極的に踏み込まないことが多かった。しかし、近年の医療の新しい動きとしてグリーフケア、スピリチュアルケアが注目されている。これらが対象とするのはこの領域(c)に関わる問題であり、深い実存に関わる領域をケア実践という形でとりこもうという動きと捉えることもできるだろう。

本節では、本書の指針とする死生観を整理することを試みた。まずバーガーの「カオス・ノモス・コスモス」の議論から、われわれの日常は、常識のように共有された共同の規範に基づく意味世界であるノモスの中で営まれているが、死など意味づけ不可能な混沌であるカオスの脅威に常にさらされていること、さらに神話や宗教などに見られるように聖なるもの、超越的なものを介して宇宙的な意味世界であるコスモスが、カオス的なものの位置づけも行うことでノモスの秩序を守っていることを確認した。次に日本の伝統的なコスモス、カオス観の例として、島薗の提示した柳田の共同性に基づいた死生観／折口の他者性に注目した死生観の分析図式を確認した。いまでも残っている儀礼、民間信仰や昔ながらの信仰などの伝統的で安定したコスモスに支えられたノモスのもとにある生活世界(b)と、安定した意味世界の外にある、カオスに近い孤独と他者性の領域(c)として分類した。(c)の領域では、コスモスに包摂されきれずにカオスとコスモスがせめぎあう。既存共同体の意味世界から離れ、孤独のうちに生や死、自らについての問いを深め、苦しみながらも自分なりの意味世界を築く人もいる。さらに、浮ヶ谷の議論を経ることで、医療専門職では近代科学的合理性を重視する(a)の領域が絶対的なものとして存在すること、よって(a)と(b)の境界は医療専門職にとっては重要な境界であることが示された。次節では、この図をさらに詳しく分析し、本書がなぜ在宅医を対象とするのかについて考えてゆきたい。

五　なぜ在宅医の死生観を研究対象とするのか

前節では、医師の死生観の見取り図をつくることを試みた。このように整理をすることで、なぜ在宅医療における医師の死生観を研究の対象とする必要があるのかが見えてくる。

本書では死生観を広く捉え、(a)領域だけでなく(b)領域、(c)領域への広がりも視野に入れてゆきたい。そのためには、この図1－4をもう少し吟味する必要がある。

平面的な図では、各領域が同等の重みを持つように見えてしまう可能性があるが、医師の主観的な視点では重みがまったく異なる。筆者の医師としての経験、および病院医療から在宅医療に転向してきた医師に対話を通した教育をつづけてきた経験も踏まえて考えると、医師にとって前提となっているのは(a)の領域であり、もっとも大きなハードルは(a)と(b)の「界面」を超えることにある。このことを示すために図1－4を横から眺めた図1－5を作成した。この図は海辺に砂浜が広がり、その先に病院の建物がある、そのようなイメージを描いたものである。

生物医学が中心的な世界

建物の上として表現した世界は、領域(a)にあたる。典型的には理念型としての病院での急性期医療

図１−５　「医師の死生観」の分析枠組み２

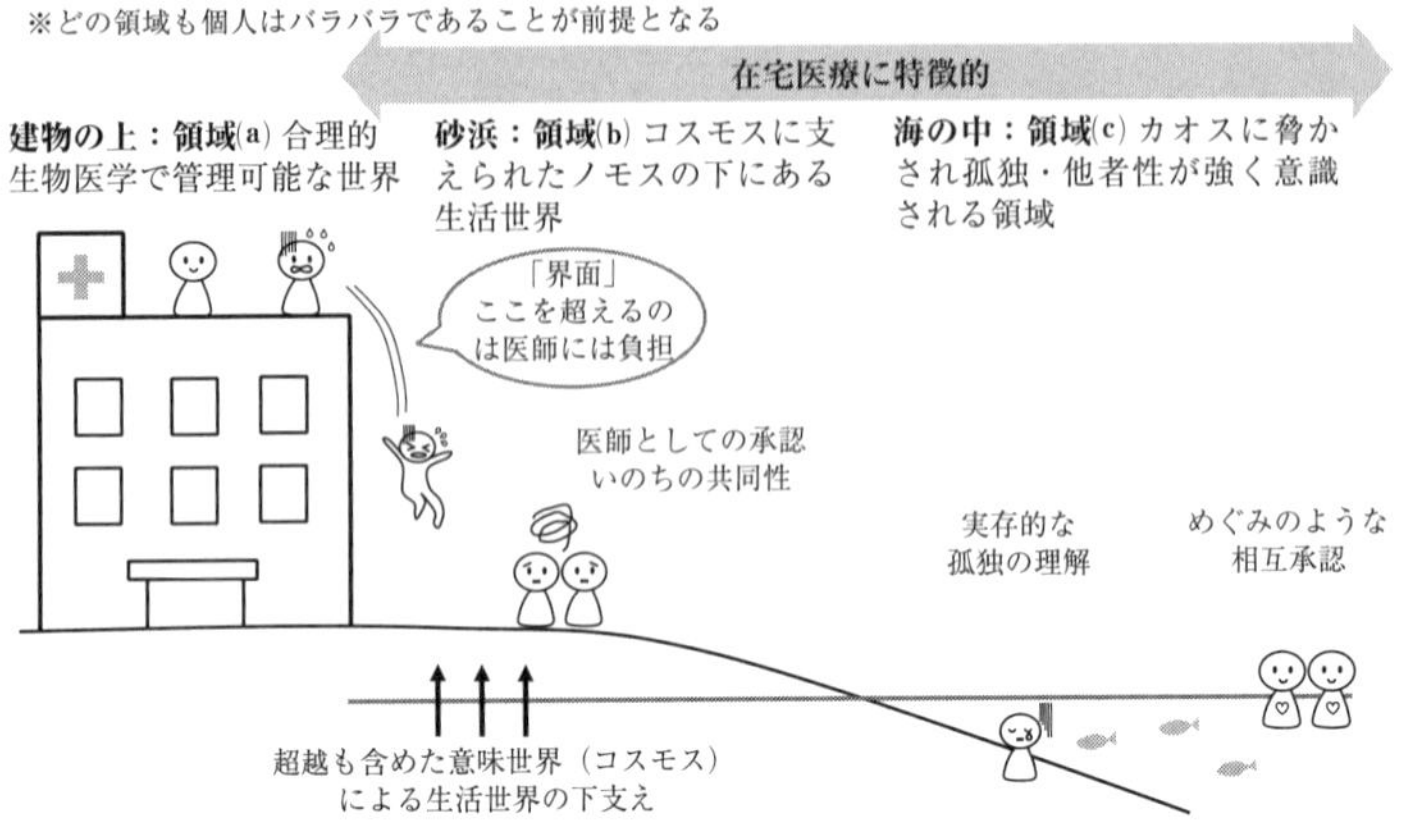

が、この領域の死生観を基盤にしていることを表している。在宅医療でも医学的な介入をする場合は(a)領域の医学的妥当性に基づいた判断が行われている。基本的には生物医学で合理的に管理可能な世界であり、医師はこの領域では生物医学的合理性に基づいて行動することになる。古典的な専門職としてふるまえる領域と言ってもよい。

もちろん、このことは、病院で死の問題が医学的合理性のみで扱われていることを意味するわけではない。病院医療の中でも、さまざまな場面で死とそれに伴うカオスに晒され、患者の生活世界について考えざるをえなくなるような経験は日常的に起こっている。病院においても死にどう関わるかということは重要な問題であり、その中で緩和ケアなどに関心を持つ医療者も多く存在している。個別の患者との関わりの中でも、患者の家に行くことが難しく、立場や制度的な限界がある中で、患者の生活や人生の文脈を少しでも理解しようとさまざまな努力は積み重ねられている。

そうしたことを考えると、筆者の整理は病院医療の現場を無視した過度に断定的なものであり、病院批判を意図していると受け止められる可能性があるのだが、筆者はそういうことを意図しているわけではない。これは社会科学的な文章と、医療系領域の読者の間で齟齬が生じうる場面のように思うため、少し補足をしておきたい。

筆者はこの文章を社会科学的な文章として位置づけ、その中で、「理念型としての病院医療／在宅医療」について分析を進めようとしている。ここで医療系の読者の方にむけ、「理念型」について簡単に説明を付け加えておく。理念型というのは、社会学者マックス・ウェーバーの社会科学の方法論の基礎概念の一つである。社会現象を客観的、科学的に分析する際に、現実はあまりにも複雑で多様なので、そのままでは分析ができない。そこで、「『厳密に合理的な行為』が遂行されると想定して純粋な形を作っていく」（中野 2020: 148）ことで分析を可能にする。あくまでこれは研究手法上の手段であり、本書の文脈で言うならば、病院というものの性質の特徴を純粋化するとこのような性質を持つ、という、病院性を仮想的に極限まで推し進めた存在として捉えることで、それぞれの持っている性質を明らかにしようとするものである。注意しておきたいのは、これは現実の病院の個別の実践とは距離があるものだ、ということである。

また、理念型は社会システムを分析するための操作的な研究手法にすぎず、価値判断に用いるものではない。この先の文章の中でも、「病院医療は～」「在宅医療は～」というような表現が出てくることはあるが、そのことは、読み手のかたそれぞれの実践とは離れ、あくまでも理念型としてその方向性を純化することで見えてくる病院医療の性質や在宅医療の性質を描いたもので、それぞれの現場での実践を評価したり価値づけしたりすることを意図したものではない。

話をもとに戻すと、病院医療は概ね医学的合理性を基盤として動いている。病院という非日常をつくる舞台装置、白衣での診療など医師をカオスから守るさまざまな仕組みがあり、ある程度守られた環境で業務を遂行することができる（このことは医療専門職論の中ですでに論じられており、第3章で詳説する）。生活世界についての配慮をしていても、科学的業務が基本的には仕事の中心となりやすい。こうしたことをもって、理念型としての病院医療は医学的合理性を基盤としている、とまとめることができる。

身一つで生活世界に飛び込む

在宅医療も医療なので、もちろん医学的合理性は重要である。とはいっても、在宅医療を(a)領域だけで対処するのは難しい。在宅医療は、診療の場を病院という非日常空間から患者の生活の場に移し、医療者が身一つで患者の生活空間に入っていくという形をとったことによって、(b)領域との関わり方に関する課題、つまり、医学的合理性には基づかない生活者の世界になじみながら専門職として患者と関わり、医療者が一方的にコントロールできない世界につきあってゆく、という病院医療では見られなかった課題を抱えることになる。

在宅医療は通院が困難な慢性疾患や終末期の患者を対象としている。そのため、急性疾患のように疾患の治癒（キュア）が前提ではなく、病いという理不尽な経験につきあい、生活していくことを支える治療（ケア）の側面がより強調されてゆく。言い換えるなら、在宅医療は(a)領域に加えて(b)領域の死生観もあわせて問われる医療と言える。

この領域を、図では砂浜として表現した。領域(a)と(b)の行き来、浮ヶ谷の言葉でいう「界面」を超えることは、医師にとって容易なことではない。専門職役割を踏み越えて生活の世界に入るのは、医師にとっては建物から飛び降りるくらいの恐怖感を伴う。これを「怖い」と自覚する医師もいるが、多くは心理的な防衛の範囲で特に自覚することなく対処している。力んで少しだけパターナリスティックになる、カルテを過度に詳細に記載する、過度な検査を行う、すぐに搬送する、四六時中指示だしを行う、在宅医療はまともな医療ではないと言って辞める、医学的な正しさに固執する、患者の言いなりになる、など、その現れ方はさまざまである。

医学的な合理性をはみ出すことは法的リスクを一気に増やす。どのような事情があったとしても、結果から遡って医学的に正しくない（とされる可能性のある）行為は法的にも責任を問われかねず、訴訟の際には問題となる。医療人類学者の磯野真穂は医療者が真剣に訴訟のリスクに怯えており、このことが患者と一緒に考えて決めることを難しくしていると指摘している（磯野 2019: 62）。法的責任に縛られた医師が(b)領域に踏み出すことの困難さを示していると言える。

さらに、医学的合理性を踏み越え、正解のない世界に入っていくことは、医師にとってみれば、自分たちのやっている実践が正しくて意味があり、患者のためになる、という確証を失うことでもある。第1章一節で述べたように、患者に対する侵襲的行為も、治療のためであることを根拠に免責される立場であることを考えると、果たして自分がしていることに意味があるのかというのは、はたから見るよりも重たい問いである。わかっていながら医学的に正しいことを行わないこと自体が加害的であるという倫理観もそこには影響するだろう。

このような複数の理由により、この「界面」を超えることは心理的な抵抗をもって経験されることが多い。しかし、在宅医療の領域では生活に関わることが求められるため、医師たちはこの「界面」をまず超える必要がある。在宅医はまず物理的に患者の生活世界に入り込む(10)。やがて病院の価値観だけではうまくいかないことに気がつき、内面では「飛び降りる」と感じるような経験をしながら生活世界になじもうとし、時には漠然とした不安を抱えながらも生活世界で患者と関わることになる。何を優先すべきか、何が大切かなどの価値観が多様な生活世界では皆が認める正解がなく、何らかの論理でコントロールすることが困難である。医師は患者とともに迷ったり悩んだりしながら、患者の病いのプロセスに伴走することになる。判断の明確な基準がない生活世界の中で、時には自分自身の生身の人間の部分も頼りにしながら、何がよいのか、患者の生活の論理との落としどころはどこか、を一緒に考えることになる。

砂浜に生える草木や生き物が、豊かな海の水のめぐみを受けているように、生活世界というのは、超越も含みこむ意味世界であるコスモスにある程度は守られている。コスモスは共同体的な文化装置ととらえることもできるので、砂浜の領域はまだ共同体的な文化装置がある程度提供されている世界とも言える。

しかし、海というのはいのちを支える豊かなものであるとともに、時には恐ろしい勢いで人間の世界を脅かすものでもある。カオスが文化装置を飲み込んでしまうような領域、砂浜の先に広がる海の世界として領域(c)がある。地上と水中の世界を隔てるのが島薗の提示する二つの世界観の境界と考えて図示した。

カオスにより接近する

生物医学が(c)の領域に積極的に関わることはないことは先述した。とはいえ、特に死を前にした時間というのは、実存的な問題に関わり、死という誰も知らない領域に向かっていく時間でもある。死が近くなった患者と向かい合うことはカオスの存在を強く意識せざるをえない経験でもある。

なぜ自分がこのような不治の病いになったのか、なぜほかならぬ自分が苦しまねばならないのか、自分の生きている意味は何か、といった実存的な答えのない問いを問いつづける患者がいる。こうした問いは、患者本人だけでなく、診ている医師にも向けられる。医師もそうした問いに向かい合う中で、時に医師としての孤独、医師自身の死生観や、いのちの捉え方、スピリチュアリティなどに辿りつくことがある。そうしてコスモスを背景に持った生活世界(b)の中で一緒に迷ったり悩んだりしているうちに、知らず知らず医療者も一緒に領域(c)に踏み込むことがある。この領域は死という不条理を前に世界の意味が混沌とし、孤独や苦しみに満ちた領域である。しかし、この領域で医師と患者がともに迷い模索をつづけた果てに、まれに相互承認の瞬間が訪れることもある。この経験に、宗教的な救いやめぐみを感じることもある。

在宅医は、(a)という限定された死生観だけでなく、仕事を通して(b)(c)といった死生観にも触れていく。よって本書では(a)(b)(c)とすべての領域に死生観が広がっていくことを扱う。さらにこの死生観の展開は、医師として何をすべきか、どうあるべきかという責任の意識が変化していくことと結びつい

図１-６　「医師の死生観」の分析枠組み

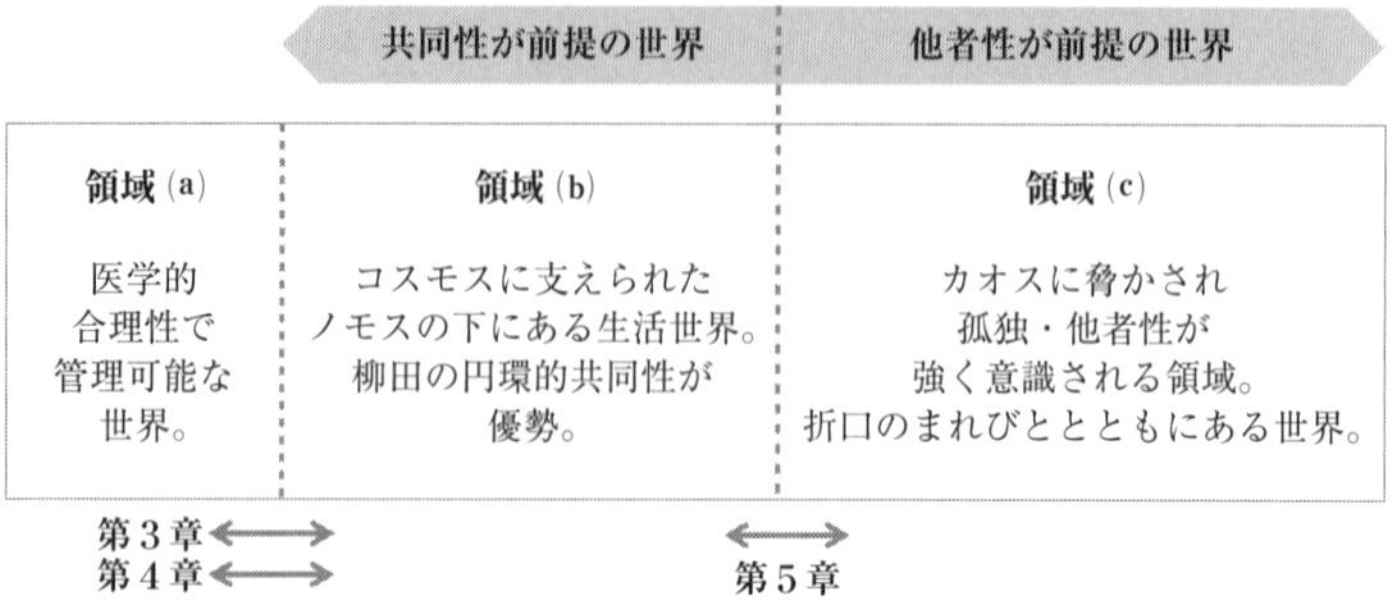

ている。本書の最後では、死生観の広がりとともに変化している在宅医の責任意識について考察する。[11]

最後に、医師の死生観の分析枠組みと各章をおおまかに対応させるならば、以下の図のようになる（図1-6）。

第3章、第4章は、(a)領域と(b)+(c)領域の境界をめぐる医師の語りを扱う。この境界は浮ヶ谷の言う生物医学の世界と生活世界の「界面」であり、客観的第三者として医学的に合理的なふるまいをすることが専門職としてのアイデンティティとなっている医師にとって重要な境界線である。この狭間に置かれることは大きな苦悩と葛藤を伴うことになる。医師たちは苦悩しながらも、この界面をおそるおそる踏み越えてコスモスに支えられた生活世界に入り込み、専門職として巻き込まれすぎないように自制しながらもコントロール困難な状況に対処してゆくことになる。こうした医師のありようについては医療社会学や医療人類学を中心に議論されていることから、第3章、第4章については医療社会学的な議論をもとに検討を行った。

第5章はこれらの章とは異なり(a)+(b)領域と(c)領域の境界にある医師の語りを扱う。患者の死に向かい合うことは自ずとコスモスの領域との関わりが生まれてしまう経験であるということはこれまでにも言及してきた。(a)+(b)領域で右往左往しながらなんとか対処していく中で、時にカオスの脅威にさらされた(c)領域に入り込むことがある。この領域では孤独と他者とのわかりあえなさが強く意識され、医師自身が病いや死に接近した経験すらも意味をもつこともある。こうした経験については宗教学的、また死生学的な領域での議論が求められるため、第5章は宗教学・死生学をもとにした議論を行う。第6章では全体を振り返って、死生観と責任の展開について、総括的な議論を行う。

注

(1)　死体検案書の作成は医師のみが可能。近年看護師による死亡確認も特定の条件下で認められはじめている。

(2)　例えば佐久で「農民とともに」をスローガンに農村医療を展開した若月俊一は一九四五年一二月には出張診療を開始している。また在宅医療のパイオニアの一人である佐藤智は、医学生、インターン時代を敗戦前後の東京大学で過ごし、キリスト教の奉仕活動などを経て、一九五〇年頃には長野県塩尻村に赴任し、多くの村民の看取りに関わっている（平原 2018、佐藤 1983, 1992）。

(3)　このセミナーは現在も継続されている。

(4)　在宅療養支援診療所とは、在宅療養をする患者を地域で支えるために、国の定める基準を満たした診療所を指す。

(5)　事前に計画された定期訪問は「訪問診療」、急な体調不良等での訪問は「往診」として区別される。

(6)　医療者が患者宅に行きさえすれば病院医療の問題が解決するわけではなく、別種の問題も当然生まれており、在宅医療の負の面も少しずつ指摘されはじめている（長尾 2017, 藤沼 2017 など）。

(7)　基盤信仰については第1章四節で詳説する。

（8）ベックは再帰的近代が進展しつつある現在、現代を支える新しい概念が必要であるとし、「リスク社会」などの新概念を打ち立てた。リスク社会とは近代化の進行に伴って生み出された地球規模のリスク、具体的には気候変動や環境汚染、放射能などが生命を脅かす次元にまで達した社会のことを指す（伊藤 2017：18）。放射能、水・空気・食物に含有される有害物質、地球温暖化など近代化の過程そのものによって生み出され、人間の生活を危険にさらすのがここでいうリスクであり、かつての貧困や飢えの危機と異なり、専門家の指摘がなければ感知しにくいものである。リスク社会においては富の分配ではなく、リスクの分配が主要関心事になる。社会の構造から生まれたリスクは近代化の徹底とともに中間集団が解体された結果、個人個人に直接降りかかるようになる。個人化は伝統的な枠組みからの解放であると同時に、生活のリスクが個人を直撃することでもある（伊藤 2017：98）。社会学の学説史を死と死別という観点から再編する社会学者の澤井敦によれば、「こうしたリスクがまさしくリスクとして警戒されるのは、それが、最終的には人々の死へとつながる可能性をもつがゆえ」（澤井 2005：184）であり、「言い換えれば、リスクに対して抱かれる恐れの泉源には死への恐れがある」（澤井 2005：184）のである。

（9）筆者の経験をもとにした主観的な記述になるが、若手の医師を指導していると、死への恐怖感が強い医師は、末期がん患者に対する麻薬性鎮痛薬（オピオイド）の処方がわずかに遅れたり、病状の説明を遅らせがちになったりする傾向があるように思う。潜在的な恐怖感が、死を連想させる処方を回避しようとしたり、まだ大丈夫だと考えることで回避しようとする行動につながったりするのではないかと考えている。

（10）社会学小辞典によれば生活世界とは、「life-world　元来はフッサールの用語で、人間世界の事実的、可能的経験世界を意味するが、のちに現象学的社会学（とくにシュッツ）に継承され、個人が日常生活において出会う人・物・出来事の意味のつながりの世界（経験空間）の総体を指すのに用いられた。日常生活世界（world of everyday life）ともいわれ、自我（主体）を座標軸ないし準拠点として多方向に広がる遠近さまざまの多元的な相互主観的世界（意味領域）をさす」（社会学小辞典、348）と定義される。患者の生活空間に入っていくことは、こうした生活の意味の世界の中に入っていくことといえる。

（11）　もちろん、死に専門職として関わる際に死生観が問われるのは、在宅医療に限ったことではない。救急医療、入院での急性期医療など(a)の領域であっても医師が死に関わる場面では死生観が問われる場面は多く、救急医や病院で働く医師の死生観も同様に重要である。しかし、本書で扱いたいのは(b)(c)の領域への広がりを持つ死生観の全体像である。病院医療に比べて在宅医療では(b)により多く関わる。また、関わる際も、医師―患者の権力勾配が在宅では病院より弱いため、生活世界のコントロールできなさが顕在化しやすい。さらに在宅では時には(c)の領域に踏み込まざるをえない死を前にした場面にも関わることも多いため、死生観を広く考えるために在宅医の調査が適切だと考えた。

第2章　調査の方法と倫理的配慮

一　調査の方法

本書の元となった調査は二〇一七年と二〇二〇年に行った医師二六名に対するインタビュー調査である。二〇一七年の時点では筆者自身も死生観という言葉を死後観、つまり「死んだらどうなると思いますか」という問題への答えという狭い水準で捉えており、それを医師の話を通して聞きとり、分析しようと考えていた。自分自身の死に対する態度が形成されてきた経験から、この観念は臨床経験と何らかの関係があるように思われたため、大学卒業後から現在までの臨床経験や喪失体験、死とはどういうものかについての考えなどを中心に一時間程度の半構造的インタビューを行った。この際に、プライベートな喪失体験や子供の頃の喪失経験などを話す医師が数名おり、この経験が職業人として臨床に関わる際にも大きな影響力を持っていることに気がついた。医師となった後の臨床経験の話以外にも重要な論点があると考え、調査の途中からは積極的に私的な喪失体験も含めて聞きとる形でインタビューを進めていった。

その後、研究を進めてゆくにつれて死生観についての理解が変わっていった。単に「死んだらどうなると思いますか」という問いに対する答えというだけではなく、もう少し幅広い捉え方をするようになってきた。その結果、医師の「死生観」は、医師になってからの死との関わりだけを聞いても不十分で、その人の生活史を全体的に捉えることでしか見えてこないと考えるようになった。そこで、二〇二〇年の調査では生活史法に基づき、合計二時間程度にわたって生活史を聴取し、その上で、喪失体験や死についての考えなどを確認するようにした。

また、医師の内面を理解するとはいっても、実際の現場から離れた場での言葉だけで判断してよいのかという迷いもあった。語られた言葉の意味は、その言葉だけではなく、実際の臨床での様子や態度なども加味して解釈することでより理解が深まり、その言葉が意味するところに近づくことができる。実際の臨床現場の参与観察は医師の「死生観」の理解のために重要であり、診療に同行して参与観察をすることも計画していた。

しかし、調査を予定していた二〇二〇年は新型コロナウイルスのパンデミックがはじまり、医療機関も職員の行動に厳しい制限をかけはじめた時期だった。日々状況が変わり、医療機関は感染対策や刻々変わる情報を収集し、キャッチアップする必要があった。筆者自身も医師であることからこの波に翻弄され、医療現場の混乱を体感していた。そこで一名のみ厳重な感染対策のもとで対面でのインタビューを行った後、その他については調査開始を半年遅らせて様子を見ることとした。しかし感染が収束する気配は一向にみられず、とうてい調査目的の診療同行ができる状況ではないと判断し、調査計画を変更してオンラインテレビ会議システムZoomを用いて聞きとり調査を行うことにした。いずれもインタビュー内容は録音した上で文字起こしし、内容を質的記述的に分析した。

診察に同行し、実際の所作、患者家族とのコミュニケーションの様子や醸し出す雰囲気などを五感で感じ取り、実際の診療について対話を含めた参与観察も併せて行うことができれば、より本人が語りたかったことの意味に近づき、厚みのある分析と記述ができただろう。その点は、感染対策がまず何よりも優先された時期の本調査では十分に取り組めなかったと言わざるをえない。録画で見られる表情、声のトーンなどを手がかりとし、さらには自分自身の在宅医療の臨床経験にも依拠しつつ、基本的には医師の語りの内容を対象として研究を進めることになった。このあたりの問題はコロナ禍に医療現場の調査を行おうとした本調査の限界である。

二　倫理的配慮

本調査にあたっては二つの水準での倫理的課題について検討する必要があった。第一の問題は調査者―調査対象者間の倫理である。調査者が他者の生活史や、死生観という個人の深層の価値観を聞き、一般化して記述するということ自体、つねに倫理的問題がある。二〇一七年、二〇二〇年の調査は両方とも上智大学「人を対象とする研究」に関する倫理委員会の審査を調査開始前に受審した。研究計画の時点での倫理的問題について同委員会の意見も踏まえ、調査開始前に想定できる倫理的問題について多角的な視点から検討、配慮を行った。

調査対象者には言いたくないことは言わなくていいことを明示し、過度な侵襲とならないように心がけながらインタビューを行った上で、文字起こし原稿をチェックしてもらい、話の流れで言葉にしてしまったが表にだしてほしくないことや内容の誤りについては後日削除や編集をしてもらった。実際に論文にする段階で、再度解釈や記述に関してチェックいただき、公開の同意を得た。また出身地や出身大学など、個人情報特定につながる属性等に関しては個人が特定されない範囲での記述にとどめるように心がけ、医師の名前は全員仮名としている。

第二の問題として、調査対象者の医師が語った患者の事例をどう扱うかという問題も生じた。医師は守秘義務があり、患者の話を許可なく公的な場で流布させることは許されない。手続きとしては所属医療機関に倫理委員会がある場合は倫理委員会の許可、ない場合は所属医療機関の長の許可をとった上で調査を行った。さらに、患者の情報をそのまま流布することにつながらないよう、患者情報については地の文におとして曖昧に記述する、医師の体験を歪めない範囲で患者情報を改変して記述する、などして、患者個人の特定につながらないように心がけた。

三　筆者の立場

ここで筆者の立場を明らかにしておきたい。筆者は総合診療を専門とし、在宅医療の臨床と教育に携わる医師である。医師である筆者が、医師の価値観を明らかにしようとする本研究は、医師と患者の間の権力勾配を考慮すると弱い立場にある患者をより抑圧することにつながるリスクをはらむものである。

老病死にまつわる問題に対して医学の果たす役割は大きい。どんなに医療側が「フラットな関係」を志向したとしても医学的知識の差や、歴史的に医師の立場が強かったことも影響し、これまでに比べて医師患者の権力勾配を多少減らすことまではできるかもしれないが、権力勾配をなくすことは容易なことではない。構造的に弱い立場にいる相手に対して「対話」を試みようとすることが、実際には強者による弱者の抑圧でしかないことはフェミニズムや障害者運動、ケアの倫理をはじめとした領域で長年検討されてきた。

これに対して筆者は以下のような立場をとる。医師患者の関係は知識の問題や制度の問題も手伝って不均衡なもので、この権力勾配はそう簡単に解消されるものではない。だからこそ、患者の意思や権利はまず守られるべきであることは当然前提としなければならない。

医学的研究における患者の権利の問題については、第二次世界大戦中に行われた人体実験などの非人道的行為への反省から、一九四七年にニュルンベルク綱領が医学研究のガイドラインとして定められた。これを受け継いだのが一九六四年の世界医師会総会で採択された「ヘルシンキ宣言」である。これらは人を対象とした医学的研究について被験者保護と被験者の同意を最優先とし、インフォームドコンセントの重要性を確立した。これ自体は医学的研究における被験者保護のための宣言だったが、その後消費者運動などと合流し、患者の権利獲得運動へとつながっていった。そして、一九八一年には世界医師会総会で「リスボン宣言」(1)が採択される。この宣言は自己決定権や選択の自由の権利など、患者の持つ「権利」を例示し、医師は患者にとって最善を尽くすとともに、患者の権利と自律性を重んじる努力をしなければならないことを明示している。

このような議論は生命倫理領域でも発展した。特に脳死や安楽死、臓器移植等の問題を契機に論じられはじめた自己決定権の議論は重要なトピックである。ここまでの議論は非対称的な関係の中で患者の権利をいかに保護してゆくかということに力点が置かれてきた。しかし、いのちにまつわる問題においてその権利をどう担保し、実現するかについて、ここまで議論されてきたような、個人をもっぱら自律的なものとして捉えて、権利と義務の話だけで論じていくことには限界がある。本書では、他者を自律的な存在としてだけではなく、関係の中にある存在として捉えるケアの視点をとることとする。

オランダの人類学者、アネマリー・モルは臨床現場の参与観察を行い、合理的自律的な自己像に基づいた「選択のロジック」だけでなく、相互行為の中で粘り強くできることを探りながら関わりつづける「ケアのロジック」があることを見いだした（Mol 2008=2020）。患者を自律、独立し、合理的な行動をとる存在と捉え、その権利をいかに保護、拡大してゆくかというのは「選択のロジック」に基づいて行われる議論である。この論理に基づくと、医師である筆者が医師の話を聞いて書くということは医師側の言い分を権威づけし、医師の権利を主張して、医師も大変なのだから配慮されるべき、と主張していると思われてしまうかもしれない。

しかし、筆者はそういうことを言いたいわけではない。自分自身の臨床経験の中で、医療の持つケアのロジックの側面を実感してきた。第１章二節４項にもあるように、侵襲的な治療（キュア）と異なり、ケアは「生活の質」の向上と全人的な対応を目的として、患者のニーズをともに探るものである。在宅医療はケアの医療だという発信をする医師もいるように、医療におけるケアの側面が前景化しやすいのが在宅医療である。在宅でいのちの終わりに関わる経験の中には、選択のロジック、権利と義務のロジックだけでは扱いきれないもの、扱うべきではないものがあると感じている。

答えのない問題に対して、患者や家族と一緒に迷い、できることを探しながら関わりつづけるというのは流動的で相互行為的なケアのプロセスである。一人の患者には、家族、医師、訪問看護師、ケアマネジャー、ヘルパーなどさまざまな人が関わる。医師の考え方も他の関係者の考え方もプロセスの中で少しずつ変わってゆく。時にはその変化は本人の価値観そのものにまで及ぶことがある。もちろん変わらない人、変わりたくない人もいる。同じ医療行為の意味もプロセスの中で変化してゆく。ある時点で最善だと思われた選択肢が、別のタイミングでは意味を持たない選択肢になることもある。

こういった、つかみようのないすべてが変わりつづけるプロセス、どこに向かっていくのかもわからないまま皆で悩みながら進めていくケアのプロセスを医師として経験するというのはどういうことかを本書では明らかにしたい。こうした点では、筆者自身が医師であることは医師の内面を探る助けになる可能性がある。

ここまでの議論をまとめておく。本書では、従来の医療において有効だった、医師の内面を守る方法があまり有効に働かない在宅医療という場で、患者の意思と医学的合理性をどのようにすりあわせているかについて医師の主観的世界を描きだすことを試みる。これは、患者を合理的自律的な主体とみなし、その権利を重視する選択のロジックに基づいた視点から見ると、医師である筆者が医師の肩を持つ議論であるかのように受けとられる可能性がある。

しかし、本書はケアの視点にたち、医師自身も患者や他の医療者との関係の中でともに揺らぐ存在と捉えて、その内面を問うような理解をしてゆきたい。繰り返すが、本書は、医師である筆者が一方的に医師を擁護し、パターナリスティックな医師患者関係への回帰を目指しているものではない。議論の前提となる視点を変えて医師の死生観を捉えなおすことで、今まで見えにくかった専門職としてのいのちとの関わり方や死生観の展開が見えてくることを展望するものである。

とはいっても、医療はケアのロジックだけで成り立っているわけではない。医療において選択のロジックの占める領域は大きい。治療方針の選択など、重要な局面では医学的な知見をもとに選択・決定を求められることも多い。医学的な知識の差なども影響して、患者が完全に独立して選択することが難しいことも多く、医師と患者の不均衡な関係がなくなることはない。またどんなに筆者にそのつもりがなかったとしても、本書において筆者自身が医師であること自体が医師の肩を持つ構造になり、患者の抑圧につながってしまう可能性は避けられない。さらに、普段無自覚な強者として行っている他者への抑圧をそのまま記述したり、自分でも気がつかないバイアスに基づいた記述に陥ったりする可能性もある。そうしたことを避けるため、なるべく多くの他者との対話、具体的には研究指導教員とのやりとり、ゼミ発表、研究会、投稿論文などを通してディスカッションを重ね、独りよがりな記述にならないように心がけた。とはいえ、現時点で気がついていない自分のマジョリティ性はあるだろうし、このような構造的問題は筆者の立場性ゆえに決して克服できない本調査の倫理的限界だと言える。

しかし、一方で、同じ領域で働く専門職同士であるからこそ、同じような空気感を共有し、言葉にならない前提や事情を理解しながら話を聞くことができた部分もある。そのことで、語りのニュアンスをより真意に近く理解し記述できる面もあったようにも思う。医師が医師の話を書くことの構造的、倫理的問題はここまで述べてきたように大きなものだが、それでも医師たちの語りについて分析し、書くことには一定の意味があると考える。

四　語られることと語られないこと

本書では、在宅医療に関わる医師の実践や内面についてのインタビュー調査を扱う。しかし、この内容は、医療現場での医師が皆同じような経験をしているということではなく、ましてや医師の経験のすべてでもないということに注意する必要がある。インタビューの場で「印象に残っている患者さんはいますか」と聞かれた際に、どのような事例が医師の頭の中で思い浮かびやすいだろうか。柔道整復師の臨床実践を記述した海老田大五朗は臨床実践を記述するにあたり「仕事や作業というものは、熟練すればするほど日常化・身体化され、感情は平坦化していく」（海老田 2018: 4）と指摘している。さらに海老田は当惑という感情が日常化された行為かどうかを峻別するセンサーとなっており、当惑という感情がなければ「記述の手がかりをつかむことすら難しい」（海老田 2018: 4）と述べる。

医師が臨床現場で「当惑」を感じるのはどのようなときだろうか。自身も医師である尾藤誠司は「医学的に正しくなければ、自分は正しい行為を行っていないのではないか、不誠実な事を行っているのではないか、という感覚が、特に医師の中には確かに存在する」（尾藤 2011: 407-408）と指摘する。これは、医学的に合理的なことを問題なく遂行できた場合、それは日常化された業務として感情を揺り動かされずに過ぎてゆくということでもある。慢性疾患の時代となり、領域横断的かつ複合的な問題に適切に対応する新しい専門職像を、ドナルド・ショーンは「省察的実践家 reflective practioner」と呼んだ（Schön 1983=2007）。実践する専門家は、自分の能力を超える事例に出会ったとき、もやもやしたり不安になったりしながらも、現場で知恵をふりしぼってなんとか対応する。その後で事後の振り返りを通じて教訓を引き出す。これを繰り返すことで、専門家は自ら学び、解決策を身につけ、より多くの問題に対応できるようになってゆくというものである。

これらの議論を踏まえると、医師の印象に残りやすく、インタビューの中で語られやすいのは、その時々の医師の対応能力を超えた事例、あるいは、医学的に妥当でないことを主張され調停が必要となった事例など、予定調和的に進まなかったことで感情的な動揺を引き起こした事例ということができよう。

この先の事例を扱う諸章（第3章から第5章）では、状況に応じて医学的合理性を譲歩するような語りも見られるが、これは在宅医の経験のすべてではないことは強調しておきたい。つまり、ある患者とのやりとりの中で、一時的に医学的な合理性のラインを下げたという語りがあったとしても、それはその患者の固有性を踏まえ、その患者と医師の関係の中での落とし所だったということであって、在宅医療が常日頃から医学的にいい加減な実践をしている、あるいは医学的合理性を軽視して良いと考えているという意味ではない。医学的合理性を重視しているからこそ、それが受け入れられないときに動揺し、苦悩する。時には苦渋の選択をすることもある。自分の中には元々なかった価値判断の軸に気づき、そこからの学びを次にいかそうとする。

そうして印象に残った事例はインタビューで語られやすい。大多数の事例、つまり関係もそれなりに良好であり、医学的にも適切と考える実践ができて物事がスムーズに進んでいった事例については語られにくい傾向がある。

一見うまくいった事例も、細かく見てゆくとおそらくさまざまな様相があるだろう。よい関係の中で創造的なコミュニケーションができた事例も多いだろうが、一方で、医師が無自覚に強者としてふるまい、弱い立場の患者が気を遣って言いたいことも言えず、医師がそれに気づかないために、医師の目に物事がスムーズに進んだようにうつっているだけで、患者や家族が陰で我慢してつらい思いをしている事例もあった可能性はある。医師と患者の関係の非対称性に基づいたこのような事態については、患者の「病いの語り」研究の蓄積があり、医師たちがいかに無自覚に患者を抑圧してきたかについて論じられてきた。この論点は医療をめぐる問題として重要である。

そのような論理からは、医師の語りだけではなく患者の語りも扱うべきだという指摘が生まれるのは自然なことだ。しかし、患者の語りを医師である筆者が代弁するかのような形で描いたとしても、それは所詮医師の目を通した患者の語りである。筆者には、そういった記述をすることはむしろ患者の語りを奪い取る行為のように感じられ、自分自身の倫理観として許容しがたいと感じた。医療現場の記述として、患者の語りや視点がないままでの記述は一面的とも言えるが、社会科学的な研究を行う医師という筆者の立場の限界によるものであり、本研究はすでに存在する患者の語りの研究群とセットで捉えることでようやく意味を持つものであると言える。

ここまでで、在宅医療とはどのようなもので、医師たちはどのような背景の中で働いているのか、そしてなぜ在宅医の死生観に注目し、どのような立場から調査執筆を行ってきたかについて述べてきた。いささか長くなってしまったが、実際の事例を理解する際にはこうした背景を踏まえることで理解できることが多いために必要だと考えている。こうした背景を踏まえた上で、次章からはいよいよ実際の医師の語りの分析を行ってゆきたい。

注

（1）具体的には「良質の医療を受ける権利・選択の自由の権利・自己決定の権利・意識のない患者・法的無能力の患者・患者の意思に反する処置・情報に対する権利・守秘義務に対する権利・健康教育を受ける権利・尊厳に対する権利・宗教的支援に対する権利」の一一の権利が挙げられている。

第3章　変容する医師の役割認識

本章からは、医師の語りの分析に入っていく。これらの論述は第3章から第5章に及び、徐々に医師の内面の奥深くに入ってゆく構成としている。

まず本章（第3章）では「医師の役割認識」に注目し、医師が臨床の具体的な場面で患者との相互のやりとりを通して自分自身の役割認識を変化させていることを明らかにする。続いて第4章では、現在の看取りを考える際に大きな問題となっている「意思決定に関わる経験」についての語りを参照する。言葉にできる実践だけにとどまらず非言語的な領域や自己の内面も参照しながら意思決定に関わることが示され、この実践において責任の感覚が変化していることが示される。第5章ではこれらの奥底にある医師の死に対する態度について、特に医師自身の喪失体験という角度から検討する。第6章では第5章までの議論を総括した上で死生学的な見地から再度検討を行うことで、個別化が進む社会の中での医師の死生観と責任のありようの変化について総括する。

一　医師の役割認識

1　医療専門職論とその批判

医師の役割認識について考える際に、二〇世紀中葉のアメリカの指導的社会学者として知られ、機能主義の代表的な論者として医療専門職論に先鞭をつけたタルコット・パーソンズ（1902-1979）の議論を概観するところからはじめてゆきたい。

タルコット・パーソンズの医療専門職論

タルコット・パーソンズは、病気は社会的な状態でもあるとして、「病人役割」という概念を鍵に、医療社会学を展開した。病気という本人にはいかんともしがたい状態に置かれた病人に社会から向けられる役割期待があることを明らかにし、それを「病人役割」とした。病人役割は、普段期待されている役割からの免除、病気であることに対して責任を問われないという二つの権利と、回復に向けて努力すること、医師と協力すること、という二つの義務からなる。

パーソンズはこの病人役割とセットになる概念として「医師役割」を提示した。医師役割は専門職役割の一つであり、医師という職業に社会的に期待され、そして医師たち自身もそのようにふるまうことを想定している役割である。医師役割は、患者の回復を優先させるために最善をつくす義務、知識をつねに更新し、高い能力を保つ義務、そして患者の私的情報を獲得する権利、ドクターショッピングを禁じ、患者の信頼を確保する権利からなっている。これは医師の主観的経験を理解するための重要な枠組みである。

パーソンズは行為者が判断のために依拠する価値基準を五組の二つの極をつかって提示し、これをパターン変数と呼んだ。パターン変数は①感情性—感情中立性、②集合体志向—自己志向、③普遍主義—個別主義、④業績本位—所属本位、⑤限定性—無限定性の五つであり、医師は感情中立性、集合体志向、普遍主義、業績本位、限定性の役割期待が向けられているとされる（Parsons 1951=1974）。

具体的には、感情的には中立な状態を保ち（感情中立性）、自分の利益ではなく医師と患者を集合体として捉え、集合体の共通の目的である患者の健康を第一に考える（集合体志向）、すべての患者を普遍的な基準で扱う（普遍主義）、所属ではなく、業績によって評価される（業績本位）、ヘルスケアに関わる問題に限定して関わる（限定性）ことが求められるということである（高城 2002: 89-95）。

医師役割には特権もある。第一の特権は、患者の私的な秘密を知る権利である。この情報はヘルスケアに関して利用されることが許されるものであり、医師患者関係は、あくまで健康問題に限定された関わりにとどめる「限定性」が求められる。そして、その限定性を維持し、患者に対する感情的反応を抑制するために「感情中立性」を期待されている。

限定性、感情中立性を守るため「専門家の活動の文脈を、それ以外の文脈から隔離する」（Parsons 1951=1974: 451）ことが行われる。診察室などの特殊な場所で診療する、基本的に自分の家族や知人の診療は避ける、などがその例である。

なぜこのようなことが必要になるのかというと、医療は根本的に不確実で、時には死という実存的な問題を扱うものだからである。医師はこうした問題を扱う際に大きな責任を求められるが、医学には限界があり、どんなに医学が進歩したとしても解決できない問題も多い。どれほど努力しても患者の苦痛がとれないこともあれば、患者の死を防げないこともある。こうしたことは医師に強い心理的負担をかける。さらに死を前にした患者の不安を感じ取ることで医師の心理的負担は増大する。この緊張を緩和するために、医師はヘルスケアに関係する問題に関わりを限定し、日常の文脈と診療を切り離す。このように患者と適切な距離を置き、関わりを職業的なものに限定することで医師は適切な役割を守り、医療を継続することができるのである（Parsons 1951=1974: 442-449）。

このことは、在宅医療のように日常の文脈の中に診療の場を移動させることが、単に医療の場が変わったというだけにとどまらず、医師の役割認識に大きく影響することにもつながっている。患者の生活経験の世界の中に入り込み、ヘルスケアに限定せずに患者に関わることは、医師の感情的な防衛を難しくしてしまう。

パーソンズの議論では、医師は病人という逸脱状態にあるものが社会に復帰するために治療を行いその行動を制限することを通して、社会的統制の役割を担う存在として位置づけられている（高城 2002: 51-140）。パーソンズは、医師は病人という逸脱を統制する立場にある一方で、実存的な問題に関わるにあたって感情的に巻き込まれる可能性のある弱さを持った存在と捉えた。だからこそ医師役割によって距離を保ち、その微妙なバランスを維持することで、職務として生死に関わりつづけることが可能になると考えたのである。

しかしパーソンズの議論は、当時が急性疾患中心の時代だという背景も手伝って、医療専門職と患者が目指すものはある程度共通しているという前提で議論が進められていた。個人の利益よりも、患者の健康という医師患者共通の目的のために努力すべき、という「集合体志向」への役割期待は、この前提に基づいている。この点を批判したのが医療社会学者のエリオット・フリードソンである。

フリードソンによる専門職批判

フリードソンは患者を医療専門職とは異なる意思を持つ存在であると捉えた。医療専門職と患者の意向に違いがあったときに、医療専門職は、言うことを聞かない患者の診療を拒否する、適切な治療を行わないなど実質的に患者を制裁できる立場にある。このように、医療専門職と患者の関係は不均衡なものとなっており、医療システム自体が専門職の権威を軸につくりあげられた「専門職支配」であることを指摘した（Freidson 1970=1992）。フリードソンは医師を明確に権力やシステム側に立つ存在と位置づけ、専門職批判を展開していった。フリードソンの議論は、患者はそもそも医師とは異なる意思を持っていることを示し、患者の権利向上につながるものでもあった。

2　生身の人間としての医師

前項で述べた医師をめぐる医療社会学領域の議論は、職業としての医師しか扱ってこなかった。しかし、ケア化する医療の潮流は、医師の立場を大きく変えることを求めるようになる。医師は安全な場所で第三者としてふるまい、患者を治療対象としてのみ扱っていればいいわけではなくなった。生活の場で行われるケアを含んだ医療行為は、患者や家族と相互に影響しあう経験でもある。ケア化する医療の潮流の中で、医師は第三者としてふるまえる場所から、相互行為の場に引きずり込まれることになる。これは、職業者としての医師だけではなく、「生身の人間としての医師」という側面やそれぞれの医師の「死生観」が問われる事態であるとも言える。

治療至上主義の医療への反省に伴い患者の苦悩の語りが注目され、一九六〇年代後半から専門職批判の文脈で研究が蓄積された。これらは医療者の持つ権力への自覚を促し、病いの主体を医療者から患者に取り返し、患者の権利の回復に大きく寄与した。

また、同時期には慢性疾患の増加に伴って「病いの語り（illness narrative）」研究が注目されるようになる。精神科医で医療人類学者のアーサー・クラインマンに端を発するこの研究領域は、慢性疾患を抱えて生きる体験にフォーカスを当て、「疾患 disease」と「病い illness」を分節することで医学的な意味での疾患だけでない患者の生の固有性を明らかにしていった（Kleinman 1988=1996）。疾患 disease とは医師が診断する生物医学的に病的な状態、病い illness とは疾患を患うことをその患者がどのように経験し、どう意味づけしているかという概念である。病いと疾患は時に重なり合うこともあるが、異なる経験になることもある。疾患は生物医学的な状態であるため、疾患の治療については、医師は客観的な治療の対象として患者を扱うことが可能である。一方で、病いはそれを患う患者の固有の価値や意味と関わる世界でもあり、こちらの領域については客観的な治療対象として患者を扱うことは難しく、医師は生身の人間としての側面や死生観も手がかりにして関わることが求められる。

医療社会学領域では職業者としての医師の側面に比重が置かれていたが、医療のあり方の変化とともに、医師が職業的な側面だけで患者に関わることが難しくなってきた。そこで医師は独特の苦悩を抱えることになる。

医師の苦悩という視点

患者の病いの語りについての研究が進む一方で、医師の苦悩の語りは「患者の物語を抑圧・否認・無効化するものとして批判の対象にされる」（鷹田 2019: 13）ことが中心で、あまり注意を払われてこなかった。

医師という専門職の苦悩についての浮ヶ谷の議論は第1章でも触れた。浮ヶ谷は、専門職が患者の苦悩を理解することはそう簡単ではないことを指摘する。医療専門職はそもそも疾病治療の専門家であり、患者の苦悩は専門職の扱える範囲を超えている。さらに、医療専門職は「自らが被る病苦や人生苦のみならず、診断と治療の不確実性や病名の告知、予後と余命の告知、治療選択、他職種との連携等の問題をめぐって専門職固有の苦悩や葛藤を抱えている」（浮ヶ谷 2014: 5）が、それは専門職としてのプロ意識や社会からの期待によって胸に秘められ、言葉にされてこなかった。

本章では在宅医の「苦悩」に焦点を合わせる。ここでいう「苦悩」という言葉は、医師が主観的に感じる「苦」の内実、つまり患者の「患うこと」全体の経験に向かい合うことの専門職としての困難に加えて、自分自身の病苦や人生苦も合わせた概念、つまり医師として生きる経験の総体を意味している。

パーソンズも、医師が全人的に患者の苦悩と関わることの困難を指摘している（Parsons

1951=1974)。パーソンズは医療を実存的な事柄に関わるものとし、医療専門職は患者の「生」に関わる問題群に対して強力に専門化された手段で働きかけると述べた(Parsons 1978=2002: 201-206)。しかし、医療には不確実性が伴い、さらに患者の不安を引き起こす要素が大きいことから、医師は心理的な緊張状態に置かれる(Parsons 1951=1974: 442-449)。医療専門職は自分たちでこうした葛藤に対応しようとしている。

パーソンズは患者の生活に対する責任範囲が広いことによる心理的負担と緊張を打破するために、医師が役割を健康問題に関係することに限定する、あるいは自分の家族の診察はしないなど、診察をその他の文脈と切り離す戦略を用いることを指摘する(Parsons 1951=1974: 442-449)。

パーソンズの議論を生命倫理領域で展開したレネー・フォックスも同様の指摘をしている。冷淡な対応、不謹慎な発言だけでなく、「科学的な魔術」とフォックスが呼ぶような行動、すなわち必要以上に明るくふるまう、根拠もなく治療がうまくいく方向に賭ける、患者の誕生日をお祝いするなどの行動がストレスへの対処として見られている。こうした医師たちの対処は一般の人々には通常理解されにくく、時に非難される傾向がある(フォックス 2003: 154-174)。

いずれにしても、患者との距離を遠ざける方向に働くこれらの対処を医師の側が行うことは医師患者関係を希薄にする。医療の内容自体も患者とトラブルを起こさないことを目指しがちになり、患者の病いの経験の全体性を捉えることとの困難へと結びつく。何よりこうした対応は非医療者には受け入れられにくく、さらなる医療批判をもたらす結果を招いている。

フリードソンによる批判はその代表的なものだが、フリードソンが医療専門職をシステムであり権力であるとしたことで、パーソンズがすでに指摘していた、医師もまた脆弱な生身の人間であるという視点を後退させたとも言える。その結果、パーソンズが述べたような限定性の意義、すなわち、他者の生と深く関わる専門職をどう守るかという議論は放置されたままとなった。医療の目的が疾患治癒にとどまらず、患者の生全体を支えることにまで広がってきた現在、逆説的ではあるが生全体の重みを支える緊張はより高まり、限定性を保つことの必要性もより高まるはずである。

ここまで、医師の苦悩はあまり着目されることがないこと、そしてそこからくる緊張をなんとか緩和させようと、医師は患者との距離を遠ざけたり、一見不謹慎な行動をとったりするが、そうした行動は世間からの理解を得られにくいことを述べてきた。従来の専門職批判論では医師のこうした対処行動は望ましい行動ではなく、簡単に改められるはずのことなのに、医師の努力不足によって改められておらず、医師は患者や医療の質を軽視していると批判されてきたが、この批判が必ずしも的を射ているとは言い切れない。医師が臨床で実存的な問題に関わる緊張をなんとか緩和しつつ診療を継続するために必要だったのがこうした対処行動である。

では、そもそも医師たちは、患者と距離をとり、職場で対処行動をとることだけで臨床の葛藤をやり過ごすことができるのだろうか。そうではないことは、医師たちがエッセイや小説などを通じてさまざまな形で著述している。国内で二〇二一年に出版された三冊の著作は示唆的である（松本 2021；斉藤・水谷 2021；森川 2021）。いずれも精神科医によるもので、それぞれ別の主題が扱われているが、著者の自己開示を含むことが特徴である。これらの書籍の中で著者らは、自身の不健康な行動や、あるいは傷ついてきた自分の生活史を語る。英雄としての医師像からはかけ離れ、医師という鎧の陰にかくれた、弱くて人間的な医師像がそこには描かれる。また、海外の医師も近年になり自己の内面を語る著作を発表している（例えば、Ofri 2013=2016; Ofri 2017=2020; Groopman 2007=2011; Marsh 2017=2020; O'Mahony 2016=2018 など）。これまでも医師が自分のプライベートな経験や臨床経験に基づいて自分なりの医療観や医師論を発表することは多かった。

しかし近年の医師の書籍の中で、弱くてうまくいかない自分、ストレスへの不健康な方法での対処、傷ついた自分の生活史までもさらけ出すものが散見されるようになったことは、もともと科学的な立場で第三者として関わってきた医師が「わたし」に目を向けざるをえなくなってきたこと、すなわち臨床医として「生」に関わることが、業務の水準を超えて生身の医師自身が問われる経験でもあるという認識が共有されるようになってきたことの表れのようにも思われる。これはもちろん精神科という慢性で治癒が難しい疾患に関わる専門領域の特性も影響しており、そのような科だからこそ、時代の空気感を鋭敏に感じ取って他科の医師に先んじて発信しているとも考えられる。

医師の語りはこのように小説やエッセイなどで扱われることが多く、社会科学領域での学術研究の対象としては注目されてこなかったが、医師の主観的な語りに接近しようとする研究も少しずつ行われはじめている。

近年の日本での研究に目を転ずると、山上実紀は自身も医師という立場から、病院総合診療医が冷静さを保てなかったり、つらさを感じたりするのはどんな時かを分析している。冷静でなければならないという役割意識が医師の苦悩を生み出すが、一方でその役割意識によってつらい医療現場での勤務を継続できる面もある。多くの役割を果たすことに疲弊した医師たちは「医学的に間違っていない」ことを強調することが多いが、そこにこそ医師のつらさや弱さが隠れており、医師が専門家であること自体が医師を人間として扱われにくくしていると指摘した（山上 2014）。

鷹田佳典は小児科医へのインタビューを行い、治療自体に患児を傷つけ苦しめてしまうという暴力性があり、そのことが医師の苦悩を生み出すことを明らかにした。「医師は理性的でなければならない」という意識から、彼らの苦悩は他者に語られることはなく、その共有不可能性が苦悩をより深めているとする（鷹田 2018a）。

また社会学者の南山浩二は桜井厚が提唱した対話的構築主義の立場を示しながら、自身が治療のために投与した薬剤がＨＩＶ感染を引き起こしてしまった医師の語りを分析した。そこには報道を通じて流通している物語とは異なる物語が展開していることを指摘し、そういった語りを引き出す関わり方の相互行為について分析している（南山 2008）。ここまであげた研究はすべて病院勤務医を対象としている。

在宅医療に関わる医師についての先行研究としては、在宅医が臨床経験を通じて医師として「役に立つ」とは何かを問い直すようになることを指摘したものがある（景山 2019）。

これらの研究が示すのは、医師は最初から完成しきって変化しない存在ではなく、自身も苦悩し変化する存在であること、そして、医師は冷静で理性的でなければならないという職業規範から苦悩を他者と共有しにくい傾向があり、それが医師の苦悩を理解されにくくしているということである。慢性疾患が増え、病いを抱えて生きる人が増える中で、医療にケアが求められるようになる。医師たちも職業者としてだけふるまうわけにはいかず、自分たちのあり方を問い返す必要がでてきた。その中で、一部の医師たちが、医師という鎧の陰にある自分自身を生活史も含めて語りはじめている。それは、医療専門職として他者と関わるときに、もはや従来の職業規範だけをたよりにすることは不十分で、生身の人間性の水準、「死生観」の水準が問われていることに直感的に気づきはじめていることの表れのようにも思われる。

現代の在宅医療は生活の場に踏み込んでいくことで近代医療を乗り越えようとする動きであるとともに、近代医療がそもそも持つ合理性や科学的な価値観との葛藤の場でもある。在宅医がその葛藤をどのように経験しているかに注目することで、現代医療の潮流と困難が個々の医療者の内面においてどう経験されているかが見えてくる。パーソンズやフリードソンに代表される、医療社会学領域の医師研究は、医師を職業としてのみ捉える視点が強く、生身の人間でもある医師自身への注目は乏しかった。そこで、本章では在宅医の内面に焦点を合わせて「死生観」という角度から、彼らの自己認識や責任意識の理解を試みる。

3　在宅医療における医師役割

パーソンズ的医師役割は在宅医療でも成り立つのだろうか。在宅医療は、患者の生活空間で生物医学的な治療に限定せず、生活面も含めた幅広い問題に関わりながら行われる医療である。生活環境、家族との関係、経済状況など困りごと全般が職種を問わずに相談され、多職種で連携しながら関わることになる。この点が、「自宅への往診となると、いままでの立場は一気に逆転して、往診する医師のほうが『おじゃまします』と声をかけて患者さんの元《ママ》へうかがうことになります。誰が主人公なのかがはっきり見えて来るのです」（内藤 2002: 30）といった医師の権力性を解除する仕組みであり、疾患に限らない患者の全体像を捉えた上で実現する全人的な医療に近づける要素とされている。

一方で限定性や感情中立性は、専門職として対象者の「生」と関与する際に重要な要素であることはすでに述べた。医師は患者の私的な情報を獲得する権利が与えられているが、患者を守るために、この権利の行使はあくまで健康に関する領域に限定される。限定的な役割関係を守り、患者からの転移感情をコントロールするために医師は感情中立性が求められる。限定性、感情中立性を守るため「専門職の活動の文脈を、それ以外の文脈から隔離する」（Parsons 1951=1974: 451）、つまり診察室などの特殊な場所で診療する、基本的に自分の家族や知人の診療は避ける、などの実践がみられる。これは、患者を守るためでもあるが、医療が根本的に不確実で実存的な問題に関わるからこそ、責任の範囲を限定することで医師たちを守るものでもあった。その観点から見ると、患者宅を医療専門職が訪問して提供する在宅医療は、感情中立性を守る装置をあえてなくした医療と言える。その結果、在宅医療は患者との限定的な関わりが困難になり「患者さんやご家族との関係が濃密になるし、死という極限的な状況に直面する苦悩を間近で見ることになるわけだから、プロとして鍛錬をしておかないと、すぐにまいってしまう」（内藤 2003: 113）という、医師に感情的負荷をかけるものになる。

4　「行為すること」への圧力

医療は不確実性という特質を持つため、医師の決定には非合理的な要素がつきものであるとパーソンズは指摘する。非合理的な要素の一つとして積極行動主義がある。それは医師に社会から向けられる「何かをすること」への期待である。

> 医師自身は、単にそこで生起しているものの受動的な観察者ではなく、行為するように訓練され、期待されている。患者とかれの家族もまた、「何かをしてもらう」という、強力な情緒的圧力に晒されている。（Parsons 1951＝1974：459）

このような積極行動への圧力は、例えば外科医が手術するかしないか、判断に迷った場合、手術することを選びがちになるなどの事象として現れる。これは経済的利益の追求ではなく、不確実性に対する医師の感情的反応でもある。この圧力は、パーソンズの時代のアメリカだけでなく、現代日本の医療現場にも存在する。

医師研究に取り組む鷹田は、医師を近代科学の英雄性の体現者として積極行動を行う「行為する英雄」とするフランクの議論をもとに、医師が「行為する英雄」からどのように変わりうるのかという問題提起を行い、一人の小児科医が、ひたすら回復のために戦う「やり尽くす医療」から患者の思いに「精一杯尽くす医療」へと医療実践のあり方を変える姿を描き出した。ここでいう「やり尽くす医療」とは医療はなんでもできることを前提とし、回復のみを目的として積極的治療を継続する医療のことであり、「精一杯尽くす医療」とは医療には限界があることも踏まえ、患者の意思を第一に考えて行う医療である。鷹田は、このような医師自身の変化を示す一方で、そうはいっても医師の実践の基本枠組みが積極的行動主義にあること、決断のシンプルさ、そして医療訴訟のリスクの三点により医師の積極的行為への志向は頑健に残ること、つまり「やり尽くす医療」への圧力は引き続き存在し、「精一杯尽くす医療」の実践はそう簡単なことではないことを論じている（鷹田 2020b）。

もともと在宅医療は技術や設備の制約もあって、病院とまったく同じレベルの医療行為をなんでも行えるわけではない。しかし、医師である以上なにか「行為すること」への期待と圧力はつきまとう。本来積極的な行為をする必要のない場面でもその圧力はあり、時に医学的には不要な行為をせざるをえなくなることがある。そうした行為はパーソンズの言葉を借りるなら、「呪術の機能的等価物」として働くことになる（高城 2002: 88）。

在宅医療において、医師は医学では解決困難な問題にも関わることになる。その際には、社会的な「行為すること」への圧力のもと、生物医学的な論理と患者の生活世界の論理という対立する行動規範の間に挟まれ、その葛藤の中に専門職としての限定性や感情中立性などの防御装置が弱まった状態でさらされることになる。

在宅医療は疾病構造や時代の変化を背景とした医療のあり方の社会的調整の一つの形態とも捉えられる。この在宅という場では、パーソンズの述べる医師役割のうち、感情中立性や限定性が守られにくく、医師は困難を感じやすい。こうした環境で、患者・家族との相互関係において医師は何を感じ、意思決定や医療介入の際にどう関わるのだろうか。

二　医師の役割認識の変容

1　揺れ動く患者のそばにとどまる——高木雄一医師

高木雄一（たかぎゆういち・三〇代）医師はインタビュー当時、卒後九年目の医師である。実親も開業医で、総合内科医を目指して病院で勤務していたが、研修を通じて病院とは違う死が在宅医療にはあると気づき、都内の在宅療養支援診療所で勤務している。高木医師の語りは「自分の思っていたことは一面的な理解にすぎなかった」という経験をさまざまな角度から繰り返し語り、最終的には「どっちかに寄せない」「正義は振りかざさない」という、自己の立場を流動的に捉える語りに収斂してゆく。もちろん高木医師は在宅医療をはじめた当初からそのように自分の立場を定めていなかったわけではない。臨床経験や同僚・指導者との対話を通じて変化し、自分自身の立ち位置をこれと定めず、揺れ動くことを積極的に選択するようになったのである。

揺れ動く患者、葛藤する医師

「対応が困難だった事例の経験はありますか」、という問いに対して提示された事例である。その患者は独居の男性で家族とも疎遠で、どこで過ごしたいかについての意見が訪問診療にいくたびに毎回変わり、二転三転していたという。

入院するっていってじゃあちょっと〔病院に〕連絡して、場所とりますんでっていって、連絡して、ある程度日程とか決まったら、あーやっぱもうちょっとやめとくわ、みたいなのが何回もあって……

入院を希望し、決まった後にすぐ意見を覆す、これを繰り返し、方針が日々揺れ動くことは医療従事者には大きなストレスになる。入院予約のキャンセルを繰り返すとき、在宅医療チームは病院の論理と、患者の生活の論理の「界面」に立たされることになる。入院調整は慢性的に病床不足の東京区下では簡単なことではない。高木医師の働く診療所は近くの総合病院と良い連携体制がとれているようだが、それでも病院は病床の余裕が常にあるわけではない。入院予約して病床を確保することは、他の入院が必要な患者が入院できなくなることを意味する。一人の患者の揺れ動く思いのために他の患者を犠牲にしていいのだろうか。高木医師は病院で勤務した経験があるために、入院キャンセルの繰り返しがどれだけ困ることなのかも理解している。

一方で、患者の生活世界の論理も高木医師は感じ取っている。入院と決めた後に、具体的にこういう論理で覆しているのだ、と明確に言葉にできるほどではないものの、患者の生活世界に身を置いて関わる中で、本人がその選択をとる必然性が何かあるのだろうということは少なくとも感じ取っており、それに寄り添いたい気持ちもある。

診療所の医療は患者の生活世界に寄り添うことも大切にしているが、その世界は合理性を重んじる病院の論理とは異なるものである。圧倒的に立場の強い病院に迷惑をかける診療所だと思われれば、他の患者の入院に差し障ったり、対応を拒否されたりする可能性もあり、そうなると今後他の患者の希望が叶えられなくなるかもしれない。病院の論理と生活世界の論理、患者本人の気持ちと医療資源の分配、このような異なる世界の界面に立つこと、そして何よりも、解決しない不確実な状況が長く続いていくことに高木医師は葛藤する。

いやーその時はすごくイライラしてましたね。もうー、またかよチッ〔舌打ち〕みたいで。手紙〔紹介状〕とかも書きづらいし。こないだ、つい五日前くらいに断ったんじゃないみたいなのをちょっと文章かえたりして送ったりしていて、それはやっぱりイライラしたんですけどね。

苦悩の中で変わる視点

医師は問題を対処可能な小さな問題に切り分けて解決するトレーニングを積み、問題解決思考を基本枠組みとするため、曖昧で不確実な状況が継続することを苦痛に感じる傾向がある。高木医師も解決が期待できない不確実な状況に苦悩し、イライラしながら診療をつづけていた。医師は職業意識から苦悩を胸に秘めがちな傾向があることが先行研究でも指摘されているが、高木医師の診療所では他職種とも悩みを共有して話し合うことができる環境があった。診療所のスタッフと相談していくうちに徐々に高木医師の視座も変わってきた。「自分が医療者としての立ち位置で入ってるときはそうなんですけど、ちょっと引いて見ると、やっぱり、まあ、ねえ」「まあそんなもんですよね最期なんて」

と、医師としての自分とは違った視点が生まれてくる。

今までの人生も多分その人はそうやって生きてきてる、好きなように自分のタイミングで生きているので、こちらとしてやれることはその人の今までの生き方を踏襲してあげて最期までその人らしくっていうのでいいんじゃないのかな、それでもし家で死んじゃってもっていう話は本人としていいて、大家さんもまあそれでいいでしょうって感じで、じゃあそうしましょうっていって、それがすごく学んだことですね。

苦悩した末に、医療者としての視点だけで医学的に合理的なこと、決めることを押しつけるのではなく、「ちょっと引いてみる」視点を持つことで患者の選択には理由と意味があることを理解しようとした。そして、高木医師は相手の人生のここまでの流れを踏まえた上で、万が一の際に周囲が困らないよう準備はしつつ、「今までの生き方を踏襲」する選択、つまり、未来の死のために今答えを決めるのではなく、今から不確実な未来に向かって一緒に進んでいく選択をした。

結果的に最期本人も、「これは病院しかない」っていって病院に入って三日くらいで亡くなられたんですけど、でもやっぱりこうそれだけ迷ってる方はその迷いを一緒に迷うって大事だし、答えを最期までだせなくてももちろんそういうものだと思うので、っていうのを、なんとなく暗にこう、多分それが必要なときもあるとは思うんですけど、こっちから、なんですかね、線を引きすぎないってのは大事だなって感じたのは事実ですね。

このような選択は、表面的には単に諦めて思考停止し、本人に選択を丸投げしているようにも見える。しかし、高木医師に起きた変化は、そのような後ろ向きの姿勢とは質が異なっている。

高木医師は当初、家で最期を迎えるほうが絶対によい、という自分の価値観と医学的な善悪が融合した判断や、一度決めた方針はその後も変わらないという科学的合理的価値観に基づいて患者と関わっていた。これは従来の医療専門職の問題解決思考と言ってもよい。自身も医師である尾藤誠司は「医学的に正しくなければ、自分は正しい行為を行っていないのではないか、不誠実な事を行っているのではないか、という感覚が、特に医師の中には確かに存在する」（尾藤 2011：407-408）と指摘する。正当なことをしているという感覚が医師の使命感や利他的行動を支えてもいる。患者にとって何が正当かというのは本来医師が決定すべきでないが、「医学的な観点からみた最善＝患者にとっての最善」（尾藤 2011：407）という枠組みから医師たちが抜け出せず、それが合意形成のバリアになっていると述べる。

高木医師も、医療の価値観からみた最善、つまり近い将来の体調悪化や死が近づいてきた場合にどうするかを前もって決め、それに従って行動することがこの患者にとって最善だと思っていた。しかし、この患者はそういう行動はとらなかった。そのため高木医師は医療の価値観と患者自身の人生観の「界面」に立たされることになった。高木医師はコントロールできない曖昧な状況の中で苦悩しながら、今まで自分が良いと思っていたことが必ずしもその患者にとって良いわけではないこと、そして生活の場において医療者にできることは限界があることを悟る。その過程で、高木医師は医師になってゆく過程で一度排除した生活の視点を取り戻し、安全な場所に立って、決まらないことを決めさせようとする医師の立場から考えるのではなく、今を生きる患者の立場に立って考えるようになった。その結果、医学的な正しさをも俯瞰して、患者の人生の流れも含めたありよう全体を受けいれ、その不確実性の前で自分も一緒に悩むことができるような治療者へ変容したと考えられる。

2　価値観が変わるとき――浅野孝明医師、垣内誠二医師

高木医師の語りのパターン、つまり、自分なりに正しいと思っていた価値観が在宅での経験を経て相対化されるというパターンは他の医師の語りにも見られる。

気づかなかった大事なこと

浅野孝明（あさのたかあき）氏は、四〇代後半の医師である。浅野医師の生活史については5章で詳述するが、呼吸器内科としての病院勤務の経験の後に開業した。途中から在宅医療に力を入れはじめ、現在は別府医師、高木医師の勤める在宅療養支援診療所を経営している。家で最期の時期を過ごすことを支えることに意味を感じている。

浅野医師は、在宅医療が一般的になる前の病院勤務時代に、がん末期の四〇代の女性と夫に懇願され、当時はその病状で家に帰る選択肢はなかったが、断りきれず酸素ボンベを持って一緒に自宅へいった経験について語る。家には娘さんが待っていて、二人で台所に行き、娘さんに味噌汁のつくり方

を教えはじめたという。

もうまだ二〇代の自分でしたから、親とかそういう気持ちってよくわからなかったんですけど、今にして思えば親として、母として、何か残したいっていう思いって当然あっただろうし、毎日だんだんと悪くなっていく自分の体に向き合いながら思うことはそこだったのかなって思って。僕みじんもそういうこと考えもしなかったのが、ちょっとぞっとしてしまって、きっとこの経験ってこの子には一生忘れられない大きな出来事で、世界一周するよりもきっと大きな出来事なのに、自分がその事態を奪ってしまうところだったっていう怖さと、もう一つは、とはいえ、これだけの病状の人を家に届けるっていうのは、医者である僕が一緒にこないとだめだと思うから、やっぱりこれも医者の仕事なんだなと思ったんですよね。治す治さないというよりも、その人がどうありたいかというものに、もし医療が寄り添わないといけないのだとしたら、それも医療の仕事なんだなと思ったんですよね。

当時は積極治療が不可能で緩和ケアの段階にあったとしても、最期まで入院加療を行うことが当たり前だった。浅野医師もそれが最善だと思っていたが、家に一緒に行ってみて、入院加療を無理やり継続させることで本人と家族にとって大事な出来事を奪ってしまうところだったと気づく。その可能性に思いいたらなかった自分に怖さを感じながらも、そこに医療の新しい意味を見いだしている。

明るい看取り

先に紹介した高木医師は、このような話もしていた。実家の診療所の手伝いでお正月に看取りに行ったところ、一階ではお正月の宴会をしており、「あーお父さんね、上で寝てます、診てもらって、みたいな感じで。普通にお看取りして、ありがとうございまーす！　みたいな感じでまた下にいって宴会」という経験をした。本人も穏やかな顔で「家族の死が生活の中にあって、そのまんまその生活は流れてる」のを見て、その前に涙の別れの時間があったのかもしれない、と前置きはしつつ、「ああ、こんな風に最期を迎えられるんだ」と感じたという。

同様の話は垣内誠二（かきうちせいじ）医師も語っていた。インタビュー当時五〇代前半、卒後二五年の医師である垣内医師は、在宅療養支援診療所の院長である。もともと「死は敗北」という病院医療の雰囲気に違和感があり、多様な終末期のあり方を支えられる在宅のほうが自分に合うと感じている。

ある老衰の女性のお看取りの直前に訪問したところ、親族一同が集まって、本人の周りで本人が好きだった歌謡曲をガンガンかけながら酒盛りし、最期は家で過ごせてよかった、と華やいだ空気の中で盛り上がっているのを見て「これもありかー」「いや、これいいなあ」と思った経験を笑いながら語る。

病院死が主流となり死が日常から遠のいた日本社会は「死を受け止める力を喪失した社会」（岡部 2010：12）であり、「医療処置をされた人が自宅にいるというだけでも、ご家族には相当の覚悟がいる」（内藤 2003：159）と言われている。衰弱してゆく終末期の患者と生活をともにすることは家族にも苦悩をもたらす。在宅での看取りは日常の延長にあると言われるが、死にゆく家族とともに過ごす日常は、平和で平穏な日常とは限らない。岡部は、在宅看取りは「看取りを支える文化基盤がなければ『つらさ』ばかりが残る」（奥野 2016：151）とインタビューで述べ、在宅看取りが一般化していくと、死を受け止められない人々も在宅医療を利用することになると予測する。「医療的には何も問題ないのに、怖いから入院させてほしいという家族」が増えてくることも危惧し、在宅医療の推進と同時に、本人や家族の死への恐怖や不安を支える社会の再構築が必要不可欠だと主張する（奥野 2016：203）。これは死が日常から遠のいた社会で、家族を自宅で看取るプロセスが当事者に不安やつらさなどの負担感をもたらしていることを経験したからこその問題意識である。死を受け止める力を失った社会では死が不安や悲しみをもたらす経験となっているとも言える。

高木医師や垣内医師が語った「明るい」看取りの経験は比較的珍しい事例かもしれない。だが、さほど多くはない事例であるがゆえの驚きとともに、死が遠のいた社会の中での臨床経験をもとに培われた、死は悲しいものという価値観が相対化された経験の語りである。

「正しさ」を相対化する

医師は生物医学を学び、臨床経験を通じて、自分の医療者としての価値観、診療スタイルを形成していく。三人の医師はいずれも、自分なりに医療者として考えたり解釈したりしたことがまったく違っていた経験、個人個人の生活の多様さに気づくことを通して、自分の価値観に幅が生じた経験を語っている。

前項では高木医師が界面に立たされ苦悩する中での変容の語りを取り上げた。苦悩の体験はその時はつらい経験だが、そのつらさに向かい合い、自分を変えながら苦悩を通り抜けることを支えるのは、本章で扱った語りにみられるような生活世界の多様なあり方を受け止め、自分が持っていた生物医学的価値観と自分の価値判断を合わせてなんとなく思っていた「正しさ」を相対化するような経験と、高木医師が行ったような自分の苦悩を意識しつつ周囲と対話し、共有する経験である。高木医師は「大前提〔として〕、医療的な判断はとても大事だと思うので、医療的な判断は間違えたくない」と言いつつ、生物医学の価値観が自分の臨床に占める割合が変化してきたと述べる。

多分昔って九・九対〇・一くらいに医療の正義が勝ってたと思うんですけど、今は正義はあまり振りかざさないほうがなんかね。今どれくらいですかねー、三対七くらいですかね。医療三くらい。

従来の研究では医師は苦悩への対処として関与する範囲を限定する、医学的合理性に固執する、など患者と距離を置く方向の防衛的適応行動をとっていると指摘されてきた。自分たちの側で設定した正しさを主張することで不確実さを減らし、自分たちの苦悩を軽減しようとする対処と言える。しかし、こうした対処とは異なる姿がここでは見られている。医師たちは在宅での経験を通じて、自分自身の中での「正しさ」を変化させている。そして、医学的な価値観と患者の価値観の「界面」に挟まれて苦悩するだけでなく、その界面の外に一歩出て、ともに悩みながら患者や家族と一緒に答えを探し、不確実な未来へと一緒に進んでいくというあり方へと自分を変えていった。

自分の中でそれ〔方針を明確に決めず、揺れ動くこと〕をすごくストレスに感じてたんですけど、この一年半くらいでそれはストレスに感じない、その値が減ってきたような気がしていて。楽しむじゃないですけど、周りの人にはちょっと迷惑になっちゃうんですけど。（略）それ〔不確実性〕を消すことの難しさっていうか、なんですかね、決まりとか、縦割りで割れば割るだけそこに全部ピットフォールができちゃうので、できればそこはこう、アンニュイな感じにしておきたいなって。

と、高木医師は笑って語る。「かちっとした答えを求めたくなる気持ちはすごくわかる」と医療者としての視点も持ちながらも、少し引いた視点もあわせもち「一緒に迷う」ことができるようになった。不確実な中にとどまることを当初はストレスに感じていたが、自分の良し悪しの価値判断はなるべく排除した上で、自分自身の立場を確定せず、揺れ動くことを積極的に肯定するような医療、医学的正義を振りかざさない医療が、「今の現場ではベストかな」と思い、揺れ動くことは周りには迷惑かけることもあるため楽しむとはいかず、少し憂鬱でものうい「アンニュイ」という言葉で表現したようなニュアンスを残しながらも、肯定的に捉えている。

3　変容する医師の役割認識

在宅医療に携わる医師の変容について、医師の語りから考察した。先行研究で指摘されていたような、患者と距離をとり自分の立場をより堅固にしようとするような対処行動とは異なる姿勢への変化がみられる事例がいくつかあった。在宅医療という、生活世界の中で現代医療に内在する困難にむきだしで晒される経験を通して、医師は自分自身を変容させていた。医療と生活の二項対立に挟まれて葛藤した上で「界面」の外に出てその両方をあわせもち、曖昧で不確実な今を受け入れ、自分の立場をより流動的にし、不確実性に身を委ねるようになった。これは生物医学だけでなく、生活世界の論理への理解もかねそなえた治療者への変容と言える。

次節ではさらに具体的な葛藤場面における医師の役割認識の変化について検討していく。

三　意思決定規範の「拡張」——終末期の点滴をめぐって

本節では、在宅医療で実施される種々の医療行為のうち、終末期の経口摂取低下時に点滴をするかどうかという場面での医師の内面と実践を描くことにより、在宅医の新しい役割認識について考察する。

在宅医療を実践する医師たちは、その魅力を伝えるための発信を行っている。例えば一九九〇年にベストセラー『病院で死ぬということ』を出版した山崎章郎は、緩和ケア病棟を経て二〇〇五年から在宅医療に取り組んでいる。山崎は人生の最期を迎える場所は住み慣れた場所が望ましいとし、「在宅だから患者さんの苦痛が軽減するのではなく、患者さんにとっては『ホーム』ではない、『アウェイ』である病院（ホスピスも含め）での非日常のほうが、苦痛症状を増悪させる要因が多いというべきなのだ」（山崎 2018：148）と主張する。このような山崎の主張、つまり病院で医療従事者に管理されて最期を迎えるよりも、在宅医療を受けて住み慣れた自宅で自分のペースで過ごすほうが自分らしい豊かな生を生きられる、という主張は在宅医による一般向け書籍の典型的な主張である（内藤 2002；山崎 2018；奥野 2016 など）。在宅医療について研究した景山晶子は、在宅医が人々に在宅医療を勧める書籍群には二つの特徴的な主張があるという。一つは先述した、病院では不自由で制限された生活になるということ、もう一つは「最期まで『生活』を楽しみ、食事をとらなくなることに抵抗せずに『枯れるように』亡くなることをよしとする考え方」である。そして、前者の問題を解決し、後者を叶えられるのが在宅医療や在宅看取りだ、と述べる書籍が多いとする（景山 2019）。

これは終末期に食事ができなくなったときの対処は、理想的な在宅での看取りに向けた重要な課題だと在宅医に認識されており、だからこそ情報発信を行っているということでもある。では、終末期になり食事ができなくなったときに点滴をするかどうかという問題は、医学的にはどのように考えられているのだろうか。

1　終末期の点滴はどのように扱われてきたか

かつては終末期で食事がとれなくなった場合、基本的なケアとして点滴をすべきだと考えられてきた。しかし、現在はそれを支持しないとする立場が優勢である。死亡直前期に輸液をしても血液検査上の脱水の改善があるのみで患者の自覚症状や生命予後には差がない（Bruera et al. 2013）、死亡前に輸液を継続することで、腹水や浮腫は悪化し、脱水所見は輸液群でやや軽くなるが悪化は防げない（Morita et al. 2005）等の医学的なエビデンスが揃ってくるにつれ、終末期の経口摂取不良時に漫然と点滴を継続することは、医学的には推奨されない行為であるという認識が医師の間で共有されるようになった。

経口摂取不良時の栄養補給法は人工的水分栄養補給法（Artificial Hydration and Nutrition：AHN）と呼ばれる。ＡＨＮの選択肢としては胃ろう、経鼻胃管栄養法、中心静脈栄養法、末梢点滴、皮下点滴などがあるが、本書では末梢点滴、皮下点滴をまとめて「点滴」として扱う(1)。両者は投与経路は違うが、ともに栄養価が低く水分補給程度の意味しかない。一方で、「点滴信仰」とも言われるようにさまざまな意味を託されやすい医療行為でもある。

国内で行われた大規模調査によると、医師が点滴を行うかどうかには医師自身の点滴の評価が大きく影響している（Morita et al. 2002）。ＡＨＮについての議論を生命倫理領域で展開してきた会田薫子は医師の意識調査を繰り返し行い、意思疎通が困難で永続的に経口摂取が不可能となった高齢患者に対して、二〇〇四年にはほとんどの医師がＡＨＮは施行せざるをえないという認識を持っていたが、二〇〇七年、二〇一〇年と時代が下るにつれＡＨＮ中止への許容度が上昇傾向にあることを明らかにした。医師の意識も、エビデンスを踏まえ終末期の点滴を行わない方向に変化してきている（会田 2011）。

一方で、点滴の意味は医学的なものに限らないことを明らかにした研究もある。緩和ケア医の森田達也らは患者の死は周囲の人にも影響することも踏まえて、日本人の終末期がん患者と家族の点滴への思いを調査した（Morita et al. 1999）。点滴は無意味な延命と考える患者・家族もいれば、点滴しないことで死期が早まる、栄養が足りなくなる、苦痛症状が増える、と考える者もいる。森田はこの結果を「（点滴は）自分には必要ないものと感じているかもしれません、あるいは、希望の象徴として感じているかもしれません」（森田 2015: 54）と解釈する。

これらの研究を踏まえ、筆者も点滴に関する調査を実施し、興味深い結果を得た。東京都文京区に拠点を置く在宅療養支援診療所における二〇一七年度の在宅看取り患者のカルテを後方視的に分析し、終末期の点滴をめぐる意思決定の現状分析を行った。同年度の在宅看取り患者九一名のうち、七三名で終末期の経口摂取低下に伴う意思決定支援が必要だった。意思決定支援を要した患者の二四・六％にあたる一八名の患者が点滴を行うことを選択し、うち四名では家族に医師がいた。確認した範囲では医師が家族にいる患者は九一名のうちこの四名のみである。医師が家族にいる場合、すべての事例で主治医が不要と考えているにもかかわらず、家族の強い希望で点滴を行っている(2)。医学的な知識を豊富に持つ職種である医師ですら、家族の看取りに対しては医学的に推奨されない選択を希望していたという事実は、終末期の点滴は医学的な意味だけではなく、死生観と結びつき、多様な意味合いを与えられた行為であることを示唆する。

これらの調査から、終末期で食べられなくなったときに点滴をするかどうかという選択は、現代の看取りにおいて、生物医学的な合理性と患者・家族の思いが葛藤を起こす典型的な場面と言える。この葛藤場面での医師の経験を分析することは、医療の論理と生活世界の論理が対立したときの思考回路や対処方法を明らかにすることでもある。つまり、終末期の点滴の場面に着目することは、医療が生活を支える時代の医師の役割認識を検討するにあたって有意義なものである。次項では医師の役割認識に関する研究の動向について整理する。

2　語られない大多数の事例について

第2章四節でも触れたように、インタビューで語られるのは医師の実践のすべてではない。今回の点滴の問題に関して考えると、「終末期で経口摂取不能時の点滴は安易に継続するとデメリットが大きい」という知識は基本的な前提として医師たちに共有されている。先述したように最近は在宅医側から一般書等での発信もされており、終末期の点滴は不要という知識も徐々に広まりつつある。そのような共通認識をもとに点滴なしで経過を見るという結論にいたった事例では、医師は特に困惑も葛藤もしない。医学的に正しいことをトラブルなく遂行できた場合は特に感情を揺るがされないからである。前項で触れた調査でも、意思決定を要した事例の四分の三が、最終的に点滴なしで看取りにいたっている。これらの事例についてはインタビューの場ではあえて語られていない。病状面で明らかに不適切なので点滴を行わなかった事例についても同様である。

患者や家族が点滴を希望しただけ、あるいは、一方的に決定した方針に従わせるだけならば医師はさほど葛藤することはない。患者の生活空間で健康問題に限定せず関わる中で、患者家族が医学的に妥当でないとわかっていても点滴を希望するにいたる意味を感じ取り、医師として点滴は勧められないが、個人としては気持ちもわかる、と両面的な感情を抱き葛藤するのである。ここで紹介する語りは、点滴をめぐる経験のごく一部にすぎないが、感情中立性を保ちにくい場で葛藤する医師の経験と実践を描き出す語りである。

ここでは終末期の点滴に関して示唆的な語りをした二名の医師の語り（別府医師・伊藤医師）を取り上げる。この二名の語りを取り上げた理由は、別府医師は判断を行う時点での選択肢の幅を増やす方向へ、伊藤医師は判断を行う時間の幅を広げる方向へと展開しており、この二名の語りを合わせて検討することで医師が葛藤し、患者との相互作用を通じて変化する経験の類型を描きやすくなると考えたからである。

3　わかったような気になっていたけれど——別府慶太医師

別府慶太（べっぷけいた）医師は都内の在宅療養支援診療所で働く三〇代の医師である。臓器に特化した専門性を極めるよりは、ジェネラルに患者さんを診たいという思いがもともとあり、病院の総合内科で研修していた。在宅医療に踏み出したきっかけは在宅医療の短期研修と、病院で働いている際に、がん終末期の患者さんの退院支援にあたって、現在勤めている診療所の「なんかすごいパワーのある」人たちが退院前カンファレンスに現れたことで、このチームだったら安心して家に帰せるな、と感じた経験である。いつかは地元で働こうと思っていたこともあり、インタビューの四年前からこの診療所で働いている。

別府医師は在宅医療を専門として初めての看取り経験を振り返る。患者は一〇一歳の男性。脱水で入院後食欲が戻らず、看取りも視野に入れ、退院と同時に在宅医療導入となった。八〇代になっても高齢者のスポーツ大会で優勝するような活動的な方で、家族皆に尊敬され、主介護者の娘さんにとってもかけがえのないお父さんだった。退院前の話し合いでも家族は「どの道先は短い」「最期は家で」と言うものの、元気だった父が弱っていくのを見たくない、信じたくないという思いも口にしていた。

一方で、医師の目から見れば、老衰で「もう一〇〇歳だし、もうこれは天寿を全うしてるんだよな」という状態だった。病院では点滴をしていたが、退院時に点滴は特に必要ないことを伝えて、点滴はせずに看取る方針とし、娘さんも当初は納得していた。

自宅に帰ると一時的に元気になる高齢者は多い。この方も退院直後は好物の醤油をかけた生卵を食べ、トイレに自力で這っていく姿も見られた。少し調子が良さそうな姿を見ると、あの頃の輝かしく元気な父が戻ってきたのではないかと家族は期待した。しかし、数日でまた食べず動けずという状況に陥り、やはり寿命には勝てないのかと家族は複雑な気持ちを持つようになった[3]。

いよいよ看取りが近づいてきたとき、娘さんは点滴を希望した。もちろん別府医師は医学的な意味を再度伝えた。しかし、「そういうことではない」「点滴をしないことで何もしてあげなかったっていう後悔がでてしまう」と家族に言われたときに、「あー、そうだよなぁ」と自分の中でも腑に落ちる感じがあり、点滴を行うことにした。終末期の高齢者の血管は脆く点滴は難しいが幸い一回で成功し、家族にとっては「病院ではあんなに痛がってやだって言ったりしてたのが、家に帰って先生にこうやってもらってすごく穏やかに点滴を受けることができた」という経験となった。翌日にこの方は亡くなったが「すごくいい看取り」と受け止められたという。別府医師はこの経験を振り返り、以下のように述べる。

病院から在宅にきて、自分ではわかっていたような気にはなっていたんですけど……それぞれがお別れというか、終末期にあたって希望していることとかってそれぞれなんだなあっていうこと、そこにうまく合わせながら柔軟に対応していけることが必要なんだなっていうのを改めて感じて、在宅医としてここからまたスタートしていくんだなっていうのを感じた瞬間ではあった。

別府医師は点滴をめぐって、「自然がやっぱりいいよね、自然っていうのはいわゆる点滴とかにつながれて水分だけ入ってますよっていうのとは違って、枯れていくように逝くのが一番楽」という在宅医療で今や規範となりつつあるストーリーは、大枠としては賛成する一方で、「それが楽なのかもしれないけど、それがそれぞれの人とか家族とかも含めて望ましい死なのか、良い死の形なのかっていうのはあんまりこちらから押しつけたりできるもんではないんだろうなあ」と懐疑的な思いも述べ、別の事例も語った。

その患者は苦痛症状もなく、徐々に食べられなくなってきた老衰の八〇代の女性だった。昔からこの方は食べられないときに病院で点滴を行っており、「先生に点滴をしてもらうと楽になる」という物語をもち、当然のように点滴を希望した。だからといって点滴を漫然とつづけると副作用がでてしまう可能性がある。話し合い、悩んだ末に別府医師はこの方には点滴を行った。点滴は結果的には一ヶ月近く毎日行ったが、途中からは「むくみがでてくるので本人が眠って反応がないなっていうとこでやめましょう」と副作用が出ないように減量の工夫をした。振り返って以下のように語る。

亡くなる数日前まで本人にどうしますって尋ねると、「今日も、うん、お願いします」みたいな中で、これはもう完全にどうなんだろう、っていう部分もありましたけど、その期間があったので、本人も家族もそれこそ良い死というか良い看取りのようなところにつながったのかなあという気はしていて。もういろんな形があるなあっていうのを考えさせられた。

点滴をはじめて、本人が眠りにつくまで待って点滴を止めるというのは一般的ではない。しかし、点滴によってむくみ、つまり副作用が出ることは避けたい。議論の先取りになるが、次項で提示する伊藤医師によって言語化される「do no harm」（害を及ぼさない）という水準を守りつつ、同時に本人の希望を支えるためにこのような形に落ち着いたと言える。

別府医師は病院で勤務している頃、在宅医療をはじめる一年ほど前から、食べられないからと当たり前のように開始される点滴については思うところがあった。急性期病院では医療行為なしでの入院継続は困難なので、終末期でも当然のように点滴を行わざるをえない。これは医療的な必要性とは関係なく、入院を継続するための制度的要請に基づいて行われている。

急性期病院でも、衰えていく、看取っていくっていう患者さんがどうしても一定数いて、ただ病院にいるから点滴をすることは当たり前だったり、点滴がもれたらもう一回刺して、家族もそれを病院だからという枠の中でやっていて、当たり前のように夜中にもれたらまた誰かが刺して次の点滴をつないで、みたいなことに対して、疑問ではないですけど、それは、なんだろう、誰のための、誰にとっての利益になってるのかなあ、みたいなことをずっともやもやもやもや感じたりしていて。

このような社会的な理由で行われる点滴に対して悩んだ経験も踏まえて、別府医師は在宅医療をはじめた当時、終末期の点滴について「わかっていたような気になっていた」と述べる。点滴なしで自然に枯れるような最期が楽であるという規範が内面化され、臨床経験と合わせて別府医師の物語を形成していた。先述した尾藤の指摘の通り、医学的に合理的でない行為を行うことへの医師の内面的な抵抗は強い。医学的な正しさを前提にすると、終末期の点滴に関して医師がとれる方針は「点滴をしない」の一択しかないことになる。

しかし、最初の事例で別府医師は娘さんとのやりとりを通じて終末期の父親を家で看取っていく家族の揺れ動く物語に触れた。その結果、大事なことは人によってさまざまだということが腑に落ち、医学的な正しさから一歩踏み出して、「副作用がでない範囲で少しだけ点滴してみる」という方針にいたった。その方針を具体的にどう実現するかの選択は患者や家族と相談しながら柔軟に選び取ってゆけることに気がついた。二例目の八〇代の女性に点滴を調整しながらつづけた事例についての「もういろんな形がある」という言葉からは、自分自身の医学的な理解をはるかに超えた生活の世界があり、それを支える医療側の選択肢は多々あることに気づいたことがうかがえる。

4 「モラトリアム」としての点滴――伊藤和也医師

伊藤和也（いとうかずや）医師は地方都市で在宅療養支援診療所を開業している三〇代の医師である。最初からジェネラリストを目指してきた別府医師とは対照的に、スペシャリストを目指して麻酔科医として研鑽を積んだ。経験を積むにつれて今後のキャリアについて考えることも増え、視野を広げようとビジネススクールに入学した。医療を外から眺めたときに、「自分が今の医局で現状の延長線上で仕事をやっていたとしても、多分自分の思い描くスペシャリストっていうのにはなれないだろうな」と感じ、「ジェネラルにいろんなものが見られて、その地域の中で、治せないかもしれないけど支えていく人たちのほうが役割として大きいんじゃないかな」と考えるようになり、プライマリ・ケアに転科した。開業医のもとで一から研修を行い、経営に興味があったこともあり今は自分で開業し、在宅医療を行っている。

伊藤医師の義父はがんを患い、大学病院で亡くなった。直接の血縁がないことによる遠慮や、家族の立場では大学の医療に口出ししにくいこともあり、本人にも家族にもいろいろ伝えたいことはあったが結局言えないままになってしまった。その経験から、家族も本人も残された時間が短いことを知らずに「前の私と」同じように伝える機会を永遠に失うことがないよう、なるべく病状に関しても真実を伝えたいと思っている。一方で「死っていうのがほんとに怖いもので考えたくなくって、その言葉すらNGワードみたいな人」もおり、どこまで真実を知りたいかは人それぞれで、言えばいいというものでもない。言葉の端々や雰囲気にも「アンテナをはり」「探り探り」関わり、話せると感じたときに言葉を選びつつ話すようにしている。このような考えで緩和ケアに関わる伊藤医師は「点滴は、私はモラトリアムだと思っています」と述べ、「ご家族さんが希望する場合に、その患者さんにとって有害でなければやってあげてもいいと思ってます」と言う。

一時的に点滴をやって回復する人もいるから、そういった意味で、まったく点滴を否定して、枯れるように最期亡くなってくのが一番理想的だよっていうのは、もしかすると医学的には正しいのかもしれないけど、ちょっと医療者側の押しつけも感じる部分かなと。「ぜひやってくれ」ってときは、「じゃあちょっと、しばらくやりましょうか」っていう形でモラトリアムとしてやってあげることはあります。でも結局限界がくるって話は、最初からしています。Do no harmですよね、害になってなければ少し家族と本人との触れ合いの時間も残してあげるって意味ではやってもいい。

伊藤医師のかつての指導医は「点滴の先に幸せはないよ」と言っていた。医学的にもその通りで、点滴をつづければトラブルを抱えながら死に向かうリスクを高めるだろう。しかし、伊藤医師は「確かに幸せはないかもしれないけど、もしかすると家族の納得はそこに生まれるかもしれないな」とも思う。

「もうこれだけやってもらったので、点滴とれないんだったらもういいです」っていうふうなこともあるかもしれない。医学的な正しさよりは納得ですよね。家族としての納得、そこに対する満足感を得てもらえるかっていうところで。それでいい患者家族関係、ご家族さんも、患者さんに何にもしないで枯れるように死んでくっていうよりは、ちょっとやれることやったよっていう、免罪符じゃないけど、そういうのが得られて、だったらいいんじゃないかなとは思ってます。

「do no harm」を前提に、伊藤医師がモラトリアムという言葉にこめているのは患者・家族が希望を保ち、諦めないで済む時間という意味もあるが、それだけではない。伊藤医師は医学的なエビデンスも当然知っており、別府医師同様、点滴をする選択にはためらいがある。モラトリアムという言葉を、医学的に根拠のないことを行う自分を免責、正当化し開き直るための方便として使っているわけではなく、家族にとっても医療従事者にとっても迷うことが許され、判断を保留できる意味のある時間と捉え、時間をかけた関わりを重視している(4)。

5　拡張する意思決定

医学的な論理に基づくと、副作用のリスクを避けるために終末期の点滴はしないことが基本であり、大多数の事例ではそのような実践がなされている。しかし、終末期の患者・家族が点滴にかける思いはさまざまであり、社会的な医療への期待を背景に、医師に何か「行為する」ことを求める当事者もいる。感情中立性が保たれにくい在宅医療の場で医師たちはこのような期待を感じとりやすく、そうした周囲の期待やそれまでの治療の経過に呼応しながらも、なんとか医学的に有害にならないようにする実践がされている。

経口摂取ができなくなった際は多少の脱水があるので、点滴をした瞬間に体に水分が溢れて副作用が起きるわけではない。漫然と継続することで副作用のリスクが高まるのである。そのタイムラグを利用して、寝るまでの間だけ点滴（別府医師）、判断を保留しながらの点滴（伊藤医師）など医学的正当性のラインをおそるおそる踏み越えて、さまざまな形で「ためらいながらの行為」が見られる。これらの実践において、医師たちは実践の水準を、「点滴をしない」という医学的に合理的な水準ではなく、医師として最低限譲れない一線である、介入により苦痛はもたらさない水準にまで下げている。前節の高木医師も、九・九対〇・一くらいに重要だと思っていた医学的正しさの割合を三対七まで下げている、という言葉がある。

では、医師たちは、この実践を通して何を達成しているのだろうか。いくら内心渋々ながらでも、医学的な正当性の水準を下げることは、生物医学的な尺度から見れば単なるいい加減な医療という見方もできる。医師患者関係を医療サービス提供者と顧客の商業的関係と捉えて、顧客の言いなりに無責任な処置を行うのと表面的には同じ行動に見える。ここには一体どのような違いがあり、どのような意味があるのだろうか。介入の基準を本来の医学的に正しい「点滴をしないこと」ではなく「do no harm」まで下げることが正当化されうるとしたらそれはなぜなのか。この問題を検討することが、限定性、感情中立性を保ちにくい在宅医療における医師の役割認識を検討する鍵となる。

クラインマンは医師が自分の物語を大切にしつつ、患者や家族らの生の中に入り込み、物語をやりとりしながら新しい物語を紡いでゆくことの重要性を主張する（Kleinman 1988=1996）。本書で示された「ためらいながらの行為」は医師と患者の間で行われる物語のやりとりの一つの形と言える。在宅医療における「物語のやりとり」とは何か。在宅という非限定的な関わりを求められる場で人生の最期に関わることは、職業役割規範による防衛が難しくなり、生身の自分として向かい合う必要がでてくる場面でもある。医師たちは自分の臨床経験、社会からの役割期待、自身の喪失体験なども含み込んだ自分の物語をもって、そして患者側も自分自身の死生観や社会的に構成された医療者への期待などをあわせた物語をもって向かい合う。それぞれが互いの物語を受け止めることで互いの物語が変化する。相手の内的な変化を言動などの変化から感じとり、また自分も変化する。これが「物語のやりとり」である。こうしてつくられた信頼関係をもとに、従来の職業的規範では自分を守れない環境の中で、医師にとって超えることに大きな抵抗がある「医学的に正しい」一線をためらいながらも踏み越えて行為することを選択できるようになる。

これは、在宅医療では医師が妥協しやすく医学的にいい加減になりやすい、ということではない。ある時点において医学的な合理性を一度譲ったとしても、そこで終わりではなく、患者側もまた介入の結果や体調の変化を見ながら医療側の物語を受け入れて点滴の減量に同意するなどやりとりは継続され、時間をかけて患者の健康に害を及ぼさない範囲内にとどめるよう微調整がつづけられる。この「やりとり」は、ともに変化しながらそれぞれに新しい物語を紡いでゆく医師患者関係への展開可能性を秘めている。

一例として、別府医師の最初の事例を再検討する。娘さんは父の余命を頭では理解しつつ信じたくないという葛藤があった。在宅に移行後、一度は看取りを視野に医師の言い分を受け入れたが、病状の変化とともに気持ちは揺れ、別府医師もそれは感じていた。その過程を経て点滴をやはりできないかという希望にいたる。別府医師は、家族の希望を受け止めつつも、終末期には点滴をせず枯れるように逝くのが理想的な最期だ、という自分の物語も大事にしていた。だからこそ点滴を希望されたときに、家族の希望だからと何も考えずに従うのではなく、ためらい、医学的な意味と、自分としては勧めないという物語を伝えている。娘さんは別府医師の話を受け止めた上で他の物語があることを示した。その結果、別府医師は、点滴をしないことだけが重要なのではないこと、選択は医学的に正しくないことも含めさまざまな可能性に開かれており、その選択を患者や患者家族とともに選び取ることに意味があるのだと理解し、ためらいつつも「行為する」ことを一緒に選んだ。その結果、在宅で点滴を受けよい最期になった、という家族の語りにつながった。

さまざまな患者・家族と物語のやりとりをつづけた結果、両医師は、意思決定の規範を幅のあるものと捉えるようになった。別府医師は選択肢の自由度の幅を広げること、伊藤医師は判断する時間の幅を広げることに語りの力点が置かれているが、両者とも意思決定規範を変化させているという点で本質的には同じである。いずれの実践もまず時間をかけて最善方法に近づけるための調整を行うという形で決定にかける時間幅を拡張し、さらにある時点で選択肢の幅を広げている。この変化を経て両医師は、ある時点で方針を決め、それをなるべくなら医学的に正しいものにしたいと考えること自体が医療の押しつけなのかもしれない、と考えるようになる。物語のやりとりが、意思決定の規範に拡張をもたらしたと言える(5)。この拡張は両医師が自分の物語を大切にしつつも、患者との相互作用の中で変化する存在として自分をひらき、応答しつづけたことによっている。医療が人の「生」の実存に関わるからこそ限定性、感情中立性は必要とされてきた。それが維持しにくい場で人の実存的な問題に関わる在宅医療における医師の役割認識の一つの要素として、このような意思決定規範の「変容可能性」が挙げられる。

患者側の期待と医師側の望ましい実践が異なる中で、物語をやりとりするプロセスは決して平坦なものではないだろう。しかし、人生の最期に関わる者同士が、そのギャップにどう取り組むかというプロセスに希望があり倫理がある。どちらかが一〇〇％意見を通すのではなく、物語をやりとりしつづけることでお互いが「それなりに」納得しながら進めてゆくことに意味がある。表には見えないそれぞれの価値観の変容を含んだやりとりと、それを可能にする意思決定規範の「変容可能性」が、在宅医療の現場で生物医学的な合理性を一時的に後退させることの倫理を担保する一助となっている。

四　新しい医師の役割認識——医師の変容可能性

本章二節では患者の気持ちの揺れ動きに振り回され、生物医学と生活世界の界面で苦悩することで役割認識に変化が見られた高木医師の語り、自分の予想もしなかった経験を通じて価値観を相対化した浅野、垣内医師の語りを検討することで、医師自身も自分の価値観を変化させていることを示した。

つづく三節では、葛藤を招きやすい具体的な臨床場面として終末期の点滴をどうするかという問題に注目した。別府、伊藤医師の二名の語りを検討し、意思決定に関係する規範の拡張が起きていることを明らかにした。患者の希望に合わせて一時的に医学的な合理性を妥協することもあるが、その場合も患者と物語のやりとりを継続し、時間をかけて調整しつづけることで倫理性を担保するという意思決定にかかる規範の拡張が見られている。

このように本章では、現代の在宅医療において、医師の役割認識がパーソンズ的な医師役割からどのように変化してきたかを示した。感情中立性、集合体志向、普遍主義、業績本位、限定性というパーソンズの時代の医師に求められた理念型は、医療自体が変化していく現代に必ずしも合わない面が出てきている。もちろん当時もこのような理念型に凝り固まった実践ばかりがなされていたわけではないだろう。医師たちの職業倫理観やプロフェッショナリズム、人間的温かさは医療を単なる生物医学の個別患者への適用というレベルにとどまらない人間的な営みにしてきた。その一方で、医師たちに葛藤を個人の内面で処理することを要請する近代医療の仕組みが、患者と距離をとるという形で医療者の防衛へとつながっていた面も否定できない。

近代医療を乗り越えるための数々の動きの中で、物理的に従来の防衛手段を働きにくくさせるアプローチをとったのが在宅医療である。そこに携わる医師たちは患者との関係の中で自分自身の医学とのつきあい方を変化させ、たとえ医学的にリスクのある選択肢を一時的にとったとしても、それを相手の自己責任だとして手を放すのではなく、粘り強く時間をかけた関わり方をしている。

病院時代の医師という専門職に求められる役割や機能は比較的堅固なものであった。しかし、現代のように医療にケアを求められる時代の医師は、従来の医師の役割を果たしながらも時にそれを緩めたり変容させたりすることもその役割として求められている。

時には科学的な対処だけではすまないこともある。第1章二節1項ですでに紹介したように、医師の中川は、医師は近代科学の担い手であるとともに、呪術的な役割も担っていると指摘している（中川 1991: 141-146)。パーソンズもまた、医学が実存的な問題に関わり、不確実なものだからこそ非合理的・非科学的呪術的な要素も内包することを示していた。例えば、手術をするかどうか迷った時に手術を「する」ことを選ぶ、流行の処置にとびつく、など医師は何かを積極的に行動する方向の選択をしがちである。こうした医師の積極行動主義は非合理的なものだが、医療が病いや死などの不確実な状況に関わるからこそ求められるものでもある。不確実な状況のもとでは、医学的にさほど効果がなく、健康へのリスクの可能性があったとしても「何かをしている」ことに価値を求めた医療行為が求められることがある。これは実質的に呪術に近い行為、もう少し親しみやすい言葉で言うなら、おまじないやお祈りといったような行為とも言える (Parsons 1951=1974: 459-465)。

しかし、現代の医師たちは、医学的合理性をある程度担保することも重視しているため、身体的なリスクがあるのに医学的なメリットが大きくない医療行為をおまじない的に行って場をおさめることにもためらいがある。だからこそ一時的にそうした行為を選択したあとも、医学的にある程度合理的な範囲におさまるよう、粘り強く働きかけを続けるのである。

本章では具体的な臨床場面での葛藤を通した医師の役割認識の変容について扱ったが、次章では在宅医療で大きな問題の一つである患者の意思決定についての語りを検討してゆくことで、医師の内面により深く入ってゆく。

注

(1) 胃ろうは、腹部に開けた小さな穴に管を通し、流動食・水分・薬剤などを胃に直接投与するもの。経鼻胃管栄養法は鼻から通した細い管から流動食や水分などを投与する。不快感が強く、短期の留置が適切である。中心静脈栄養法は、小さい器具を体内に埋め込み、高カロリーの輸液を中心静脈という太い静脈に投与する。末梢点滴は手足の静脈に針を留置して水分や栄養液を投与する。高カロリーの輸液は投与できず、十分な栄養を確保することは不可能であり、また血管が使えなくなることも多い。皮下点滴は、静脈ではなく皮下脂肪内に針を留置し、少しずつ水分を投与していく方法である。

（2）在宅医に相談の上で点滴を開始した例もあれば、自分たちで点滴製剤を調達して在宅医の知らない所で点滴を開始した例もある。調査結果は二〇一七年当時筆者が勤務していた診療所（医療法人社団鉄祐会祐ホームクリニック）のカルテ分析により得られ、内容は二〇一八年一二月九日日本生命倫理学会（於京都府立医科大学）にて報告した。

（3）この点については、二〇二一年一月三〇日に別府医師にメールで教示を得た。

（4）この点については、二〇二〇年八月九日に伊藤医師にメールで教示を得た。

（5）本項では終末期の点滴の事例を取り上げたが、点滴の問題だけが意思決定規範の拡張につながるのではない。将来的に点滴についての知見が患者側と共有され、誰も点滴に期待しなくなれば点滴の場面は物語のやりとりの契機ではなくなるだろう。今後の医療を取り巻く状況の変化に伴い生物医学と生活世界のギャップは異なる場所で生まれ、それぞれの場面で意思決定規範の「拡張」をもたらす可能性があるが、これについて予測は困難である。

第4章　意思決定に関わる――見える実践・見えない実践

前章では個別の葛藤の場面で、医師が自分自身の価値観や規範意識を変えながら患者の死を前にしたプロセスに関わっていることを明らかにした。本章ではもう少し一般化して、現在注目されている、終末期の意思決定に関わることが医師にとってどのような経験として受け止められているのかについて検討する。

一　意思決定支援をめぐる言説の動向

1　パターナリズムから共同意思決定へ

終末期の意思決定支援に関しては考え方のモデルの変遷がある（会田 2019：113-135）。最も古くからあるのが「父権主義（パターナリズム）モデル」である。このモデルでは、医師が専門職としてパターナリスティックに方針を決定する。二〇世紀まで伝統的に見られた意思決定モデルである。一九七〇年代に入ると、このような意思決定モデルには患者の意思が尊重されないことから「消費者主義モデル」へとシフトした。医療者は選択肢を提示するのみで、患者は自己決定権を行使して決定する。医師は患者の判断には介入すべきではない。それまでの父権主義モデルとは対極的なモデルだが、これは患者の主権を医師から取り返すことにその価値があった。同時期に米国で確立した生命倫理学はこのモデルに依拠していると言われている。また、このモデルは終末期の意思を書面にかいて残そうというリビングウィルや事前指示書（AD：Advance directives）の作成などにつながった。一九九〇年にはアメリカで患者自己決定法（Patient Self-Determination ACT：PSDA）が制定されるが、その後の研究（SUPPORT 研究など）で「法制化によっても、ＡＤを完成させた患者は少数にとどまり、ＡＤの有無と実際の尊重に関係がなかった」（松本 2020：12）ことが明らかになり、事前指示書の作成には限界があることが示された。このような消費者主義モデルの限界を経験した上で現在推奨されているのが「共同意思決定（SDM：shared decision-making）モデル」である。「患者は自らの価値観を医療者に伝え、その価値観に基づく治療法の選択肢の検討を医療側と患者側の共同で行い、医療行為の目的設定も共同で行う」このモデルは、パターナリズムへの逆行ではなく、対話を通じて答えを探っていく創造的なものであるとされる。

２　ＡＣＰの推進

このような意思決定モデルの変遷を背景に、ＡＣＰ（Advance Care Planning）という考えが生まれてくる。ＡＣＰは一九九〇年代に生まれ、欧米で発展した。ＡＣＰについては多くの研究があり、さまざまな定義がある。二〇一七年、欧州緩和ケア学会（EAPC）の委任により、専門家の国際的コンセンサスとして作成された定義は以下のようなものになる。

ＡＣＰとは、意思決定能力を有する個人が、自分の価値観を確認し、重篤な病気の意味と転帰について十分に考え、将来の医療とケアの目標や意向を明確にし、これらを家族や医療提供者と話し合うことができるようにすることである。ＡＣＰにおいては、個人の身体・心理・社会・スピリチュアルな面を通じた気がかりを話し合うことも重要になる。万が一自分で意思決定ができないときがきても自身の意向が尊重されるためには、あらかじめ自分の代理人を決定し、意向を記載し、定期的に振り返ることが推奨される。（森 2020：23）

また、厚生労働省のＡＣＰ推進のホームページでの定義は以下のようになっている（ここでは「人生会議」として提示されている）。

「人生会議」とは、もしものときのために、あなたが望む医療やケアについて前もって考え、家族等や医療・ケアチームと繰り返し話し合い、共有する取組のことです。

これら二つから共通して読み取れるのは、もしものときを見据えて、周囲の人とともに、言葉を用いて話し合いをする営みということである。つまり、定義上は「言語を用いた実践の枠組み」ということになる。現実的には、話し合いをする態度や話し合いのプロセス等も実践に大きく影響することが想像されるが、ひとまず定義としてはそこまでは言語化されていない。本書ではさしあたりＡＣＰの定義を「言語的な枠組み」として以下の議論を行ってゆくことにする。

国内でもＡＣＰは国の後押しもあって推進されてきた。厚生労働省は「人生の最終段階の医療・ケアについて、本人が家族等や医療・ケアチームと事前に繰り返し話し合うプロセス」（厚生労働省 2018b）とＡＣＰを定義し、二〇一八年には「人生会議」と愛称をつけ普及を図った。同年の診療報酬改定では算定要件となり、ＡＣＰが診療報酬と直結するようになった。二〇一九年にはお笑い芸人を起用したポスターが発表された。入院着で酸素マスクをつけ、つらそうな表情をした瀕死の患者役の芸人の写真に、徐々にフラットになる心電図の波形が重ねられ、死に対してもっと早くから考え、意思表示をすべきだったと独白する内容のポスターには患者団体などから「死を連想させ患者や家族を傷つける」「人生会議をしなかったら後悔するという懲罰的な印象を与える」と反発が大きく、撤回されることになった。

その後二〇二〇年に入ると新型コロナウイルスのパンデミックが発生する。医療崩壊、人工呼吸器をはじめとした医療資源の逼迫が予想され、自分が感染した際にどこまでの治療を望むかを考える必要があるという文脈で人生会議、ＡＣＰが再び言及された。

3　意思決定支援をめぐる問題

周囲と話し合い、共同的に意思決定を行っていくというのは、うまくいけば創造的で患者が納得できる意思決定につながりうるが、チームの価値観が極端なものであったり、また話し合いの場に同調圧力が強くかかったりすれば、生命倫理領域において「すべり坂理論」などと指摘されるような、「死への誘導」につながる危険がある。周囲の空気の圧力によって、本人の自己決定、自己責任という形で死につながる選択肢あるいは本人の望まない選択肢を選ばざるをえなくなる状況が起こりうるということだ。

この背景には「生産性」の有無で人をはかるような価値観や自己責任論、医療費削減などの政治的思惑も関係している。ジャーナリストの児玉真美は重度心身障害を持つ娘の親としての経験をもとに、医療者と患者にはいまだに決定的な溝があることを指摘し、医療者の決定権と患者の自己決定権が平等でない日本の状況の中で「死ぬ／死なせる」議論ばかりが先行していくことの危うさを指摘している。そして、医療職と患者の関係はいかに問い直されるべきか、両者はいかにして「出会う」ことができるのかという議論が前提としてなされるべきであるとする（児玉 2019：213）。その議論なしには、「どんなに練り上げられた『共同意思決定』や『意思決定支援』のツールやガイドラインであっても、すでに大きな時代の力動が作動している中では『死ぬ／死なせる』方向へと命を押しやっていく力動に回収され、医療サイドの『無益な治療』判断を専門職主導で追認させる手続きとそのアリバイに堕しかねない」（児玉 2019：213）と述べ、現実にイギリスで起きた、「丁寧な看取りケア」を標準化したリバプールケアパスウェイが換骨奪胎された結果、まだ生きられる高齢者に対して幇助死をさせるパスウェイとして使われるようになってしまった事件と同じ道を辿ると指摘している。

このように、ACPに対する批判は、当事者と周囲の人たちの関係をとりまく社会のあり方が、本人の意思決定に大きく影響を与えることに起因している。児玉の述べる「死ぬ／死なせる」方向への社会の力動の危険性については十分議論すべきである。当事者の権利擁護も含めた安楽死、尊厳死の問題に関する生命倫理領域での議論が重要であることは論をまたない。とはいえこれらは本書とはやや射程が異なった議論である。本書は意思決定に関わる経験自体を医療者の主観的体験を通して捉え直すことを目指していきたい。そのために、現代の意思決定に関わる議論についてもう少し視野を広げてみてゆくこととする。

4　新しい死生の術

医療現場で終末期の意思決定に関わる議論はＡＣＰの議論と直結されやすい。しかし、ＡＣＰという概念は、そもそも意思決定に関わる経験の全容を適切に捉えられているのだろうか。意思決定に関わる経験は、人生の終末期に関わる経験とどのように重なり、どのように異なるのだろうか。

死別の社会学の第一人者トニー・ウォルターは、社会の発展と医学の進歩とともに病いを抱えながら生きる期間が長くなったこと、それに応じて「新しい死生の術 new craft of living and dying」が英語圏でつくられはじめたことを指摘している。これには大きく三つの原因がある。がん患者とのコミュニケーションの経験の蓄積、次に、ベビーブーム世代の価値観、最後に新自由主義の影響である。これらは「自分の人生について十分な情報にもとづいた選択 informed consent ができる個人としての行為主体を想定」（Walter 2017=2020: 42）していることが特徴的で、上記三つの原因が融合して生まれてきた新しい死生の術は「オープンなコミュニケーション、選択、コントロール、他者による寄り添いのある自然死」（Walter 2017=2020: 42）によって特徴づけられるとする。そして、この「新しい死生の術」の医療における一つの表れがＡＣＰであるとした。しかし、患者がどのような選択ができるかはその人の置かれた状況のリソースに依存しており、自由に選択するために十分なリソースがない場合もあること、そして患者側からの口コミ評価など、患者が選択するために必要な情報も十分にないこと、そして自分自身の身体が衰弱していく中での自己決定には限界があり、そこには関係的ケア倫理が望まれることを指摘する。

ウォルターは関係性への観点からさらに論を進め、死生学者の山崎浩司の議論をひいて、日本では昏睡状態でコミュニケーション困難な患者がケア提供者と相互交流をつづけている例があることを示した。これは日本で西洋人が経験する「自分が欲しいものや必要なものを聞かれずに世話された」「おもてなし」の経験に通じる他者との関わり方から生じるもので、精神科医の土居健郎が「甘え」として指摘した日本文化特有の他者との関わり方でもある(1)。ウォルターは、このような思いやりと甘えさせは、新自由主義全盛の西洋社会では言語化することが難しいが、ケアの倫理や関係的倫理(relative ethics)またオランダの医療現場で言われる専門的愛情ケア professional loving care などと並んで、終末期の意思決定に関して寄与できるものがあるのではないかとしている(Walter 2017=2020: 42-61)。

ウォルターが提示した「新しい死生の術」は、関係の中での決定という要素も含めた死への現代的な関わり方である。ウォルターの文脈では、ＡＣＰは「新しい死生の術」の一部だと位置づけられる。

在宅医療は生活になじみ、巻き込まれる要素を持つ医療である。そして、日本文化特有の「甘え」のコミュニケーションも含みながら行われる医療でもある。医師たちは患者を中心とした関係の中に外部から入り、その関係の中になじみながらその成員の老病死という大きな問題にまつわる意思決定に関わることになる。関係者たちはある時は協力して本人の希望を叶えようとしたり、ある時はそれぞれの想いや思惑を持って自由に行動したりもする。予想外のことが起きることも多い。そこに入っていく医師は専門職であるがゆえに患者の話をただ聞き、言われた通りにするというだけではすまない。この中で意思決定に関わる経験は、日本における「新しい死生の術」でもある。その一部として言語的な枠組みのＡＣＰが存在する。

そこで、本章では意思決定に関わることが、一体医師たちにとってはどのような経験なのかを分析し、意思決定支援に関わるという経験とその実践の主観的意味について筆者なりの再構成を試みる。その中にはもちろん言語を用いた実践枠組みとしてのＡＣＰの議論も含まれるが、それに含みきれない語りも多く見られる。

生老病死に関わる意思決定には「正解がない」と言われる。医学的な正しさは時には考える手がかりとなるが、生活者としての意思決定には医学的な正しさが参照点とならないことも多い。その時に医師たちは自分たちの臨床経験や臨床技法だけでなく、生活者としての自分の内部に参照点を探ることがある。ＡＣＰや意思決定支援について直接言及し、意見を表明する語りも重要だが、それだけではこの問題は扱いきれない。関係の中での意思決定について考える際には、医師自身の生活史も影響してくるので、必要に応じて生活史も含めた語りを参照してゆくこととする。

二　ＡＣＰというパッケージ

1　大事なのは扱い方――馬場重明医師、松島直樹医師

死が病院で扱われるものとなり、死にゆく過程が日常生活から遠のいている中でさえも、自分自身が老いてゆくこと、いつかは死にゆくことをまったく考えないというわけにはいかない。人生の最終段階にどうしたいかを考えるＡＣＰの推進は、死について考える機会をつくることで、広い意味での死の準備教育につながる側面もある。

馬場重明（ばばしげあき・四〇代）医師は「ＡＣＰ自体は必ずしも悪いことじゃない」「考え方としてやっぱり必要なことじゃないか」という。がんなど、そう遠くない時期の死を意識せざるをえない疾患を持つ場合は、在宅医療にいたるまでに何度も今後のことを聞かれたり考えたりする機会があるが、慢性疾患患者の場合は案外考える機会がないこともある。

考えていなかったけれども、聞きたかったけれども聞けなかったから良かったです、という回答を聞くこともあって、考えていなかったということは意外と慢性疾患の方でも言われることが多くて。逆に言うと、ご本人が慢性疾患の場合はびっくりされる方が多いかなと（笑）。

しかし、話し方、持っていき方次第では「見捨てられ感」や「死」を唐突につきつけることにもな

る。「まったく考えていないと、何でそんなことがという反発もあったりとかするので、時間を置いてまた家族で話をしてみましょうという話をしたりとかするようにはして」気をつけながら話題をだすことになる。また、一度話して決めたことが決定事項となってしまいやすい傾向もある。例えば、病院で病状が悪化したときにこれ以上蘇生はしないという話になったとすると、その後病状が変わってもその対応が引き継がれてしまうことは起こりうる。しかし、そもそも人の気持ちは変わるものであり、体調が変われば考えることがさらに変わってもおかしくない。そのため、「〔新規患者として在宅医療に〕入ってきたとき、入退院をしたときなんかにはもう一回聞くようにしたり」しているという。

状況が変わって、あともうちょっとになってきたというときに、最終的に本当におうちで過ごしたいの、というように気持ちが変わるから、いつでもそれは違うと言っていいという話は言うようにしている。

馬場医師は先のことを考えるきっかけにするという意味ではACP自体にもよい面があると思っている。しかし一方で、状況によって思いが変わることはよくあることで、一度決めたら決めっぱなしになってしまうことに問題があること、そして忙しい臨床の中ではついつい決めっぱなしになってしまいがちなことも感じており、その問題については運用でカバーする方針をとっている。

松島医師の立場も共通している。松島医師の生活史は次章で詳しく触れるが、ACPについては、

「基本的にはプロセスは大事にしなくちゃいけない」「結果はどうであってもいい」という。ただし、どんなにプロセスを重視していても、一度紙に書いてしまうとその内容が固定されてしまうため、何か決めて紙に書けばいいというものではない。「どんどん変わっていってしまうのに、紙に残していいのかという不安感があって」「その時在宅のいっときに話した人生会議の内容が病院での判断材料に使われるのは嫌だな」「そこまで自分の言葉を紙に書いてしまっていいのか」という葛藤を感じてもいる。その上で、松島医師は、決めたことを紙に書くだけの実践（事実上ＡＤの取得と同義）自体も現実にＡＣＰとして普及しはじめてしまっている現状を考えると、ＡＣＰ自体の良し悪しについて議論する段階はすでにすぎているのではないかと指摘する。

あれが世の中にわりと出回るようになってしまうと、使い方によっては危険なこともあると思うので、普及するからには、逆にいうと変な使い方をしないように、我々は監視しなくちゃいけない立場にあって。適正につかわれているのかを、倫理委員会じゃないんだけど（監視する必要がある）。むしろ人生会議がいいかわるいかという状況じゃなくなりつつあると思うんです。ダメといっても広がってしまったものは、使われていくことを前提にした上で、じゃあどうやって使うのかを厳しく見ていく制度を逆につくっていかないといけないのかなと思うし。次のステップに入ってるのかなと、僕は今思ってるんですよ。

ＡＣＰは推進派、反対派、というような話になりやすいが、そうではなく、質の悪い実践を監視し、質を高めた実践を担保することが重要だと考えている。「反対でやらない人はやらないでいいと思うんだけど、やった人がどうなるかはきちっと見ていかないと変な運用されていないかをきちっと見ていかないといけない時代」であり、一度決めた内容を金科玉条のように扱ってしまいがちな現状があるからこそ、「みんなで考えながら進めていく」のが大事だと考えている。

２　現状への違和感――陸田たえ子医師、實川聡医師

ＡＣＰと呼ばれる実践は現状ではプロセスを重視するものから、書面をとって終わりという実践まで、さまざまなものが含まれることはすでに述べた。忙しい臨床の中で、患者の揺れ動く意思をその都度確認することは時間がかかり、「具体的にどのようにしたらいいのか」の指針もない。その結果、マニュアル的、形式的な運用になってしまいがちな現状がある。こうした状況に違和感を表す医師も見られた。

陸田たえ子（りくたたえこ）医師は郊外で開業する六〇代医師である。陸田医師の生活史についても次章で詳述するが、ＡＣＰに関心を持ってさまざまな場で学んできた立場から、昨今のＡＣＰ推進には危機感を抱いている。医師会などの公的な組織によって推進されるＡＣＰの研修会は「ひどいもの」だったと呆れた口調で語っている。講演者も「ＡＣＰをとる」などとＡＣＰを同意書取得と同等に扱うような表現をし、[2] 参加者も「病院長からＡＣＰの加算をとるにはどうしたらいいんだということを聞いてこい」と言われて来ているため「誰を責任者にしたらいいんだ、〔加算は〕どうやったらとれるんだ」というような質問ばかりで、「あれを開業医の先生方が〔ＡＣＰって〕『そういうものな

のか』と言われちゃうとちょっと困るな」と感じたという。
外科医から在宅医へと転向した實川聡（じつかわさとし・五〇代）医師は、ＡＣＰとはいっても結局医療者にとって望ましい形以外は許容されにくい構造があることを、自分の経験をもとに指摘する。

ＡＣＰということで言うと、今後どうしますかと話したときに、医療側って（略）「私は最期まで戦いますよ」と言っている人に対して「いや、そうはおっしゃるけれどもつらいですよ」なんて言って、そうじゃないほうに持っていくような気がちょっとするんです。（略）「ああ、私はもう全然いいんです。もう余計なことしないで静かにして平穏に逝ければいいんです」と言ってくださると、もうそれで話がまとまって終わっちゃう。

實川医師自身が患者家族としても同じ経験をした。

自分の母親もやっぱり同じような話を病院でしたときに（略）家族としての意見を言わせてもらったときは、もう本当に物わかりのいい家族になってしまっていたので、がんの治療もしません、ＤＮＡＲ〔Do Not Attempt Resuscitation：蘇生処置拒否〕でよろしくお願いしますなんて。向こうは〔話を〕振っただけで、僕はもう向こうの思うようなことをばーっと言って、話はそれで終わったわけですね。

實川医師も言うように、「ものわかりのいい」患者の話はまとまりやすい。総合診療医の川口篤也は「人生会議とは、人生の最終段階に限ったことではなく、普段から本人が大事にしていること、選好、価値観などを大切な人とたくさん話し合い、そして病気になったりいろいろなことが起こった際には、時に揺れながら一緒に悩み、本人、家族等が納得した選択をできるような話し合いをつづけていくこと」（川口 2020a: 10）であるとし、実践者の立場から発信をつづけている。川口はＡＣＰの負の側面として、「関係性ができていないのに土足で踏み込む」「事前指示をとることを目的にする」「医療者の価値観を押し付ける」「揺れることを許容しない」「代理決定者と共有されていない」「病院内・地域で紡がれていない」という六つの要素をあげる（川口 2020b: 8）。

その中でも最初の三点、つまり「関係性ができていないのに土足で踏み込む／事前指示をとることを目的にする／医療者の価値観を押し付ける」といった性質が強くなると、患者の自己決定として方針をさっさと決めてしまって楽になりたい、という、患者のためではなく医療者のためのＡＣＰという性質が強くなってくる。その結果、医療者にとって都合のいい意見を言う人の話だけはスムーズにまとまりそれで終わりとなってしまうことになる。

一方で、救命が「非現実的」な状況でも救命を強く希望する方もいる。「何もしないと言った人たちだけがすぱっと話がまとまって、そうじゃない人たちの話というのは大した結論も出ないまま永遠に続く」、その上でいつかは患者の生命が尽きて、「いつの間にか最期の日を迎える」現状がある。その過程で話し合いをするときは、「説得」に陥らないよう、微妙なバランスをとることが必要だ。あまりに非現実的な救命希望の場合は、中立の立場で話すというよりは「こっち寄りに少し引っ張るようなことはやってしまう」自分を自覚しつつ、「ＤＮＡＲ〔蘇生処置拒否〕とかまでを言わせるか」というとそれもどうかと思う。「〔どんなに効果がみこめなくても治療をしてほしいという〕その感覚をねじ曲げるのは難しいので、また時期を見て話しましょうねとか、今日はこういう話を投げかけておきますので一度ゆっくり考えたら、ご家族ともうちょっとどうするのかをもう一度考えてみましょうね」という形で話題はふりながらも曖昧にし、働きかけながらも決めずに関わってゆくことも多い。

ここまでわかったことは、ＡＣＰないし人生会議には、死を前にした対話をはじめるきっかけになるというメリットもあるが、同時に手続き論になってしまったり、結局のところはやんわりとした誘導や管理になってしまったりしている側面もあり、そのことに対する違和感が述べられている。これは、ＡＣＰや人生会議という概念では意思決定支援に関わる経験の全容が捉えられていないことを意味している。

次節では、医師たちの生活史も含めた語りを見てゆくことで、独立して自律した主体同士の対話に基づく意思決定という、ＡＣＰで目指されたモデルに収まりきらない意思決定の様相があることを示してゆく。

三　人生の最終段階の関わりの諸相

1　話し合いは誰のものか――中西薫医師、馬場重明医師

中西薫（なかにしかおる・四〇代）医師は関東郊外の開業医の家で育った。音楽が好きで、音楽大学

受験の準備もしたが、「人生のいたずら」で、医学部に進学することになった。卒業後は麻酔科で研究をしていたが、子供の進学の都合で、実家の医院で働くことになった。父親が地域の医師会活動で在宅医療推進を行っていたこともあり、在宅医療中心で働くことになるが、当時はまだ在宅医療という言葉が使われはじめた頃で、制度も整っておらず、手探りで近所の開業医の先生と相談しながらの実践だった。

当初患者さんには自分が子育て中だという状況を話さずに臨床をしていたが、そうなるといろいろと困ることがでてきた。在宅医療は二四時間体制で患者の状態変化に対応するが、深夜に体調が悪くなった際に医師に対する配慮から深夜に電話せず、我慢して朝六時頃に電話する患者さんがいる。勤務開始の後だと他の診療に差し障るだろう、かといってあまり早すぎて医師の睡眠時間が減っては迷惑だろうという配慮でそのくらいの時間を選んでくれるのだろう。ところが朝六時頃は中西医師にとってはお子さんの「お弁当をつくる魔のタイム」で「その時間に呼ばれるとものすごい大変」なことになってしまう。一般的には深夜に往診に呼ばれることは大変で患者さんの気遣いはありがたいことなのだが、中西医師の場合は、むしろ夜のうちに呼んでおいてほしい事情があった。そのため、自分の生活の状況も明らかにして、「お互いに状況がわかってる」関係をつくることにした。「お互いの生活が見えてはじめて」話せることもあると思っている。

自分の生活は見せたくないという先生はいっぱいいらっしゃるので、そこはなんともなんですけど、地域で半分見えてるわけですから。だったら、こういう関係性を築くのはいいのかなって。

パッと仲良くなれるというか、なんでも話してくれるようになるので。例えば電気が切れたとか困ったことも、なんでも言ってくれるので、「わかった、言っとくね」と。自分の体のことだけじゃなくても話せる仲は大事なのかなと思っていて。

長年通っていて「そろそろ運動会でしょう。往診の日にち変わるよね」など年間行事もなんとなくわかりあっている関係になった家もあるという。もともと父親が開業していた地元で働いていることもあり、小さい頃から自分のことを知っている「じいちゃんばあちゃん」を診ている感覚でもある。患者側からしてみれば小さい頃から成長を見てきた「薫ちゃん」が医師になり診察に来ることになり「大きくなったのね。お願いね」というような関係の中で医療がされていることも踏まえて、医師と患者といった線引きをあえてかっちりしないようにしているところがある。

中西医師は死生観についても、「私が偏ると偏っちゃう」ので、あえて考えないことにするなど、相手に柔軟にあわせるために、あえて堅固な線引き、枠組みをつくらないように心がけ、自分の価値観をあえて固めないようにしている。「形をすべて決めてしまうことによって、そこの形にはまらないとうまくいかないというのは、あまりよくない」と考えているからである。

方針を決める話し合いについても、誰と話すかということも含めて流動的に考えている。事例として、絶対に自分の家で最期まで過ごしたいと思い、その旨書面に書いてベッドに貼りつけ、親族もそれに同意していた一人暮らしの高齢女性の方の話をしてくれた。自宅で最期まで過ごしたいという本人の意思がはっきりしているため自宅で診てゆく方針としていたが、長年入っているヘルパーさんが

「自分の妹を見るような感覚」になってつらくなってきてしまい、中西医師の知らないうちに各所に電話して入院の話を持ち出してきてしまった。「いやいや、私何も聞いてないから入院は絶対ないから。ここで受けはじめたときからずっと話をしてるけれども、最期までここにいたいという気持ちはすごくよくわかってるから」と言って親族にも本人にも最終確認をしつつの話し合いがもたれた。これは本人のためでもあったが、同時にヘルパーさんのためでもあった。

ずっと〔サービスに〕入ってるので、妹を見るみたいになっちゃってて。けっこうお年をいかれてるヘルパーさんなんですけれど。「見てられなくなったんだよね」と言ったら「そうなの、先生」「ご飯食べれなくなってきてさ、見てられなくて」と最後は泣きながら言ってました。
人生会議の一番いい例かな、それは。家族じゃなくても人生会議しないといけないという。関わる人の中でも人生会議しないといけない。人生会議って、家族とか本人という気持ちがあるかもしれないですけれども、そうではないかもしれないですね。その人に関わる人みんなで人生会議なのかもしれない。

老年期に入り、生活に困難が生じてくる過程から、死が近づき徐々に衰弱してくる間、介護保健サービスの提供者として生活支援に長く関わる支援者は、仕事だからといって気持ちの上で割り切ることができなくなってくることがある。「本人がこう言ったから」その通りにすればいい、というだけではすまない関係ができてしまう。定期的に同じ時間に家に通い、本人の好みに合わせた食事の準備などを行い、衣服を選んで着替えを手伝い、部屋を掃除し、熱や咳があれば心配してクリニックに電話して往診を呼ぶ。こうして長い時間をかけて関係をつくり、生活に関わってきた利用者さんが徐々に食べられなくなり、衰弱していくのを目のあたりにしていくことは、仕事だからといって割り切れるものではない。

そのサインは少しずつ現れる。今まで完食していた食事が、少しずつ残されるようになる。心配だから自分のいない間に食べられるようにとおやつを置いて出たものの、次に来たときにも手をつけられず、ラップをされたまま同じ場所に置いてある。一人で飲めるようにジュースのパックにストローを刺して置いて出たと前に入った人から申し送られて、数時間後にサービスに入ったが、持ち上げるとずっしり重く、まったく中身が減っていないことがわかる。自分の身の回りのことは自分でこなしていた人が、だんだんベッドの上で過ごすようになる。目を閉じて過ごしていることが多くなる。たとえ最初は仕事としての関わりであっても、徐々に弱っていく本人に関わりつづけるしんどさは、死を前にしたいのちの重みに巻き込まれてゆく苦悩でもある。これまでは、こうした家族やケア関係者など、本人以外の関係者の意向によって本人の意思が曲げられることは批判的に言及されてきた。

しかし、第1章で示した三井による従来型専門職／専門職のケア／ベースの支援の枠組みを参照するならば、在宅医療は「ベースの支援」に関わるため、患者の日常に埋め込まれ、なじんでゆくことも役割としてある。であれば、患者が衰弱し徐々に食べられなくなっていく事態そのものに関係者が感情的に影響されることもまた、在宅医療の一つの側面でもある。患者の日常になじむことで成立する「ベースの支援」としての関わりは、次第に仕事として受け持つ公的な関わりの範疇にとどまるものではなくなっていく。医師、看護師などの医療系職種はこのような巻き込まれを回避する態度を保持しようとしているが、それでも死を前にした人のいのちの終わりをめぐっておこる諸々の出来事に完全に無関係ではいられない。

在宅チームのメンバーが「一人暮らしで心配だからちょっと仕事の帰りに顔出して様子を見てきますね、何かあったら連絡します」などと言うことは時々ある。このような公的な支援の枠組みを外れた柔軟な関わりは在宅医療ならではと言えるが、一方でこのような関わりをもたらす関係は、支援者の思い入れが強くなり「なんとかしてあげたい」という熱い気持ちを呼び起こすことにもつながる。仕事なのだからと自制することが求められてはいるが、当然自制しきれないこともある。それは、第1章で扱った三井の研究で論じられているように「ベースの支援」ではフォーマルな仕事とインフォーマルな人間関係を切り離すことが難しいことによるものである。

こうしたことを考慮すると、本人を中心として、本人ならどうするかを皆であつまって議論して考える、というような関わりが教科書的に理想とされていても、「そうじゃなくなることは往々にして」ある。だからこそ中西医師は「人生会議として会議をするだけじゃなくて、日頃のやりとりがすごい大事だな」と感じている。

ポロッと言うんですよ、誰も家族がいなくて診察してるときに。「私は本当は病院に行きたくないんだよ」とか「私はもっと治療したいんだよ」とか、そういうことをポロッと言うんです。「でも、息子たちはそういうふうには思ってないんだよ」とか。親って子どものことを考えるのが常なので、家族で人生会議をすると自分の気持ちを言えない人がいるなと感じてる。家族で人生会議、とよく言うじゃないですか。でも、みんなでだと言えないときってあるよねと最近思っていて。それを聞いている人がどういうふうに代弁して、どういうふうにフォローしていくのかはすごく大事だなと最近思ってるんですよね。それを聞くのは私かもしれないし、看護師さんかもしれないし、ヘルパーさんかもしれないし。関わってる人の誰にボソッとしゃべるかわからないわけですよ。その人の本当の気持ちをどういうふうに引き上げていくか。

人生会議をしたことによって、自分の気持ちが言えなかったケースはたくさんあるんじゃないかな、と最近思いはじめました。

本人の希望をなるべく叶える、とはいっても、家族の事情、関係者の心情、本人の周囲への配慮などを踏まえると、そう簡単なことではないと中西医師は指摘している。関係者が集まると言えなくなることもある。そして話し合ったからといって皆が納得できるわけでもない。

馬場医師は、がん末期の患者さんが、同居の義理の家族との複雑な関係もあり、どこで過ごすかなどについてなかなか落とし所が見つからず皆で悩んだ経験を踏まえ、関係者全員が納得できないこともありうるということを以下のように述べる。

なるべく〔満足度が〕一〇〇％じゃなくても、八割を目指せれば一番いいけれども、プラスマイナス二〇％ぐらいで抑えたいというところで都合つけたらいいかな。一〇〇％はやっぱり在宅という選択をするときに難しいと思わないといけない部分があるんだというお話はするんですけれども。

皆が巻き込まれて、それぞれの感情がある中で、本人含めて誰か一人の希望を一〇〇％叶えるのは難しいことが多い。人の人生はさまざまなしがらみの中にあり、それまでの関係の歴史もある。馬場医師が挙げた方の場合はかなり複雑な関係が背後にあり、ご家族と話し合いをしようと連絡しても無視されたり、時には罵倒されたりすることもあったとのことで、「家族のスタンスによってはやっぱり介入してもいい結果が生まれない」ことを学んだ経験でもあった。結局この女性患者さんの場合は、「〔どの人の満足度も〕四〇％いったのかというようなところで、どなたにとっても満足がいかない形で、最終的に過ごす場所だけは〔希望に合わせて〕確保できた」というところが最終的な落とし所になったという。関係者の誰かが一〇〇％満足できればよいが、そうはいかないことも多く、なんとかそれなりのところで落とし所を探すしかない。しかし、どうしても落とし所が見つからないこともある。

2　答えがないという答えを持つ——両木菜穂医師

両木菜穂（りょうぎなほ・四〇代）医師は、高校卒業後、大学で心理学を専攻し、そのまま大学院に進学したが、海外留学先で交通事故にあってしまう。一ヶ月ほど意識不明で人工呼吸器を装着して生死の境をさまよい、もう助からないだろうとも言われていたが、何度も手術を行い、人工透析も受け、状態が落ち着いてから帰国してリハビリをして大学院に復学した。今までなんとも思っていなかったことが、とても貴重で特別なことだったのだと日々感じる経験だった。

普通に生きていたことが何て素晴らしいことだったんだろうということがただただ感じられて。元の生活に戻れるんだったらどんなにいいだろうと。普通に、例えば友人たちとご飯を食べることとか、家族みんなで食卓を囲むこととか、トイレに行くこととか、歩けること、座れること、自分で何かを決められること、思ったことがすぐできることみたいな、一個一個の瞬間が奇跡みたいなもんだなというのを毎日思っていて。

リハビリに移動するときもストレッチャーに横になり、誰かに押してもらって移動していた。移動中に見かける人が何気なくしている行動すらもうらやましく感じたという。

自動販売機でジュースを買っている人がすごくうらやましくて。「暑い」と言って、外から病院に入ってきて、「喉かわいた」と言って、自分でその時にお金を入れて、自分で好きなものを買って飲めるみたいな、何かそれがすごくうらやましくて、こんなことがうらやましい自分が切ないということがいっぱいありました。

リハビリ中は大学病院の整形外科の病棟で入院して、「自分では何もできない」「一〇〇％受け身」

の状況で、ベッドで寝たきりで天井を眺めて過ごす生活だった。そういうときは感覚が研ぎ澄まされ、「ナースとか医者、そういう人がどういう気持ちで自分を処置するか、自分に触るか、自分に何かするかというのが敏感に感じられるようになる」という。海外で入院中に処置をしてくれた看護師さんでも「すごくすてきなケアをしてくれた」方がいて、「本当にちょっとしたことに愛がこもっているというか、そういうのがすごく伝わってきて、そういうふうになりたい」と今でも思っている。

リハビリで入院中、同室の患者さんで「痛い痛い」と繰り返す人がいた。誰一人それに対して親身に心を傾けている人がいなかったのを感じ取り、思うところがあった。

私はそれをずっと何ヶ月も上向いたまま聞いているわけで、何か一人でもこの人の痛いという訴えに本当に心を傾けたら、この人の痛みは良くなるのに、何でそれに誰も気付かないんだろうなというのを、毎日すごく思っていて。何か世の中に一人ぐらいそういう医者がいてもいいんじゃないかというふうに、天井を見上げながら思っていたんです。

その人が「痛い」と言うのは、痛いということをきちんとわかってもらいたいというか、別にどうしてほしいとかじゃなくて、痛みをきちんとあるものとして認めてほしい、そういう「痛い」なのに、何でそれを「薬も効かないし、手術も効かないし、はい、さようなら」となるんだろうなとすごく思っていて。

その時に、やっぱり人間というのはその立場になってみないとわからないし、想像しようとしなければ患者さんのことなんて絶対にわからないし、そこがわからなければ絶対いい医者になんかなれないとすごく思いました。だから一人ぐらい、寝たきりだったり、人工呼吸器を付けてしゃべれなかったりする人の気持ちが、本当にわかる医者が世の中にいてもいいんじゃないかなというのを思ったので。

そのような経験を経て、リハビリが終わって復学したが、違和感が強かった。「誰も私のことなんかわからない」「例えば普通に手が動くことと足が動くこと、おしゃべりできることというのが、どんだけ大事かということを世の中の人はわかんないんだなということと、だったら私が経験してきたことなんて誰にもわかってもらえないだろうな、何かそういう寂しさ」の中で、「何か『世の中みんな敵』じゃないけれども、本当にこれがわかる人なんてそんなに世の中にはいない」という感覚で周囲と線を引いていたところもあった。

復学後に医学部の編入試験を受け合格する。両木医師にとって大学は「学問をする方法を学ぶ場所であって、自分でテーマを見つけて、どうやったらそれが探求できるのかを学ぶ、そのためのヒントがいろいろ落ちている」場所で、そのために「自由度とか、自分の大学以外での経験とか出会い」が大事だと思っていた。必修科目しかなく、「全部これを覚えろ」と知識を植えつけ、学生を標準化していこうとする医学部の教育は違和感が大きいものだった。

本当、「マジやばいな、これ」と思いました。まず、そもそも朝から晩まで同じ人たちと毎日顔を合わす、かつ、学校が終わったら終わったで、医学部だけの部活があって、また医学部だけで集まる。しかも、交流するのもほかの大学の医学部の同じ部活で、「そのほかのことは何も知らないのね」みたいな。知らないというか、何にも接する時間がない。

試験結果が壁に貼り出され、その結果で人の価値が測られるような雰囲気も衝撃的だった。

一応、成人していて、世の中的にはいい大人が、廊下に貼り出された成績で人の上下を決めるなんて、「一体どういう世の中？」みたいな。「そんなことある？」と。

そんな文化にもだんだん慣れ、無事卒業するが、医師になってからも違和感は続いた。いつも「そうじゃないでしょ」「こんなん誰もわかるわけないでしょ」という「ごまめの歯ぎしりみたいな感情」があったという。研修医を終えた後に就職した病院で、そういう感情を認めてもらい、自分なりに良かれと思う医療ができる環境となり、気持ちが変わっていった。現在はその病院の関連の診療所で外来と在宅医療を行っている。子供の頃から優等生タイプで「世の中的にいいと言われるレールに一応乗って来た」けれども、「一回死んだも同然だったのが、もう一回神様からチャンスをもらった」人生なので、「みんながそうするからとか、世の中がそうなっているからそれを選ぶみたいなことになっていない？」と常に自分に問いかけつづけているという。さまざまなことが起きた人生だが、それは自分に与えられた人生でそれは引き受けてきた。患者もまた自身の人生があり、それは患者で引き受けるものだと思っている。

その人の人生だから、その人が引き受けるものであって、代わりに私とか家族が引き受けるものではないので。そこはその人の人生で、医者としてそこに一緒にいさせてもらうことで、何かができるとは思っていないんです。けれど、一緒にそこにいさせてもらえることは、とてもありがたく思っているという、何かいつもそんな感じです。

このようなスタンスで患者と関わる両木医師は、今後の方向性について話し合いをするタイミングも「機械的になっちゃうとどうなのかな」という。「うまく言えないんですけれども」「人に教えられないからよくない」と言いながらも、死が近くなりどうしていくかの意思決定は患者それぞれと紡いできた文脈の中で行うべきタイミングが決まってくると思っている。

行動経済学領域では、さまざまな人間の持つバイアスを分析し、不合理になりがちな意思決定をどのように望ましいものにしていくかの仕掛け（ナッジ）について検討している。こうした考えに基づくと、ある程度機械的に「何歳になったら」「入院のときに必ず」などのタイミングで話し合いを行うことは有用かもしれない（森 2020：166-182）。終末期にどうしたいかなどという話題はあまり積極的に話題に出したい内容ではない。そのため、例えば、本人の状態の良し悪しにかかわらず、誕生日ごとに終末期にどうするかを話し合いましょう、というようにすれば話しやすくなる可能性がある。

しかし、両木医師は人の生死に関わる問題をそのように機械的に扱うことに懐疑的である。

タイミングとか文脈とかいろんなことがあって、私なんかは結構感覚的にいろんなことをやっちゃうので、あまり理論はよくわかんないんですけれども、看取りになる患者さんとかも、「今日このタイミングを逃したらもう駄目」という、その「この瞬間」っていうのがあって（略）今日この瞬間を見逃したら、もうあとは立て直せないというか、フォローできないという、その瞬間を絶対に見逃さない。それは感覚的なものなんですけれども（略）「いつでもどこでもＡＣＰ」とかいうけれども、「いつでもどこでもじゃないでしょ」みたいな。

「ここ」というときがやっぱりあって、そこなんですよね。「ここ」とか「そこ」とか、どんなあれだという話なんですけれども、何かそうとしか表現できない。それはやっぱりそれまでの関係性であったり、お互いの自分が持っている特性であったりするのかもしれないんだけれども。第六感といったらおかしいけれど、何かやっぱり機械的にとか、「三ヶ月に一回は」とか、「九〇歳になったら」とか、そういうものではないので。そういうものではないと思ってて。

話し合いが意味を持つタイミングについては、言語化できるものではなく、「ここ」とか「そこ」としか表現できない身体的な感覚でおのずから定まってくるものだと感じている。両木医師も以前は老衰の方など、家で穏やかに亡くなれそうな人は事前にすべて決めて整えて準備しておいたほうがいいのではないかという考えを持っていた時期もあった。しかし、最近はそれが一番いいとは必ずしも言えないと思っている。

私もちょっと前まで、在宅でそのまま老衰みたいに亡くなっていける人が、ある日突然ＣＰＡ〔心肺停止〕になっちゃって、救急車を呼ばれちゃって病院に運ばれたみたいなときに、「何で私、話をしとかなかったんだろう」とすごく後悔もしたんですけれども。

でも未然にというか、もともと話ができる場合はいいけれども、例えば本人が話したくないとか、家族がそういう話には触れないでほしいとか、まだそういう関係性ができていないとか、何かそこに障壁があるみたいなときに、無理やり答えを引き出す、引きずり出すというのは……。最後決められなかったら、心マ〔心臓マッサージ〕をされて、挿管されて、「一生懸命やったけど駄目でした」と言われないと納得できない場合もあるんじゃないかなと思うんですよね。だから何か全部決めてあって、何もしないでそのまま亡くなっていくのが一番いいというわけでもないし、医者とか医療者じゃなければ、人が死んでいく過程なんて見たことないわけだし、その上、自分の大事な家族が死んでいくということに対して、冷静に「そうですね」と考えられる人なんてそういないわけで。その辺をやっぱりどのくらい慮れるかというか、そこかなというふうには思います。

本人が自分らしい最期を迎えるために周囲の人と話しあうことが大事である、そのために意思決定支援が必要だと言われてきた。だとしたら、どのタイミングで質問すべきなのか、「本当にそれは意味のある質問、本人にとって本当に必要な問い、今必要な問いなのか」も考えないといけないと思っている。関係の中で自然にわかる「ここ」というタイミングでないときに相手の答えを無理に出させ

ることは誰のためなのか。自分たちの都合や、自分たちの中での「良い死」を実現するためではない

か。決まらないときはそれでいいとして、「『答えがない』ということも、やっぱり一つの答えとして

私たちは持っていたほうがいいんじゃないか」と考えている。

3　言葉にならない苦悩に心を寄せる――宇野信行医師

関東郊外で在宅療養支援診療所に勤務する宇野信行（うののぶゆき・四〇代）医師は産婦人科から緩和ケアの経験を経て、在宅医療に関わっている。研修医のときに見たお産に感動したことがきっかけで産婦人科医になった宇野医師は、周産期ケアを専門としていた。出産を中心とした周産期医療の現場は一見死とは無縁に見える。しかし実際には、周産期医療の専門性を高めてゆけばゆくほど、子宮内胎児死亡など死の問題と関わらざるをえなくなる。そのため、宇野医師はサブスペシャリティとして緩和ケアの勉強をすることにした。

その時に、印象的な患者さんと出会うことになる。二〇代の子宮がんの患者さんで、退院して自宅に帰りたい希望が強かったが痛みのコントロールがつかず、退院させられなかった方である。当時の宇野医師なりに一生懸命にベストを尽くしたが、痛みをとりきることができなかった。それは「医療は結果が出なければ」と考えていた宇野医師にとって、ほとんど初めての結果が出せない経験だった。問題を解決することが職業的使命である医師にとって治療の結果が出せないというのは大きな心理的負担を伴うことになる。

本当に今となってはもっとこうしてあげれば良かったんじゃないかというのがあります。特にその人についてはよく覚えているので。

いろんなお薬も使ったんです。いろいろと教科書的なものを使ったりしました。それでもなかなか痛みがとれなかった。実際婦人科のがんで骨盤に腫瘍が這うようながんっていうのはかなりやっかいだなというのは、今となっては言えるんですが……当時は、もっとできるんじゃないか、とか思ってました。だから何で痛みがとれないんだ、とできない自分が悔しかったというのもあって。

痛みは技術や経験が足りず十分にとれなかったが、宇野医師は他の医師にも相談し、なんとかできないかとあれこれ薬を調整して一生懸命に頑張っていた。ディズニーランドに行きたいという希望もなんとか叶えたくて奔走した。結局その希望を叶えることはできなかったのだが、そのように少しでも何かできることをと頑張っている様子を患者さんも家族も見てくれていて「痛くてつらいけれども、先生ありがとう」と何度も声をかけてくれたという。もっと違った関わりができたのではないかと今も思うが、「一生懸命やることで、気持ちだけは伝わった」面があるとも思っている。この患者との出会いは、その後、宇野医師が産婦人科の医局を去り、在宅緩和ケアの道へと踏み出すきっかけとなった。

その後、経験を積んでくると、彼女の痛みは病態上けっこう厄介で、薬だけではとりにくいものだったこともわかってきた。痛みというのは薬だけでどうにかなるものではない。緩和ケアでは、技術を尽くしてできるかぎりのことをするのは当然で、その上で重要なのは、「あとは自分の気持ちが相手にどれぐらい伝わるかだと思っています」という。今も宇野医師は「死というと体はなくなりますけれども、心はそれぞれの中で生きているという意味で無にならない」と考え、彼女のことを忘れていない。

今だとある程度薬を使えるようになって、気持ちの面でも自分にも少しゆとりがあるから、もう少し……薬、薬、薬というだけじゃなくて、違う面に行けたんじゃないかな。

当時はどんな薬があるのかということ、頑張って次から次へと使っていたというのがあったので。もちろん薬も大事ですけれども、精神的な面とかはもう少しフォローすれば、もう少しまた違った面に行けたのかなと思って。あの人のことを考えて日々診療してる面もあります。考えてといっても、たまにですけれども、思い出して、あのときはこうしたら良かったのかなとか。

このような経験を踏まえて宇野医師はＡＣＰについて、「死について考えるいいきっかけになればとは思いますけれども、ＡＣＰみたいに系統だてて何かいろんなことを考えだすのは、僕もまた違うのかなと思って。今の時点でそこまで考えていない人に、無理に現実を見せなくてもいいのかなとは思います」「いずれ死ぬから死について考えるいいきっかけになってもいいかもしれないですし、それだけ死への恐怖が強い分、本当にそれを目の前に突きつけられると、それで心が折れちゃう人もいると思うので。やっぱり難しいなと僕は思って、何も結論が出ていない」という。

宇野医師は産婦人科という元々の専門の関係もあって若いがん患者を担当することが多く、若年がん患者の在宅緩和ケアにやりがいを感じている。若年がん患者は、認知機能に問題はないので、自分に死が近づいていることはたいていわかっている。その際に今後何をしたいという方針についても、「もがいて」いて、言うことが「結構ころころ変わる」こともある。しかし重要なのは、表にでている言葉にとらわれるのではなく、言葉にならない苦悩に少しでも近づこうとすることではないかと考えている。

わかっている状況でもやっぱり苦しいことは人それぞれあって。それが何なのかと言語化できたらいいと思うんですが、なかなかできない人が多いと思うんですよね。

言語化できない部分を理解している、結局それしかできないのかな。言語化できないけれども、いろんな不安はある。言葉で言っている不安と、本当に感じている不安というのが、本当に一致しているかというと、それが難しいかもしれないですね。だから、わからない気持ちを理解してあげたいんだ、という。

とにかく死への恐怖というのは誰しもが感じていると思いますし、僕はもういいんだよとかいう人は、まだ僕は経験していないんですよね。最初はそう言っても、やっぱり少しでも長く生きたい、もう少し、もう少し、となる。人間はそうやって思うものだと思うんです。でも死は近づいてきている。それがわかったときって、すごい苦しみだと思うんです。だからそれもどこまで僕がわかってあげられているかですが……。言葉にはできていない苦しみがあるんだろうな、というのを、苦しいなということも、共感するというとあれですね……（略）感じ取るというよりは配慮しているというかそっちですね。言葉だけではないんだよというのは、理解しようとするようにはしています。

死を前にした苦悩は、他者が理解しようと思っても、理解することは難しい。死が近いことをわかっているからこその恐怖を感じることと、それを言葉で整理して決めごとに落とし込むこととの間にはかなりの距離がある。だからこそ、言葉に注目するのではなく、本人と家族の、言葉にならない気持ちに心を寄せることを大切にしなければならないと考えている。

そして、それは患者が亡くなったら終わりというものではない。患者の死は「家族にとっては逆に終わりでも何でもないので、やっぱり気持ちを引きずるわけで」「いろいろとやっぱり心に引っ掛かる問題とか絶対に出てきているはず」で、そこまで視野にいれてグリーフケアも含めた関わりをしたほうがいいだろうと思っているが、それはそう簡単なことではなく、「まだまだ勉強中です。本当に勉強中です」という。

４　死の曖昧化――片桐智幸医師

片桐智幸（かたぎりともゆき・四〇代）医師は関西で生まれ育った。都内で研修医をしたあと、地域の中核病院で総合診療、在宅医療などに関わり、現在は地域づくりなどの活動をしている。学生時代から海外で研修をしたり、起業家の人たちと交流したり、さまざまなことにチャレンジしてきた。学生時代から嗜んでいる茶道は今も自分の核となっている。自分の臨床経験と茶道の思想をよりあわせながら、自分の臨床のポリシーを「わびさび」と関連させて言葉にする。

わびしい寂しいも不足するという言葉で、不足するというネガティブな言葉は、不足することによって失われるものがあるんだけど、その失われるものの傍ら、そこで初めて見いだされるものがある。失われるものがあり、失われえぬものがあるっていう表現が何かどっかにあったなっていうのを思い出して。それはなんか、自分の中でいまだにすごく生きているんです。それは後々、やっぱり病気とか事故とか人が亡くなっていくっていうそのプロセス自体は何かを失っていく過程なんだけど、特に量、健康の量が失われても、そこで初めて見いだす質的なものがあるという信念に変わっていくことになりました。

これは茶の湯だと、窓があえて北側に小さく空いているとか、ろうそく一灯だけにするとか、花一輪だけにするっていう、減らすことで雄弁に語る、気付くとか、そういう場をデザインしてあるんですよね。なので、自分の終末期ケアは、失われていくものに対して、ある種の寄り添いというか共感的にふるまったり、それを緩和したりするっていうこともするけど、一方、常にその失われる過程が何を見いだすチャンスになるのかっていうことを一貫して意識しているっていう。それがわびさびであり、医療者、生・老・病・死ということに関わっていく医療者の役割なんじゃないかと思ってる。

その結果「死」も点としてではなく、時間的に幅を持ったプロセスとして捉えるようになった。筆者の「死をどういうふうに捉えていますか」という質問に対して、以下のように答えている。

死って何かっていうと、なんか死も対象化された点っていう捉え方はあんまりしてなくて、死に向かうプロセスみたいな、こういう幅みたいな感触を持っていて。で、やっぱりそのわび、さびの話じゃないけど、その死に向かうプロセスっていうもの自体が失う過程であり、見いだす過程である、本人にとっても、家族にとっても、社会にとってももって思っている。そういうものの積み重ねというか、そういうものが重なってくることで新たな未来がつくられていくので、できることなら、そのプロセスの流れに少し関わることで、より良い未来が積み重なっていけばいいなって思っている。

〔そのプロセスは、肉体的な死の〕先も、先も手前も〔含んだプロセス〕なんですかね。肉体的な死、死亡診断みたいなところが確かに点としてあるとしても、でもそれ、法的な死なんですよね。〔医師なので〕死亡診断書、出すけど。

肉体的にも、基本的には何かある幅を持ってプロセスの中で亡くなっていくっていう感じだというふうに基本思っているし、患者さんにもそう伝えているので、何かあんま、やっぱ点で捉えてないっていう感じですね。〔略〕その前後に幅を持ってるんだけど、そうですかね、肉体的な死だけじゃなくてやっぱり何か、例えば失恋みたいなこととか、途中でけがしたみたいなこともある種の喪失体験なので、だから喪失みたいなことで大きく括った中の一つに死があるっていうそれぐらいの感じです。

失われていく過程は意味を見いだす過程でもあるという茶道の感覚を重ね合わせながら、死に関わる経験を通じて、点と思われがちな死も幅を持った曖昧なものとして捉えていくようになっている。このように時間の幅を持ったものとして死を捉える感覚の語りは、他の医師からも聞かれている。確かに医師は死亡診断を行い、ある一点に死亡時刻として生と死の区切りをつけることを職業的に行うのだが、実際はその死亡診断という瞬間だけに意味を感じているのではなく、肉体的な死の手前とその先をも含んだ一連のプロセスとして関わっていることがわかる。

四　目に見えない実践——ともに迷い、探求する

1　言葉にならない経験に関わる

意思決定に関わる実践について、八名の語りを中心に検討した。まず取り上げたのがACPという枠組みについての語りである。ACPは教育的側面も持ち、それは必ずしも悪いものではなく（馬場医師）賛成反対ではなく質を考えるべき（松島医師）としながらも、結局は形骸化した実践が広まり（陸田医師）、医療者と似たような結論以外は許容されない現状がある（實川医師）という問題が指摘された。

続いて実践に関する語りを検討した。本人を中心に周囲の人と繰り返し話し合うことが重要と言わ

れてきたが、話すべき対象も流動的になり、そうもいかなくなることも多い。皆で話すことでかえって本人の気持ちが見えなくなることも多く、日々のやりとりが重要である。患者だけでなく時には関係者の気持ちのケアも必要になる（中西医師）。そして、皆が一〇〇％満足には至らないことのほうが多い（馬場医師）。ではどうしているのかというと、非言語的なタイミングを重視し、答えがないことも答えとすること（両木医師）や、言葉だけにとらわれず、言葉になっていない苦悩に心を寄せることを重視し、死後の家族のグリーフも視野にいれて関わる（宇野医師）という対処が見られた。そして、死自体も幅を持ったプロセスとして捉えられている（片桐医師）。死を前にした意思決定に関わることは重要だという意識は共有されているため、第2章で述べたように、医師たちにとってあまり印象に残らない事例はこのようなインタビューでは語られにくいことは再度確認しておきたい。患者の今後の方針を考える際に本人が死について十分考え、意思がしっかりあり、家族や周囲とも十分な話し合いが持てていて、一緒に相談しながらスムーズに進んだ事例、いわゆるＡＣＰの実践が上手にできたと考えられる事例は語られにくい。

今回取り上げた医師たちは、ＡＣＰの重要性も十分理解しており、一概に否定しているわけではない。本人の意思が意思決定では重要な準拠点であることは重々承知している。その上で、やり方によっては手続き論や説得になってしまうリスクも意識しているということである。

意思決定支援を手続きとしてしまうか、「本人の生によりそう」ためのプロセスにするかの違いはどこにあるのか。中西・馬場・両木・宇野・片桐医師の語りの中にそのヒントがある。そこでは話し合いの対象者も流動化し、死自体も曖昧なものとなる。本人の意思の確認を話し合いの場で聞くのではなく日々の会話の中でさりげなくアンテナをはってくみあげるというように非明示化してゆく。自分の内面が伝わるという感覚から、医師は自己の内面を顧みるようになる。言葉による表現の限界を悟り、「本当の気持ち」に近づこうとすることで非言語的な要素を重視するようになる。そして通常ゴールとされがちな「死」も幅を持ったものとして捉え、都合のいいタイミングで答えが出ないということも、それ自体が患者のありようだと捉えて受け入れる。本書ではこの実践を「ともに迷い、探求する」実践と呼ぶことにする（図4-1）。

一見、外から見るとなにもしていないかのように見える「ともに迷い、探求する」実践が、明示的・言語的なACPを下支えしているとも言える。

この「ともに迷い、探求する」実践についてもう少し検討してみたい。この実践を特徴づける大きな二つの要素がある。まず一点目はある時点での関わりの質の変化、そして二点目は関わる時間の伸長である（図4-2）。一つ目の関わりの質の変化には、枠組みやゴールの流動化、病いを生きることに必ずつきまとう混沌とした前言語的体験への感受性が高まること、自己の内面への感性を鋭くすることの三つの要素がある。

中西医師はなるべく職業的な役割や、枠組みに囚われない関係をつくろうとし、型にはめないことを重視した臨床をしている。絶えず変化する関係者の心情や状況の中で、何かがっちりした答えを出したくなるが、それによって何かが固定されてしまうと、本来あるべき関係の変化が妨げられる。あえて決めない、あえて流動的にすることを重視する。その結果、誰と話し合うか、誰のためのものなのかが不定形となり、馬場医師が言うように、誰か一人が一〇〇％満足というのではなく、関係者全

図４−１　ともに迷い、探求する実践

在宅医療で方針決定に関わる経験は
個人の自律や意思の尊重にとどまらず、以下の特徴をあわせもつ

・対象の流動化・実践の非明示化
・自己の内面への省察
・非言語的コミュニケーション
・関わりの時間軸の拡張
・死の曖昧化

→

「ともに迷い、探求する」実践
一見何もしていないように見える
見えていない部分がACPを下支え

員がなんとなく納得できる落とし所を探っていくことになる。

そのためには、うまく論理的に整理できない語りや非言語的な要素も含めた語り、語らないことへの感受性を鋭敏にすることが求められる。在宅緩和ケア医で自らも末期がんを公表している関本剛は、患者かつ医師である立場からも「言葉が伝えられない『何か』が存在する」（関本 2020：178）と言う。言葉によるコミュニケーションは当然重要だが、患者に信頼感を与えられる振るまい方、雰囲気、態度や表情など非言語的な要素も重要である。患者の苦悩に接近するためには、言葉だけでは十分ではなく、「言葉にならない苦悩をわかろうとする」必要がある。頭では理解して言葉ではそれでいいと言っているが、実は納得しきれていない気持ちがあるなど、言葉で言っていることだけではない内心があるかもしれないことへ関心を持ち、どちらも大切にすることが求められる。さらに非言語的に決まってくる、話し合うべきタイミングを感じ取る力も求められる。

言葉にならないものを感じ取ろうとする感覚は、自分自身にも向けられる。医療者の内面は言葉では隠しきれず、伝わってしまうものだという感覚を、両木医師は自身の患者だったときの経験から、宇野医師は印象に残っている患者の経験から語っている。こうした医師たち

の変化は、重大な決断に専門職として関わる医師たちが、不確実性の中で何か手がかりを探すことで踏みとどまろうとしているということでもある。

ここまで述べた在宅医の「ともに迷い、探求する」実践の第二の特徴として、関わりの時間軸の伸長がある。関わりの時間軸の伸長は、前章で述べた点滴の問題でも語られた。点滴の問題の場合は、ある時点で点滴するしないを決めてしまうのではなく、最低限「do no harm（害を与えない）」の原則だけは押さえた上で、患者が生きている間にわたって可能な限り調整をつづけるというものだった。意思決定にあたっては、患者の生きている間は当然だが、死後も視野に入れて関わり、死の前も後も連続的なプロセスとして捉えていくという、時間軸のさらなる伸長がある。

両木医師の「答えが出ないことも答えとする」姿勢は、患者の命の終わりがいつくるかという問題とは別に、本人および関係者の気持ちが熟していくのを大切にする姿勢である。

一方で、気持ちが熟すよりも現実の病状の進行がはやく、実際に決めないといけない状況がくることもある。そうしたとき、本人が本当はどうしたいのかがわからないままでは方針が決められないばかりか、あくまで第三者である医療者が人の生き方に関わる問題を勝手に決めることになり、結果として本人の意思を尊重できなくなる。それゆえ、医療者は患者本人と関係者で事前に話し合って答えを形にしておいてくれたらと願う。その願いは自然な発想だが、時に患者本人が向かい合いたくない問題に無理矢理直面させ、答えを出せない問題に答えを出すことを強いることに結びつく可能性がある。だからこそ、そこで無理に決めさせることを自制し、本人の中に答えが生まれてくるタイミングを待つ。それはあくまで患者の人生であって、医療者の人生ではないのだから、医療者に都合のいいタイミングで決めさせるわけにはいかないというスタンスを両木医師はとる。

万が一答えが出る前に患者の病状が変化することがあれば、そこで救急搬送となりバタバタすることもありうる。病院から文句を言われることもあるが、そこは仕方ないと考える。そこにはその形でしか収まらない大切なものがあり、決まらないことにも意味があるからだ。片桐医師の語りからは、死自体も点だけではなく、幅を持ったプロセスと捉えるという意味で時間軸の伸長が起こっていることがわかる。

本章で取り上げた在宅医たちの語りからは、彼らが言葉による語りだけでなく非言語的な語りも意識する、自己の内面への感性を鋭敏にするなど、従来の医師役割として語られてこなかった要素も重視しながら、長い時間をかけて関わることを大切にしてきたことがわかる。

このような実践は、臨床実践をパッケージ化して推進するという構造と見た目では逆行する。彼らの行動は表面的に見ると、言葉による話しあいを軽視し、何も決めないことも許容し、受動的になりゆきに流される場合もあるという、ＡＣＰの理念とは逆行するいい加減な医療を志向しているようにも見える。しかしそれはいい加減な医療や責任放棄ではない。むしろ医師にとってはかえって大変なことである。方針をさっさと決めてそれ通りにできた方がずっと楽である。

関係を保つことを重視し本人の意思を決めることを目的とせずに、五感を研ぎ澄ませて行動の手がかりを探り、関わりをつづけながら待つ。本人の気持ちや周囲の状況などがうまく合うと、「ここ」という話し合うべきタイミングがおのずから生まれ、そこで話し合う中でなんとなく関係者全員が腑に落ちて物事の方向性が決まってゆく。しかし、「ここ」というタイミングがいつ来るか、そもそも

図4-2　ともに迷い、探求する実践の特徴

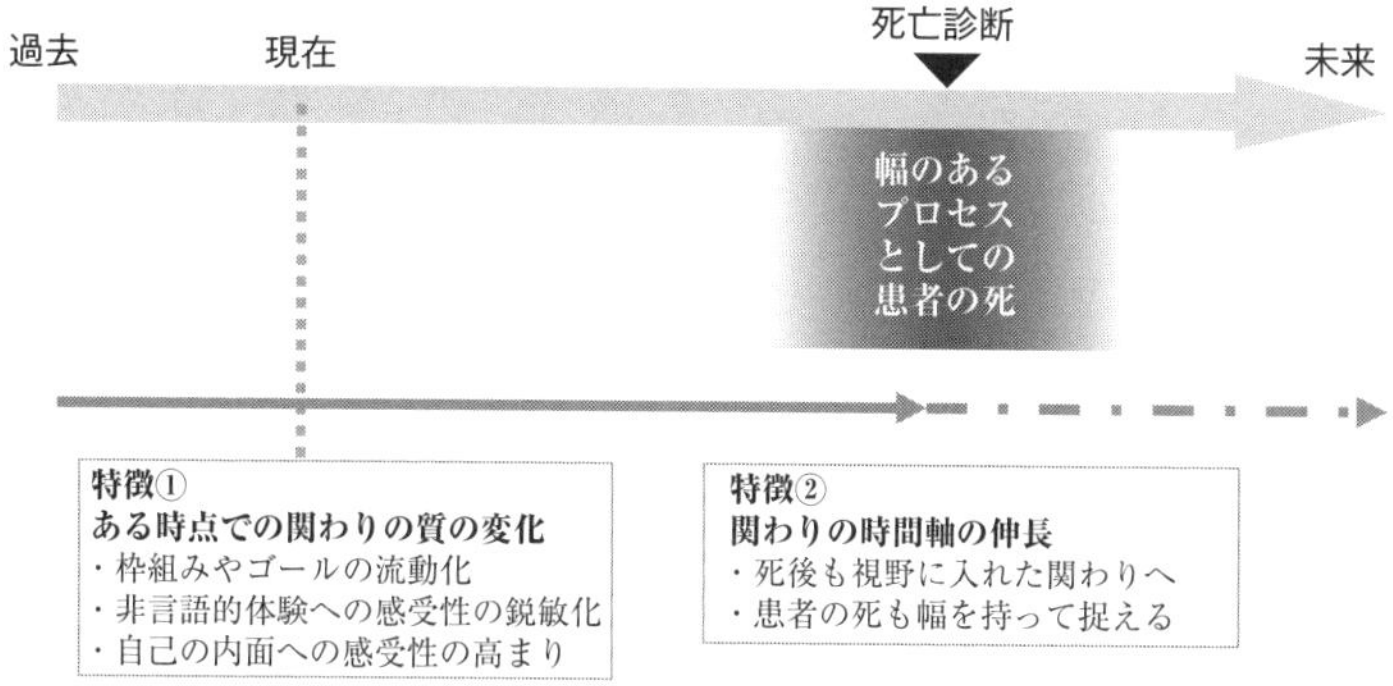

本当にそれが来るのかは誰にもわからない。いつまで経ってもそのタイミングは来ないかもしれないし、タイミングが来たとしてもそれを見逃す可能性もある。しかも、そのプロセスでは自分の内面のありようまでむきだしで相手に伝わり、それがそのタイミングに影響してしまう可能性すらある。曖昧で先が見えない状況の中で、物事が決まらないもどかしさを感じたとしても、表面的に取り繕うことは難しい。

ケアを志向する在宅医が死を前にした意思決定支援と捉えているのは、近代的自律的主体が言語による対話を通じて意思を決定していくというＡＣＰの枠組みでは捉えきれない非言語的な要素も含めた関わり方である。そこでは、物事が関係の中で扱われる。対話の主体は特定できなくなり、非言語的な要素も含めた対話が求められ、そして医師は安全な立場にたって本人や家族を調停する立場にとどまることが難しくなり、関係の中に巻き込まれてゆく。その不確実なプロセスにとどまるためには、医師自身の自己反省的な振り返りも必要になってくる。このような非言語的、非明示的、身体的なコミュニケーションも使った目に見えない実践は容易ではなく、明確なパッケージに

は収まり切れないものである。しかし、それこそがパッケージ化された明示的で言語的な関わりを下支えするものでもある。この実践は、土居が指摘した「思いやり」「甘え」を含んだコミュニケーション、あるいはケアの倫理的な相互関係の中での自己像も影響している。

ＡＣＰという言語的かつ明示的な枠組みで捉えられる見える実践のみを取り出し、あたかもいつでもどこでも誰でもできるものであるかのようなパッケージにすることは、死にゆく患者の意思決定を支援する際に、もっとも重要な要素である見えない実践の部分が抜け落ち、単なる手続き的な行為にしてしまうことにつながりうる。パッケージを下支えする目に見えない実践の段階があってはじめて創造的な共同意思をつくってゆけると言えるだろう。

では、医師たちはこのように一見目には見えない実践を通して、何を実現しようとしているのだろうか。一見なにもしていないかのように見える実践の中で、医師を医師たらしめているのは何なのだろうか。

２　不確実さにとどまる

意思決定という、本来は複雑で短い時間では答えが出ず、そこに関わるには非言語的、非明示的な要素も必要で、実践しているかどうかが見えにくい性質のものを、わかりやすく即時的な「手続き」に変換する動きは、医師が古典的医師役割に逃げ込もうとする力動と共通するベクトルを持つ。死という実存的な問題に関わるにあたっては医師にも感情的に負荷がかかる。そのことに対処するために、複雑で言葉にならないものを切り捨て、言語化できるものだけに問題を限定する。そして、自分の感情が動かない程度までものごとを単純化しようとする。自分の関わりをヘルスケアに関することだけに限定し、わかる範囲のパッケージに閉じ込めようとする。こうして自分の責任範囲を縮小し、限定的なものにすることで、医学的な合理性を担保し、患者と距離を置こうとする対処が、臨床での困難に対する医療専門職の従来の防衛だった。このような対応は意思決定支援が「患者に責任をなすりつける」仕組みであるといった批判にもつながっている。

しかし、ここまで見てきたように、ケアを志向する在宅医の中に、関わりを限定することによる防衛をなるべく回避しようとしている者がいる。彼らは意思決定に関わる実践も、ＡＣＰというわかりやすい枠組みに閉じ込めてそれでよしとするのではなく、曖昧なものを曖昧なままにしながら関わることを重視する。患者を中心とした人間関係の中に外から入り込み、死をめぐる答えのない決定に日々関わり、しかも医学的な合理性からもなんとか手をはなさないようにするのは容易なことではない。そのためには、自分自身が変わることすらも受け入れながら、絶対に関わりをやめず、万が一選んだことで何か悪いことが起きたとしてもそれに対応しつづける。一旦は医学的な合理性を譲歩したとしても、そこで諦めるのではなく、患者の体にとってよりよい選択になるよう働きかけつづける。それは、意思決定支援に対してよく言われるような、医療者が患者に決めさせて責任転嫁してすっきりするというような態度とは真逆の態度であり、曖昧さの中にとどまりつづけることを通して医師としての責任を果たそうとしているとも言える。

これはフリードソンが批判したような、言うことを聞かなければ関係を断つといったような権威的・懲罰的な医師像とは異なり、患者が自分と違う意見を持っていたとしても関係を断つのではなく、なんとかその中で調整をしつづけ、医師患者関係を断ち切らないという形での関わり方である。その中で医師たちは臨床経験や臨床技法も重視するが、非言語的なメッセージにも耳をすまし、自己の内面も振り返り、ありとあらゆる手がかりを探り、参照点としながらそこにとどまろうとしている。

本章では終末期の意思決定に関わる経験の総体を捉えることを試みた。その際に、明示的で言語的な実践だけではなく、目には見えない「ともに迷い、探求する」実践があることを明らかにした。なぜこのような実践が求められるかといえば、人生の終末期にどのようにしたいかという問題は医学的合理性だけで決定することはできず、本人にとっての生きる意味や価値抜きには決して決めることができない問題だからである。このような、意味や価値に深く関わるような意思決定は古くは宗教的集合的世界観を基盤として現れていたが、現代社会では多様な個々人の死生観として現れやすい。患者の死にゆくプロセスに、自分を見直し、迷いながらも関わりつづけるという形で責任を果たそうとしていく医師たちの意味世界を本書では「死生観」と呼び、注目してきた。この「死生観」の中でも、特に目前にある「死」に対する態度という、狭い意味での死生観について次の章で検討することとする。

注

（1）　土居は『「甘え」の構造』の中で、日本人は「甘え」「甘えさせる」ことが人間関係を潤滑にし、集団としてのまとまりをもたらしていることを指摘している。

（2）　同意書などの書類にサインを取得することを「同意書をとる」、ＤＮＡＲ（蘇生処置拒否）の事前指示を決めることも「ＤＮＡＲをとる」と表現することがある。「ＡＣＰをとる」という言葉には、ＡＣＰを何か書類にサインするものと捉え、「同意書をとる」感覚で、今後の方向性について何か書面に書かせるというニュアンスがあるため、ＡＣＰのプロセスを重視する人たちからは、ＡＣＰの本質を理解していないことを表す典型的な表現と受け止められている。

第5章　死を超えて他者とつながる

第3章では具体的な臨床事例を通して、自律した個人が医学的な合理性をもとに何かを決めるのとは異なる決定のあり方を示した。その際には、お互いに自らの物語をやりとりして異質なものへの理解を深めたり譲歩したりしながら関係の中でその都度の決定が行われ、その決定もまた関係の中で変わってゆく。それを医師側の主観的な体験として捉えると、医学的な合理性と生活世界の「界面」での葛藤を通して自分の価値観や規範を変化させながら関わっていると言える。

第4章では意思決定全般に関しての医師の主観的な経験をさらに掘り下げた。医師は患者との流動的な関わりの中で、自分の生活史も振り返りながら、ACPなどの明示的なパッケージにおさまらない、非言語的・非明示的な実践もあわせて行っている。たとえ一時的に医学的に合理的ではない決定がされたとしても、そこで関係を断ち切ることはしない。関わりつづけることを通して、生物医学／生活世界の「界面」の緊張を受け止めていく。こうした決定のほとんどはノモスの領域で起きることだが、生活世界は人の力を超えた意味世界であるコスモスにも支えられていること、そして在宅医療が死にゆくプロセスに深く関わる医療であることを考えると、医師たちは時に医学的合理性だけでは対応できない領域に踏み込まざるをえなくなることがある。

医師はいのちに関わる職業である。死を意識する、死に立ち合う、老いや病いに関わることは医療の重要な側面である。疾患構造の変化に伴い慢性疾患が増え、それが医療においても強く意識されるようになり、在宅医療や総合診療など、ケア化する医療の潮流として現れてきた。この流れの中で、医師はおのずから死生観を問われる存在となり、生物医学の限界である死の領域に取り組むようになってきた。本書では広い意味での死生観を考えてきたが、本章では目前にある死に対する態度という狭い意味での死生観に注目する。そのために、まず死生観とスピリチュアリティが社会とどのように影響し合いながら変遷してきたのかについて理解する必要がある。

一　死生観およびスピリチュアリティの歴史的変遷

ここまで、死を前にして相反する価値観の中で医師たちがどのように考え、意思決定に関わっているかを考えてきた。パーソンズが分析した一九四〇～五〇年代のアメリカの医師は、患者と距離を取ることで社会統制の役割を果たすことを妥当なことと受け止めてきた。古典的な医師の責任は、パーソンズによって医師役割として描出された。これは簡単にまとめると、患者と人間としての関係を切断し、患者に対する医師という社会的役割に留まり、病人という社会的逸脱を統制することで達成される責任を持つという理論である。とはいっても、この姿勢だけで死と死にゆくプロセスに関わることは難しい。

死に関わる医療のあり方を問い返したのが、ホスピス緩和ケア運動である。これはシシリー・ソンダースによって設立されたセントクリストファーホスピス（一九六七年）がはじまりとされる。同ホスピスは定期的な麻薬性鎮痛薬の投与によって、がんの疼痛緩和の質を向上させた。医学的に裏打ちされた疼痛管理が可能であること、そして死にゆく患者の深い苦しみに対するケア（スピリチュアルケア）を行うが特定の宗教色は打ち出さず、すべての人に開かれた施設であること、この二点によってセントクリストファーホスピスは後に続く近代ホスピスのモデルとなった。この新しい取り組みは注目を集め、欧米における死生学（thanatology, death studies）の礎となった（島薗 2017: 234）。

一九六〇年代には別の角度から死にゆく患者の心理に光を当てる試みが精神科医のエリザベス・キューブラー＝ロスによって行われた。キューブラー＝ロスは医療業界から猛批判を受けながらも、当時放置されていた死にゆく患者に対するインタビューを行い、一九六九年に『死ぬ瞬間』（*On death and dying*）を刊行した。同書は、死にゆく人の心理が否認、怒り、取引、抑うつ、受容の五つの段階を経て変わってゆくことを示して有名になり、死生学領域の古典となっている(1)。

ソンダース、キューブラー＝ロスはともに、疾病の治療や生命維持を第一に考える近代医学の限界が、死にゆく患者のケアという問題に現れること、死にゆく過程、死を前にした生と関わるにあたっては医療者自身が問い返されることを先駆的に示し、医療者として死を前にしたいのちにどのように関わるかという問題をそれぞれの仕方で展開した。一九六〇〜七〇年代は彼女らばかりでなく、生命倫理学の興隆や、死の準備教育など、さまざまな角度から死に関する議論を公的言説空間に復権させようという動きが国内外で起こり、「死のアウェアネス運動（死の認知運動）」とも呼ばれている(2)。

生活を支え、死にゆくプロセスに関わる医療である在宅医療では、医師は自分が何者なのかを常に問われ続け、死と関わることを通じて実存的な水準まで含めた自己認識を深めることを促される。なぜなら死にゆくプロセスに関わることは、クラインマンによれば人を癒す、あるいはいのちを守るという行為の「精神的（モーラル）な核」（Kleinman 1988=1996: 335）に関わるからだ。

クラインマンはその著書『病いの語り』で、一つの章をさいて医師の語りを扱った。医者であるという経験に関する既存の研究は、主に医師ではない外部の立場からの報告を中心としており、医師たちの実際の経験についての分析がないことで、「何か自分たちにとってきわめて重要な点を見落としているように感じ」（Kleinman 1988=1996: 276）たからだ。

クラインマンは、慢性疾患のケアにおいて重要なのは士気を取り戻させること（remoralization）、つまり患者や場合によっては家族に希望を持たせることだとする。この実践においては、「深い精神的（モーラル）な関係」（Kleinman 1988=1996: 326）を中心とした治療者―患者の相互作用が重要となる。治療者は、患者と相互に影響しあいながら、精神的（モーラル）に立ち会う倫理的証人（a moral witness）になる（Kleinman 1988=1996: 326）ことを通して患者に士気を取り戻させる。「モーラル moral」という単語は、邦訳では文脈に応じて「精神的」「倫理的」などの語が当てられているが、医療社会学者の鷹田は「人間の生（life）のより根源的な位相に関わるものとして提示されている」（鷹田 2019: 15）とする。

人間の生の根源的な位相、それは死や苦悩に代表される実存的な問いに出会う位相であり、「いのち」に関わる位相である。第1章四節で示した分析枠組みでいうならば、カオスに接する位相ということもできる。医師が死にゆく患者と関わり、人間の生の根源的な位相の諸問題に「証人」として立ち会うということは、客観的な第三者として患者の話を聞きとり、そこから適切な情報を取り出して評価し、治療を提供するだけでは対処できない。「深い精神的な関係」を中心とした相互作用の中で「証人」となるにあたっては、「いのちを尊ぶ」という精神的次元の問題が問われ、患者にとってかけがえのないものを知るだけでなく、医師も自分たちの価値観を問い直し、明らかにする必要がある（鷹田 2019）。

そして、人の生き方や医療との関わり方、いのちの危機、「精神的（モーラル）な核」との向かい合い方に関わる「物語」と結びつくのが死生観である。第1章四節では、生活世界であるノモスはコスモスに下支えされていることを示した。コスモスは、かつては伝統宗教などの安定した体系がその役割を果たしていたが、個人化が進む現代では多様な個別の死生観として現れやすい。個別の死生観も社会の変化と相互に影響しあって形成されるため、ここでは日本人の死生観およびスピリチュアリティの歴史的な変化の概略を簡単に整理しておきたい。第1章四節の記述と一部重複するが、古代から日本人の民衆の間に引き継がれてきた基盤信仰からはじめることとする。

日本人の基盤信仰として、民俗学者の柳田國男が提示したモデルがある。人は亡くなるとその家の祖霊となり、しばらくすると先祖の中に溶け込み匿名の存在となる。山から子孫を見守り、定期的に里に戻ってくる。そしてまた同じ家に生まれ変わる。柳田が提示したのは共同性や均質性を前提とした円環的、永遠回帰的な世界観である。これに対して、地域の共同性に入り込みきれない近代の孤独の感覚に自覚的だったのが折口信夫である。先祖は普段は離れた海の向こうにいて、時折「まれびと」として戻ってきて生者と関わる、というモデルを提示した。

こうした基盤信仰は生活の習俗となって日本人がどうにもならない問題に向き合うことを支えてきた。日本人が老病死などの悲しみと関わるにあたっては、基盤信仰だけでなく、宗教文化や共同体も重要な役割を果たしてきた。仏教などの伝統宗教だけでなく、民衆の中から生まれてきた新宗教などもこうした役割を果たすことになる。また、地域共同体で死者を共に弔い、共に悲しむ、そうしたことも地域で悲しみを支えることにつながっていた。

しかし、近代化、都市化の進行とともに、こうした基盤信仰を代々伝えてきた地域社会の共同体が解体されてゆく。伝統的な地域共同体が弱体化した後は、中間集団として代替的な共同体が出現した。たとえば、町内会などの地域自治体や近隣集団、教会などの新たな宗教集団、会社の仲間集団、芸道やスポーツ、地域婦人会などの同好者集団がある。地域の共同体意識が崩壊したので、自分たちで小さな共同体を意識的に作ってゆこうという営みと考えることもできる。ところがしばらくすると個人と家庭を単位とした自律性と個別性を尊重する社会潮流によってこうした動きも衰退し、共同性が薄まってゆく。二一世紀に入ってそうした個人化の傾向はさらに強まっていく。昔ながらの民衆的信仰や伝統的宗教、地域共同体はよりどころにならなくなり、人々の死生観やスピリチュアリティもまた個別化してゆくことになる(3)。こうした状況は先述したホスピス緩和ケア運動とも影響を与え合い、市民が死について考える動きにもつながってゆく。

宗教学者の島薗進によれば、個別化したスピリチュアリティはその後二つの方向性へと進んでいった（島薗 2021）。一つ目は「癒しと自己変容のスピリチュアリティ」、二つ目は「痛みとケアのスピリチュアリティ」である（島薗2024a-e, 2025）(4)。

まず前者についてみてみる。島薗は、一九七〇年代ころからはじまった国内での「精神世界」への注目は単に一時的なブームに留まるものではなく、海外のニューエイジ思想などとも関連する世界的な現象であると捉え、それを「新霊性運動」と呼んだ（島薗1992）。こうした現象は、教義や組織を持つ従来の救済宗教とは異なり、あくまで個人をベースとしながらも癒しや自己変容をポジティブに鼓舞する性質を持っていた。

こうした癒しを志向する動きに続いて、「痛みとケアのスピリチュアリティ」が見られはじめる。個人化が進行するというのは、人々を知らず知らずのうちにつなげていたつながりが失われ、それぞれが孤独になってゆくプロセスでもある。依存症や引きこもりの人にみられるように、孤独の深まりを反映した痛みの表現と共有が進んでいく。また、この時期には、癒しやポジティブな自己啓発だけでは扱いきれない苦悩や痛みを伴う大きな事件が連続して起きる。一九九五年の阪神・淡路大震災や地下鉄サリン事件、二〇〇一年のアメリカ同時多発テロ、二〇〇五年の福知山線脱線事故、二〇一一年の東日本大震災など、大きな事件や自然災害は、多くの喪失と悲嘆を生み出した。個々人の孤独の深まりやこうした事件の記憶は、痛みを自覚して、それを抱えつつ他者と支え合って生きるという、後者のスピリチュアリティとして展開されることになる。

痛みとケアのスピリチュアリティの代表的なものとして、ＡＡ（Alcoholics Anonymous アルコホリクス・アノニマス）(5)に由来する自助グループ活動や、グリーフケアの広がりが挙げられる。ＡＡの活動では、12ステッププログラムという、特定の宗教にはよらない形で自己の限界を自覚し、超越的な存在や力を意識することで困難に耐える力を養おうとしている（Kurtz1991=2020: 21-23）。ＡＡ自体は一九三〇年代にアメリカで始まったものだが、国内では九〇年代以降くらいからこうした12ステップ系の活動が多くのつらさを抱える人たちの自助グループに取り入れられ、広まっていった（島薗 2021:147-148）。

また、死を前にした人の個別のケアにとどまらず、遺族会など、自身の悲嘆や苦悩に向き合いつつ、場の力を借りながら、痛みや悲しみとともに生きることを志向するグリーフケアの活動も盛んになってきており、こうした動きも後者のスピリチュアリティの現れといえる（島薗 2021）。こうした痛みとケアのスピリチュアリティは、先述した海外や医療での動向、つまりホスピス緩和ケア運動や、クラインマンが注目した実存的な領域への関心などともシンクロしながら現代社会に広がりをみせている。

こうした潮流の中で、医師たちは、それぞれの患者との関わりの中で自らの死生観を問われ、自己を振り返りながら医療実践を行うことになる。医師たちは、さまざまな経験を通して他者の意味世界に対する理解を深め、責任感覚や役割認識の変化を経験するが、その変化に最も大きく影響する可能性があるのが自分自身で身をもって経験する喪失体験である。そこで本章では、医師の喪失体験、なかでも家族との死別や自身の健康の喪失の体験を検討することを通して、医師たちが自己を超えたものへの感覚を深め、生に伴う受動性を引き受けてゆく過程を描く。このことを通して、現代における医師としての役割認識と責任の感覚の変化をより深く捉える手がかりを得ることができるだろう。

二　患者を悼む——いのちに関わる責任の感覚

第4章三節に登場した宇野医師は、疼痛緩和がうまくできなかった女性患者のことを今も思い出しながら診療している面があると述べている。この患者との関わりが、宇野医師が産婦人科の医局を去り、在宅緩和ケアへと向かうきっかけとなり、今もなお影響を与えつづけている。宇野医師だけでなく、患者との関わりの経験が、患者の死後も自分に影響しつづけることを述べる医師は多い（例えば、小堀 2018；花戸 2018；岡部 2010；関本 2020；Son et al. 2021 など）。

本節では、医師が患者の死をどのように捉えているかの語りを検討し、この経験が、いのちの重みの実感や責任の感覚とつながっていることを示す。

1　いのちの重みを伝えたい——神保健斗医師

チームプレイの魅力

神保健斗（じんぼけんと・三〇代）医師は、家族が病気で入退院を繰り返しており「患者側の家族で育った」経験から医学部を目指すようになる。中高では挫折して孤立したこともあったが、手を差し伸べてくれた先生がいたこともあって前に進むことができた。その経験から「困っている人がいたら、みんなの評価が悪くても自分の判断をして、自分が救うというほどのことじゃなくても、ちゃんと自分の判断をしなきゃいけない」と思っている。中高は野球に熱中していたが大学からはラグビー部に入り「自分が犠牲になっても味方につなげるとか、自分は目立たないけれども、そのチームメイトのために痛い思いをする」といったような経験を通して、チームプレイの魅力に目覚めた。外科系に興味があり、最終的に外科と整形外科とで迷い、外科を選択した。外科系の研修は非常に厳しかったが、ラグビーと同じく「チームでやっているところ」が楽しかった。

在宅医療に踏み出す

神保家は共働きで、育児の都合もあって忙しい病院の外科で働きつづけることが難しくなってきた。そこで、昔からなんとなく興味があって「五〇歳、六〇歳ぐらいになってからやってみたいな」と思っていた在宅医療に踏み出すことにした。医局長の先生に「やるなら外科はやめて、ちゃんとしたところで〔在宅医療を〕やりなさい」と言われ、外科を退職して在宅医療のクリニックで働きはじめた。また手術をしたいという思いもなくはないが、今の勤務先は基本的に医療依存度の高い重症患者さんも含めて受け入れており、患者さんの家にも自分一人で訪問し、他の職種との連携も全部自分が中心になって行うシステムで、地域を巻き込んだチームワークのやりがいと充実感を感じている。

神保医師はがん末期の若い患者さんとの関わりが強く印象に残っている。症状コントロールのために入院したが、苦痛症状の緩和が難しく、鎮静しか手段がないということになった。本人も家族も鎮静は望まず、結局症状緩和が不十分なまま退院となってしまった。自宅に戻ったものの症状緩和はやはり難しく、その結果、本人は自殺寸前のところまで精神的に追い詰められてしまった。「本当に全部聞かないとまずい」と思って本人と親のそれぞれに何時間も時間をかけて、本音や今までの家族の関係について話を聞いた。訪問看護師も事情を知って柔軟な対応をしてくれ、結局その方は夜だけ軽く鎮静をして過ごしたのちに自宅で亡くなった。それまでは「症状緩和のために点滴だとか、腹水穿刺だとか、いろいろ処置をしていて、そこをやることが絶対大事だと思っていた」のだが、在宅でがん患者に関わるにあたっては、「その処置以外の前後というんですか、それ以外もちゃんと全部幅広くみないといけないんだ」ということを学んだ経験だったという。

いのちの重みを伝える

この経験は神保医師にとって、本人の体の状況だけでなく、「それ以外」にも大きく視野を広げるきっかけとなった。病院でもたくさんの死に関わってきたが、在宅で看取りに関わる経験を通して、どの事例も「一人一人重みはある」ことを実感し、「一つ一つが、病院で看取ってきたのよりすごく重い」と感じるようになった。

家族のケアという意味でも、世代をまたいで人の死やいのちの重みについて伝えることの重要性を感じ、これから取り組んでいきたいのは「教育」だという。病院死が優勢な現代では、自宅で亡くなる人はまだまだ少数で、「やっぱり人が亡くなる過程というのを知らないで過ごしている人が多い」と感じており、「そういったのを今の子供たちの世代に教えてあげたい」と思っている。「どういうふうにつながるかはわかんないんですけれども」と言いつつ「例えばそういったのが、もしかしたら若い世代の自殺予防の何かにつながるかもしれない」という気持ちもある。

具体的にもいくつか工夫をしている。例えば、小さい子供がいる家では、家族が「先生がいるから、あっち行って」と子供は別室に行かされてしまうことが多い。そんな場面でも、神保医師はあえて「こっち来ていいよ」と話しかけ、聴診器を触らせたりしてなるべく関わってもらうようにしているという。また、近所で開業している同年代の医師と協力して、中高生をはじめとした子供たちに、在宅医療に同行してもらい、いろいろなことを感じてもらうといったような試みもはじめている。自分の子供も何度か訪問診療につれていったことがある。それは彼らに医者になってほしいということではなく、高齢化が進み「おじいちゃん、おばあちゃんがいっぱいいる世の中にどんどんなっていく」中で、限りあるいのちの重みを感じて欲しいという思いからである。神保医師は在宅医療に関わるようになって、外科医時代は考えもしなかったいのちの重みを感じるようになった。それを次の世代に伝えたいと考え、自分にできる形での死の準備教育として実践している。

2　託された責任——羽石博医師

羽石博（はねいしひろし・三〇代）医師は卒後一四年目である。母親はカトリック教徒だが自身は特に信仰はない。臓器ではなく、人の全体に関わりたいと考えて血液内科医として働いたあと、現在は郊外で在宅療養支援診療所を開業している。開業の誘いを受けたときは、家庭の事情などさまざまなタイミングが重なっていたこともあり、「一年ぐらいならいいかな」というような軽い気持ちでその誘いを受けたという。はじめてみたところ「ちょっとやりがいを感じちゃって面白くて、他に行こうかななんていう思いももう超えて」今の地域で頑張ろうと思うようになった。最近はスピリチュアルケアに関心を持ち、臨床宗教師との連携などにも取り組んでいる。

羽石医師は、医師になってからずっと、看取ったすべての患者の名前と命日をリストにして記録している。特に誰かに言われたわけでもなく、「人の死とかにやっぱり昔からちょっとただならぬものを感じていた」こともあって、自分から自然にはじめたという。調査の中で、看取った患者のリストを作って忘れないように時折見返すという医師は羽石医師以外にも複数見られた。いのちの重みの感覚が無意識にそうさせていると言ってもよいだろう。

誰かに公表したりとか、全然そういうのじゃなくて、なんか忘れたくないというか……要するに、やっぱり自分がその人の最期に責任を持ったので。どうせ忘れていくと思うんですが、忘れないためになんかちょっとこう〔書き留めておきたい〕。最初の頃〔に担当した患者さん〕は、名前だけ聞いても顔も出てこない人もいるんでしょうが、この十何年間で死亡診断書を書いた人の名前とかは、何となく自分の中で尊敬の、敬意も込めてなのか、忘れたくない。せっかく自分にその最後のバトンを託されたので、なんか記録しています。

インタビューの少し前に羽石医師の祖父母が相次いで亡くなった。九〇歳を超えて世間的には大往生と言われるような最期で、頭ではわかっていたものの悲しみは深く、「翌日は一日泣いていた感じがします」という。母親が祖父母の介護をするときに、娘というアイデンティティで接しているのを見て、「そこからやっぱりいのちがつながってきている」と感じ、祖父母の死に孫世代として関わることで、自分の生につながる「縦の糸」を感じることができた。この経験は羽石医師にとっては大きな気づきであり、自分の子供と若い世代それぞれへ伝えていきたいと感じている。自分の子供には祖父母のお骨を見せたり、今後子供が大きくなった後も、子供が折に触れて祖父母に手をあわせるように促したりすることで、代々の命の感覚に気づいていけるような教育をしてゆきたい。また、若い世代一般への働きかけとしても祖父母世代の看取りに関わることの重要さを今後発信してゆきたいと思っている。このように「縦のつながり」の尊さを大切にする一方で、亡くなった患者とのつながりは「自分の横の広がり」であり「縦のつながり」と同様に大切に感じている。死の経験を通じてこそ、自分自身が他者との絆の中にあることの自覚が深まっていると言える。

羽石医師は「人が好き」と言い、「人と人の縁が本当に宝物というふうな認識はとてもある」という。自分は家庭環境含め、自分の努力だけで得られるものではない縁に恵まれてきたと思っており、だからこそ人と人との縁は大切にしたい。自分の記憶力も二〇代の頃のようにはいかなくなってきたと感じながらも、「根本的には患者さんとの出会いも宝物の一つなので、いずれ忘れていくんだけれども、完全に記憶を消し去る前になんか残しておきたい」と思っている。当初は医師と患者という関係で出会ったものの、それもまた一期一会のものであり、最終的には「いのちを最後に託された感じ」で関わった相手に対して、「責任を自分が持ったわけなので、責任放棄はできない」という感覚がある。記憶はいずれ薄れていってしまうにしても、それでも、簡単に縁を手放す、記憶を手放すことは「責任放棄」だと感じている。

3　反芻しつづけ、いのちを引き継ぐ

医師にとって「死は敗北」だという言説はよく語られてきた。さらに、医師は職業者として死に慣れてしまうので患者の死もルーチンの一つとして扱うというステレオタイプで語られがちであった。今も医療にはそういう面が少なからずあるのも事実であろう。しかし、医師の内面に目を向けると、宇野医師や神保医師のように、ある患者との関わりをずっと覚えていて、その経験を通じて学んだことをその後の患者との関わりに生かす医師もいることがわかる。

三井さよは看護師の聞き取り調査を通じて、看護師が職業的に患者の死と関わるときに「職業者であることを超えて、固有性の認識に基づいて捉えてしまうことがある」（三井 2006a: 148）ことを明らかにし、患者の死から学んだことを「次の人につなげていく」（三井 2006a: 148）という、一見患者を一般化し、個別性を無視するように見える方法をとることで結果として「固有な『その人』を『生かして』いく道」（三井 2006a: 148）につなげ、患者の死を職業者なりの方法で悼んでいる例が少なくないことを示している。

看護師だけでなく、医師の中にも、患者の死を「次に生かす」ことを通して、患者の死を悼み、患者の生を引き継いでいこうとしている者がいることがわかる。神保医師は看取りの経験を通して一人一人のいのちの尊さを自覚し、その結果として目の前の一つ一つの絆を大事にすることを学ぶ。そのことを自分の中にとどめるのではなく、患者との関わりで感じ取った「いのちの重み」を他の人へ、他の世代へと伝えてゆこうとしている。羽石医師も祖父母の看取りを通して、世代をまたいでいのちが引き継がれてゆく感覚に気がつき、それを伝えようとしている。

在宅医療を行いつつ死生学領域を切り開いた岡部健医師は「看取りを支える文化を作る」ことが在宅医療の一つの使命であり「すでに死を受け止める能力を喪失した社会を、再び死を受け止める社会へと再構築していくという課題」に取り組む必要があると述べた（岡部 2010：12）。岡部の発信から七～一〇年が経過した今回の調査段階では、在宅医療の広がりとともに、子育て世代である三〇代の医師たちが在宅医療に関わるようになり、その中でいのちの重みを感じ取り、自分の子供も含めて次の世代へと手渡してゆこうとそれぞれなりに模索しながらの実践をはじめていることがわかる。

羽石医師をはじめ、その患者の死をなるべく記憶の中にとどめ、忘れないことが「責任」であると考える医師も複数みられた。近年グリーフケアへの注目もあいまって、医師が死後も関わるということは「患者のお葬式にいく」「遺族に弔問に行く」「グリーフケア外来を開設する」というような具体的な目に見える行動で評価されやすい。第3章一節4項でも述べたように、医療には「何かすること」を求める強い圧力がある。積極行動主義に基いて目に見える行動をとることは重要なことなのだが、患者の葬式に行きさえすれば、遺族の弔問に行きさえすれば、それで死者との関係が成立すると言えるのか、といったらそうではないだろう。弔問に行ってお線香をあげることが業務の一環となってしまっては、死者と関わりを継続し、いのちに関わる責任をわかち持っているとは言いにくい。この責任のわかち持ち方は、目に見えない内面のレベルで問いかえされつづける問題でもある。

前章では意思決定に関わる中で、関わりの時間を患者の死後まで延長する事例を示した。この長い時間軸の感覚は、患者の死後もその患者との経験を次に生かし、忘れないで反芻しつづけ、次につなげる実践として展開されているとも言える。何もかもが不確かで迷いながらの実践の中で、医師たちは自身の喪失体験を参照することがある。自分自身の喪失体験は患者を看取るよりも、身をもって経験する分、死生観にも実践にも大きな影響をもたらすと考えられる。そこで、次節では医師自身の喪失体験について検討してゆく。

三　近親者を悼む――医師自身の喪失体験

1　悲嘆や苦悩を通した他者理解の深まり

宗教学者の北沢裕は医師の死生に関する「『気づき』が豊富な臨床経験よりも個人的な霊的体験や死別体験に根ざしている」傾向があることを、医師の著作の分析から指摘し、以下のように述べる。

> 多くの宗教文化に見られる、死後世界の物語や死者のための祈りや執り成しなどの仕組みは、生者と死者が死を越えて繋がりうることを繰り返し表現してきた。それは孤独ではない、死後もなお生者と結びつく死者のあり様であり、生死の共有モデルである。私の「生」が無数の他者との交流、相互作用の中で築かれていくのと全く同様に、私の「死」もまた無数の他者との交流の中で紡がれ、それは死後も継続していくものである。（北沢 2014: 400）

身近な家族らの死の経験が医師の死生観に大きな影響を及ぼすのは、ある意味では自然なことである。哲学者ジャンケレヴィッチは、死を、自らの死つまり「一人称の死」、家族や近親者の死、つまり「二人称の死」、そして第三者の死つまり「三人称の死」の三つに分類した（Jankélévitch 1966=1978）。概念的に捉えられた匿名の死、一般化された死である三人称の死は、自分自身に大きく影響を与えることが少ない。

医師は三人称の死として患者の死を扱うとよく言われる。例えばジャーナリストの柳田邦男は、自死により脳死に陥った息子の臓器移植をめぐる経験をもとに、医師は患者の死を三人称の死として扱う傾向があるが、二人称の死の視点も取り入れるべきだという提言を行っている（柳田 1999）。

客観的な第三者として患者と距離をとるのは医療の基本的な態度だが、それだけでは慢性疾患が増え、ケアが求められる現代の医療においては不十分である。そうした問題意識に基づいた在宅医療を行う医師の内面を検討すると、医師たちがさまざまな経験を通じて心を動かされ、自分を変えながらもなんとか医学的な正しさを手放さず、患者にとっての最善を自分たちなりに模索しつづけながら粘り強く関わっていることがよく示されている。これは、いのちの重みを感じ取り、他者のいのちに関わった責任を持ちつづけること、そして死者の記憶を、次の患者へ、次の世代へとつなげることで生かしてゆこうという意識へと展開されている。少なくとも在宅医療においては、医師は第三者として患者を匿名化している、というシンプルな整理では不十分ではないだろうか。このような実践を、二人称の視点も含みこんだ医療実践の一つの形と捉えることも可能だろう。

一方で、患者の死に専門職として関わることと、一人称の死や二人称の死の経験、つまり自ら死に直面する、あるいは近親者の死別を経験することは、当然ながら質の異なる経験である。自分自身が身をもってそのプロセスに巻き込まれ、その中で自分ごととしてさまざまな選択をしながら関わってゆくことだからである。自分自身が苦悩の経験を生き、痛みを抱えることを通じて、患者や家族の経験への理解や共感が深まる。それはまた、自分の意思ではどうにもならないことがあるという生の限界性の認識を深め、いのちの尊さへの感性が深まることでもある。

北沢が「生死の共有モデル」として言及した共同的な死への関わり方を、宗教学者の島薗進は悲嘆の共同性という角度から焦点化した（島薗 2019）。島薗は近代化によって個人化が進行し、悲嘆を受け止める伝統的共同体がうまく機能しなくなった社会でいかにして死生にまつわる悲しみをわかちち「ともに悲嘆を生きる」ことができるかという問題意識からグリーフケアに着目し、悲嘆や苦悩のわかちあいの諸相を論じた。

死を前にした苦悩の医療者によるわかちあいの例として、島薗はすでに本書で何度か触れている、宮城県仙台地域での岡部健医師の在宅医療の実践を取り上げる。岡部は看取りを支える文化をつくるために、宗教文化が支えてきた死の不条理さへの関わりが必要だと考えた。医療者の視点は限られており、それだけでは死にゆくプロセスを支えるのは困難であるとして岡部は多職種連携の方向を目指し、死の不条理さと関わる宗教文化の働きを臨床宗教師という現代的な形で継承、発展させた。医師として、自らの役割の限界を強く意識しつつ、それを超えていく方向を臨床宗教師との協働という形で組み込もうとするものだ。

岡部は、医療者は合理的であることが本分であるため、死を前にした苦悩のわかちあいは不可能だという前提でこうした取り組みを行った。多職種連携が重要なことは言うまでもないことだが、死生観という意味で在宅医の内面を見てゆくと、必ずしもその前提が正しいとは言い切れないように思われる。医師自身も死生観を養いつつ、死を前にした患者や家族と交わる姿勢を持とうとする。これは、すでにチャプレン制度がある欧米の病院を念頭に置いて、死に向き合う医療の必要性を説いた医師で、キリスト教には距離を感じていたキューブラー＝ロスが強く意識したところだった。死を前にした苦悩に関わる経験を通じて、パーソンズが指摘した古典的な医師役割とは異なる役割意識を持ち、規範を変容させることで死の前の苦悩をわかちあおうとする実践が見られることは、第3章、第4章ですでに述べた。

筆者が第3章、第4章で指摘した在宅医の役割意識はあえて自分から積極的に医師役割を相対化し、受動的になる意識と言い換えることができる。医師は医療の不確実性のもたらす緊張から逃げることも不可能ではない。関わりを限定することや、何かを能動的にすることへの期待を逆手にとって効果が見込めないことがわかっている治療をつづけることなどは、こうした防衛のための古典的な方法である。本来能動的に行動して問題解決することが求められる専門職が受動的にふるまうのは怖いことである。そこで、小さな能動的行動をつづけることで、受動的になることを避けようとする。

しかし、ここまで見てきた在宅医はそこであえて不確実なプロセスに身を委ねて受動的になることを選んでいる。それは、人間がそもそも自分の意思だけではままならない限界の中で生きていると自覚し、生に必ず伴う受動性を自ら引き受ける過程と重なっている。

本節では、在宅医が、自分の喪失体験、そのことによる悲嘆や苦悩の経験を通して他者にもそれぞれ独自の考え方があることを身をもって認識し、その結果として役割意識や死生観に変化が起き、受動性を引き受けるにいたる語りを検討する。もちろん、他者それぞれの独自性を認識するにいたる道筋は喪失体験だけにあるのではない。ましてや、医師が家族を亡くさなければよい医療ができないという意味ではない。あくまで他者それぞれの世界の内在的理解にいたる一つの象徴的な例として、喪失体験を取り上げたい。

2　患者を覚えている医師──堅田隆史医師

外科医になる

堅田隆史（かただたかし・三〇代）医師は関西にある代々浄土宗の寺院に育った。父親が寺の敷地内に医院を開業している。堅田少年が子供の頃はお寺での葬儀も多く、住職だった祖父や父が亡くなった方や遺族と関わるのを見る機会も多かった。明るくクラスのムードメーカー的な存在だった堅田少年は、地元の進学校に進学し、部活の野球に熱中した。医学部を目指したのは周囲に「誘導された」からという。宇宙飛行士に憧れた時期もあったが、医学部を卒業して宇宙飛行士になった向井千秋さんの例などを踏まえ、医学部進学を勧められた。そんなものかな、と誘導された面もあるが、一方で、祖父と父が「檀家さんとかとすごい信頼関係を築いていた」ことにどこか憧れもあり、漠然と「いのちに関わる仕事はしたい」と思っていたのもある。

国公立の医学部に入学後、勉強はほどほどに野球に熱中して過ごし、消化器外科を進路に選んだ。手術をすること自体が好きでたまらない外科医が多い中、堅田医師は周囲の人の雰囲気の良さを中心に進路を選んできたので、手術も好きで楽しくはあったがのめりこむほどではなかった。それよりも面白さを感じたのは患者としっかり人間関係を築いて関わることだった。外科では、がんの診断や手術だけでなく、再発時の化学療法、終末期の緩和ケアなど、手術以外の関わりも多いが、これらを「どっちかというと雑務と片づける人のほうが多い」と感じていた。最初は怖さもあり、がん患者の「病室に行くのもすごく嫌やった」が、慣れると、患者と対話して信頼関係を築くことに面白さとやりがいを感じるようになってくる。

その後他院に異動になり、「人生の師匠」の谷川医師に出会う。父の同級生でその病院の外科部長だった谷川医師は「いい医者とは、『患者のことを覚えている医者』だ」と言っていた。谷川医師は、実際に入院中の患者も過去の患者も、自分が担当していない患者も細かいところまで全部覚えていた。堅田医師はその病院で数年働いた後、大学病院に異動になり、下積みの期間に入るが、その頃、父の病気が発覚した。

父の病い

六〇代後半だった堅田医師の父親は「最近ビールおいしくないなと感じて」自分で検査をし、肝臓がんの診断にいたった。「最初にがんが発覚したときが、一番おちこみましたね」と堅田医師は振り返る。谷川医師に診てもらいたい、というのが父と堅田医師の一致した希望だった。堅田医師にとって谷川医師は「医師としての責任感とか姿勢がすごく尊敬できる人」であり、父にとっても「こいつにだったら切ってほしいというすごい信頼関係が昔からあった」ことがその理由だった。もう一つの父の希望は、「場所はお家で、息子に看取ってほしい」ということだった。腫瘍は大きく、その時点で再発の可能性は高かったが、転移がないことから完治のわずかな可能性にかけて、夏に手術に踏み切る。病室で家族と手術が終わるのを待っていたところ、谷川医師から電話がかかってきて、手術室に入るように言われた。仕方なく見学し、最後の閉腹のみ自分で行った。普段の手術とは違う経験だった。

あれは勘弁してほしかったな。血が出たらドキッとしますしね。やっぱりいつもと違う景色でしたね。もちろん肝臓の手術なんか何回も入ってるから、同じ臓器も見てるけれども。なんやろな、ほんまに景色が違いました。肝臓の手術なので絶対血が出るんですけど、出たらドキッとして冷や汗出たりして、あかんやんと思って。（略）嫌やったな。

父は術後、息子がお腹の傷を縫ったことを知って喜んでくれたという。しかし、翌冬には全身の転移が見つかった。「あと半年」と厳しい予後を覚悟し、堅田医師は実家を継ぐために大学病院を退職し、実家の医院での診療を開始する。

実家を継ぐ

父のがんの全身転移が判明したことは、堅田医師にとっては父の死が近いことだけでなく、外科医としてのキャリアの終了も意味していた。父の死を前にした悲しみに加えて、外科医として一通りのことができるようになり、これから第一線で活躍できる時期、「この後の一〇年はたぶんむちゃくちゃ楽しかったと思う」時期を前にして外科医のキャリアが終わってしまうことへの寂しさもあった。

大病院中心の経験から開業医の仕事を「どうせ何もできひんのでしょう」と「ちょっとバカにしていた」自分もいた。

できるならばあと一〇年くらい、親父にいろいろやらせて、外科医をやりたいと思ってたんですよ。別にオペ嫌いじゃなかったので。のめり込んではなかったんですけど。好きやったのでね。やりたかったんですけど。

しかし堅田医師は「自分の人生の方向性は、自分が思うようにいくことが半分、他からの因子で半分きまる」「人生ってそういうものだよね」とも思っていた。残念な反面、新しい挑戦に「少しわくわくするような」気持ちもあった。なにかあったら父に相談できるようにして診療をはじめたときに、父もまた「患者のことを全部覚えている医師」で「すごい医者であったこと」に気づいた。処方は最新の知識も踏まえた無駄のないものばかりで、患者のことを「むちゃくちゃよく覚えている」ため、「自分のことわかってくれてはる人」として「患者さんも全幅の信頼をおいてる」のがすぐにわかった。「目に見えるところじゃないところに、すごい関係がある」のを目の当たりにし、今でも「僕の目指す医師像」だという。

父の看取り

幸い抗がん剤が奏功し、しばらくは父の体調も落ち着いていた。転院して高度先進医療を受けるかなど家族も迷い、話し合いを繰り返したが、父の谷川先生に診てもらいたいという軸はぶれなかった。一年ほどして薬の効果がなくなり治療を中止することになった。医師としては今まで何度も話してきた内容だったが、家族として聞くのは絶望的な経験だった。

覚悟してたのに、〔化学療法の中止の宣告を〕何回も何回も自分もしてきたのに、やっぱりこんなに絶望するんや、というのはすごい思いましたね。（略）僕も第三者の立場でも、もうやめときましょうと何回も肩をたたいてきたけど、肩をたたかれたときの家族ってこんなに絶望するんや、と思いました。

その宣告の直後、父は急激に衰弱し、動けなくなってしまった。父の「家にいたい」という意思に従って在宅介護体制を整え、家で過ごしていたが、さらに衰弱が進んできたときに、病院に行けば治るかもしれないという考えが堅田医師の頭をよぎった。父に聞くと、父も「病院に行く」と答えた。「〔家で最期まで過ごすことを〕何回も何回も確認をしたけど、やっぱりぶれたんですよね」と堅田医師は言う。

その後、親子ふたりで再度相談し、父親も納得して、家で最期まで過ごした。息子に家で最期まで見て欲しいという言葉も真実である一方で、気持ちがぶれることもある、それが人間なのだろうと思っている。当時も悩み、今でも思い返すことは多いが、その過程で何度も相談を繰り返してきたことで「多少救われてはいる」という。この経験が、堅田医師にとっての初めての在宅看取りだった。

自分の中に見えてきた継続する絆

「自分の人生にこれから一番影響を与える患者は間違いなく父やと思います」と堅田医師は述べる。父の看取りが医師として一番のターニングポイントであり、その過程では、治療の場所や内容より「誰に」診てもらっているかが重要だと強く感じた。どんなときも谷川医師がいることで父も家族も安心感があり「この人にまかせといたら、最悪治療なしと言われても多分納得してたと思う」とすら感じている。父や谷川医師が築いていた信頼感を自分なりにつくろうと、外来でも患者のことをよく知ることを意識しながら関わるようになった。

そして気がつけば堅田医師自身も谷川医師や父と同じように「患者のことを覚えている医師」になっていた。夏休みに代診を依頼した後輩から電話で相談があったとき、患者の名前を聞いただけで、カルテが手元になくてもすぐに思い出して指示を出し、後輩から「なんで名前言っただけでわかるんですか？」と不思議がられた。

ものすごい考えるんですよ。自分が最終責任者だし。何か今そうやって振り返ると、〔勤務医の頃は〕全部人まかせにしてたんですよね。やっぱり自分でやるけど、どこか最終責任はとらへんし、なんか手術楽しいなとかそういうことだけで。自分で責任を持ったら、めっちゃ考えますし、調べたりもするし、何回もカルテ見たりとかもするし。こういうことなんやというのが最近わかったんです。これだけ見てたら覚えるよなというのがあって、より最近その言葉を嚙み締めてるところですね。めちゃめちゃいろいろ考えてというのを人一倍してはったんやな、というのをすごい思って。ただ単に記憶力がいいという問題じゃなく。

自分が父や谷川医師のように「患者のことを覚えている」医師になったことに気づき、自分の中に生きる父や師匠を見いだし、その言葉の意味をさらに深く理解することになった。

患者のことをよく覚えているというのは、羽石医師が、最期に関わった患者のことを忘れることは責任放棄だと感じるという語りにもつながっている。堅田医師は僧侶でもあるため、患者の死後にお経を上げに行くこともある。「よく覚えている」というのが単に診断治療を深く考えるという、生きている範囲の関わりだけにとどまらず、死後も含めた視野での言葉であることがわかる。「何回もカルテ見たり」して「最終責任者」として「めちゃめちゃいろいろ考えて」真剣に関わり、「よく覚えている」ことを通して一人一人のいのちの尊さと、そこに関わる責任をわかち持とうとしているということができる。

喪失への反応である悲嘆についてはフロイトの「悲嘆とメランコリー」以降、さまざまな議論が積み重ねられてきた。フロイトおよびそれに続く理論は、死者との関係や思い出にとらわれつづけるのではなく、とらわれを減じて前に進むことに焦点が置かれてきた。これに対して、アメリカの宗教心理学者のデニス・クラスは日本人の死者との関わりも参考にしながら、生者の心の中に存在しつづける故人との結びつき、つまり「継続する絆」を通してこそ心の整理（喪の仕事）が有効に行われると主張した（Klass 2001=2007）。堅田医師は亡父との継続する絆を通して「患者を覚えている医師」という医師像を練り上げ、専門職としての支えにしている。この医師像は、羽石医師が患者のことを忘れるのは「責任放棄」と感じていることと関係し、単なる診療、つまり生きている間に誠実に適切な医療行為を提供するだけでなく、死後も含めて、「患者のことを覚えている」という言葉で象徴されるように、その人の生に関わる尊さと重みを自覚することにつながっている。

3　生きるように生きることを支える——松島直樹医師

医師になる

松島直樹（まつしまなおき・五〇代）医師も中部地方の代々続く浄土真宗の寺院に生まれた。父の代から医院を開業した。弟と二人兄弟で、幼少時代は「生活が厳しい状態の中で、父が開業医として立ち上がっていくとき」であり、親戚と一緒に生活していた時期もあった。当時は地域での寺の存在感が大きく、定期的な行事を通じてご門徒さんとご近所づきあいをすることも多かった。「跡継ぎさん」「医者の息子は医者でしょう、でもお寺も継がなきゃいけないから大変ね」などと言われながら育った。父が医師として僧侶として人と関わるのを見るのは「不思議な体験」でもあった。父が白衣を着て往診にいって患者さんを看取り、その後数十分もしないうちに「衣に着替えて枕経を読みに行く」こともよくあった。それは「嫌な感じ」「不思議な感じ」であり、「医者って救うもの」なのに「どうやって心の切り替えを父親はしてたんだろうな」という不思議さを感じていた。

子供の頃から寺と医院の跡継ぎだと言われてきたこともあり、「そうなんや」と思いながら、中学高校と過ごしていた。大学受験のときに「本当にこれでいいんだろうか？　と初めてそこで疑問に思った」が、父親からも「［医学部に］入ってからでも考える機会はある」などと言われ近隣の国公立医学部に入った。強い志があって医師になりたいというよりは、「跡をつがなくちゃいけないので、その中でできることを考えてちゃんとやればいい」というような姿勢で、「目的があって何かやりたいというよりも、何かその中で興味あるものが見つかればいいなあというくらいの感覚」で「学生生活を謳歌していた」という。

継続する絆

医師になる前は、父親の診療についていき、亡くなっていく患者さんを見たことはあったが肉親の死は経験したことがなかった。そのため研修医ではじめて人を看取ったときは「ショッキングで」「すごく強烈な死の印象があって。人ってこんなふうにして亡くなっていくんや、というのを目の当たりに」した経験だった。

看取った一人目というのは白血病のおじいちゃん。大学病院で研修したときにそこで初めて研修医として持たせてもらった方でした。その頃はクリーンルームがほとんどの大学になく、白血病の人は亡くなってた時代で、抗がん剤も打てばどんどん悪くなっていくみたいな感じ。クリーンルームがないので当然清潔操作で入っていくんだけど、そんなキチッとしたものではなかったし、抗生剤を使いながら白血球が上がってくるのを祈りながら待つくらいの状態。そんな時代でオーベン(6)の先生に教えてもらいながらずっと見てて、寛解・増悪を繰り返しながらもだんだん悪くなっていって、最後全然〔治療に反応して白血球の値が〕立ち上がってこなくなって、感染を起こして亡くなってかれたんです。

その方が亡くなっていく様子を、研修医なので、毎日毎日、一日二回とか状態はどんなふうか見に行って、なにもできないので話聞くくらいしかできなくて。今思えばスピリチュアルケアになっていたのかもしれないんですけども。日に日に弱っていくんだけど、自分は何もできない。無力感をすごく感じていて。「そういうものだよ」と周りの先生には言われるんだけど、何もできないのもつらいものだなと。

初めて行った死亡確認も、感情が揺れ「詰まってしまってなかなか言葉がでなくてね。感情移入しちゃって」「医療者としてこんなんでいいのか」と思う経験だった。「僕はどうやって人を看取っていけばいいんだろう」という問いをこのときから持ちながらも、何人か看取るうちに次第に感覚が麻痺していく。一方で、「麻痺しててもいいのかな」という感覚も残る。その後も苦しい死を看取る経験を重ねていきながらも、人を看取ることを専門職としてどう扱っていいのかわからないままだった。

そのようにして過ごしていた研修医二年目のある夜、当直中に開業医だった父が脳出血で倒れたという知らせを受けた。父は当時五九歳。当直を代わってもらって駆けつけたがもう意識もなく「死を意識したし、不安で押しつぶされるような気持ちでした」という。幸い手術が奏功し、重症だったが一命はとりとめた。しかし、半身麻痺と失語が残り、コミュニケーションが難しくなり、医師として復帰するのは難しい状態となった。

本人が強く在宅療養を希望したため、松島医師は介護しながら実家で診療していたが、当時は介護保険もない時代で公的な支援はほとんどなかった。一〇年程度の介護生活の後半、父は寝たきりで、二四時間の看護、介護は家族としても追い詰められ、疲弊する経験だった。大学の医局を離れて、実家の医院に戻って診療をしつつ介護をするというのは「父親の面倒を片手間でみながら、夜中に何回もトイレで起こされたりしながら、診察をしなくちゃいけないという状況もあって、けっこうしんどい」経験だった。「尊敬もしてた」父が「変わっていく姿を見ながら」「手をあげたくなる自分もいるよなっていうのがつらかった」という。そういう状況の中で徐々に父は弱っていき、最期は誤嚥性肺炎で亡くなった。

実家が寺院だとたくさんのお坊さんが読経に来るなど、葬儀等も大変で「本当にしっかり継いでやっていかなくちゃいけない」「家を守っていかなくちゃいけない」「自分のところの医院も含めて、家族も養っていかなくちゃいけない」と思い、「こんなところで泣いてられない」と感じていた。「父親が亡くなって悲しいのになんで泣けないんだろう」と自分でも不思議だった。亡くなって二〇年以上経っても父のことを思い出し、「ふと泣けてくるとき」がある。

いつも父親のことを考えながら自分が生きてるというのを感じることがやっぱり今でもある。開業医ってどんなものかということを、父親といろいろ話ができるかなと思ったときに亡くなってしまったので。〔脳出血の後遺症で〕失語になってしまったので話ができないし、コミュニケーションが十分にとれない。開業のノウハウってあるじゃないですか。（略）しっかり聞いておけばよかったなと思うのですが、全然聞けない状態が一〇年間続いて、なおかつ亡くなってしまったので。お寺のことにしてもそうだし。

父と一緒に仕事をする機会がないまま医院を承継した松島医師は、父がどのような医師だったかを医師として知るチャンスがほとんどなかった。しかし承継した後、状況が変わり、患者さんたちから父のことを教えられることが多くなる。聴診器の当て方が父とそっくりだとか、こういうときはこうしていたといった話を聞く中で、医師としての父親像を再構成していった。

「こういうときに父はどういうふうに考えるんだろうとか、考えながら診療することが今でも結構あるんです」という。若い頃は、具体的な実践面での細かい点で父はどうだったかと考えることが多かったが、歳を重ね、当時の父の年齢に近くなるにつれ「具体的なことよりも、むしろ精神的な面で思い出す」と思いだし方が変わってきた。今は「父親はこのときはこんな想いで診察していたのかな」と想像し、「父親の考えたことをなぞる」ことが多い。

生きるように生きることを支える

松島医師は死とどう関わるかという問題に長年「不思議さ」を感じていた。自分の僧侶としての立場も影響し、宗教と医療について考えるようになって一二〜三年になるという。きっかけとなったのはある患者さんの看取りである。

その方は高齢の女性で、自分の宗派の熱心な信徒さんだった。いつも「生きていることに感謝して」南無阿弥陀仏と言って手を合わせて拝んでいた。ある日とても具合が悪くて往診したときも「えらいえらい〔体がつらい〕」と言って何度も嘔吐し、少し落ち着くとまた念仏を唱えていた。その念仏は、体がつらいので念仏を唱えて良くしてもらおう、というわけではなく、「えらいんだけどそれでも生かされててありがたいという感謝の意味」での念仏だった。それを見て、宗教者として「すごい方がいるな」と感じた。その方は最期まで、「感謝しながら、お念仏を唱えながら亡くなっていかれた」。その経験も松島医師にとっては衝撃的な経験だった。

それは、「寄り添ってなんとかしますよとか、楽にしますよ、つらさをとりますよと言っておきながら、この人のつらさにとって自分はどんな意味があるんだろうとか、私は医者として何ができたんだろうかという部分が逆に問われる」経験であり「自分の中では、死はつらいだろうからこうしてあげなくちゃいけないとか、医療者としての医療やケアの押し売り的なところが実はあって、こうに違いないというのが見事に覆されて」「自分が医者として今まで関わってきた死というのはなんだったんだろう」と問い返されたと感じたからだった。

「やっぱり医者としてだけの看取りは浅い」と感じながらも、開業医として経営も考えなければならず「町医者というか、かかりつけ医としての責任感がある」こともあって、医院を閉めて外部に研修に行くのはなかなか難しい。自分に可能な範囲で研修生を受け入れたり、臨床宗教師との協働やグリーフケアなどの取り組みを行ったりしている。

松島医師にとって死は「こわいもの」(7)で、「医者になってもずっとこわかった」。病いや死に関する問題はどれだけ医学的に予測して希望通りになるように努力しても、思い通りにならないことも多い。昔の自分は、「自分の中にその方の死、いのちを引き受ける器がなかった」ので迷いがあったが、この患者さんの最期をかみしめ、宗教と医療について模索してゆくうちに、どのような死の形でも受け入れられる自分になることに視点が向くようになった。最終的にどのような形になっても、そこまでのプロセスを精一杯生きていたならばそれでいいと言える「覚悟」ができ、人間の病いや死というのはそもそも人の力の及ばないものなので、医療的に厳格に管理するよりもその方が「生きていくように生きていく」ことを支えるほうが大事かなと考えるようになってきた。

専門職の支えとなる継続する絆

地域の開業医として働くことは独特の経験である。孤独がついてまわることもその特徴で、二〇〇九年の日本医師会の調査では自由記述欄で孤独と精神的負担を訴える開業医が多かったと指摘される（日本医師会 2009）。日本の開業医院は近年でこそグループ診療が増加する傾向にあるが、医師一人の診療所がいまだ主流である。一度開業医院を承継すると、診察現場での悩ましい判断も経営についても一人で判断し、行ってゆくことになる。親が病いに倒れ、看取り、親の医院を承継することは家族を失うだけでなく、同じ医療機関で働く先輩を失い、慣れ親しんだ病院医療とは異なる医療を一人でやっていかねばならないことを意味している。開業して一人で診療している医師にとって亡き親との継続する絆は、私的な喪失の慰めだけでなく、職業者としての支えとして機能することがある。

堅田医師は父の病気により、医師としても大きな変化を迫られた。父の死にゆく過程に関わることは、家族を失うつらい経験でもあり、同時に専門職としてのあり方を改めて問い直す経験でもあった。「患者を覚えている」医師像を通して、それまで知らなかった医師としての父と出会い直したとも言える。そして自分もいつしか「患者を覚えている」医師となっていたと気づくことで、父と自分の継続する絆を見いだし、専門職としての新たな支えを得るにいたっている。

松島医師も、子供の頃から父の仕事を横で見る中で、死とどう向かい合うかという問題への不思議さや戸惑いを抱えながら成長した。父が元気でいたならば、そういった問題についても父と話ができたかもしれない。しかし、医師となってすぐの時期に、父は倒れてしまった。介護保険などの公的サービスもない時代、コミュニケーションも十分とれない中での長い介護生活は、体力的にも精神的にも大変な経験だった。身体は今までの父と連続しているが、麻痺も抱え、コミュニケーションも十分とれなくなってしまった父と暮らすことは、時には「手をあげたくなる」ほど追い詰められる経験でもあった。

家族療法家のポーリン・ボスは、このような失ったことが目に見えにくく、そのため自分でも喪失しているかどうかがわかりにくい喪失を「曖昧な喪失」と名づけている（Boss 1999=2005）。ボスは曖昧な喪失には二つのパターンがあるとした。被災や失踪などで行方不明の状態がつづき、おそらく亡くなっているだろうがその状態が確認できないパターン、つまり身体的に不在だが、心理的に存在している状況、そして、認知症などの病気によって体はそのまま変わりがないが今までと同様のコミュニケーションができなくなってしまうパターン、つまり身体的には存在しているが心理的に不在である状況である。どちらも、死別などのわかりやすい喪失と違って、本当に喪失したのかどうかがわかりにくく、喪失していること自体を他者からも認められにくいことが特徴である。残された家族は、喪失を受け入れて新たな生活に向けて進んでいったらいいのか、喪失を回避するために努力をつづけていったらいいのかがわからなくなり、混乱と葛藤を抱える。このダブルバインドな状態に置かれることは、ボスによればあらゆる喪失の中でも「最も破壊的」（Boss 1999=2005: 6）な経験であり、強い苦しみをもたらす。ボスは家族療法家の立場から、今目の前にいる曖昧な喪失の体験者にどう関わるかという支援者の視点で議論しており、自分なりに曖昧な喪失を生きる経験が当事者の死生観をどう深めていったかという視点は十分ではない。松島医師の語りはこの点で示唆するところが大きい。

松島医師は、一〇年に及ぶ介護生活の中で、父の体はそこにあるが、今までの父はもういない、という曖昧な喪失の中に置かれた。その中で見失ってしまいそうだった、医師としての父、尊敬していた父と、患者の話などを頼りに死後再び出会いなおし、それによって見いだした「継続する絆」を今でも支えとしている。さらに、念仏を唱えつづけ、生きることへの感謝を示して亡くなっていった患者の死の経験は、能動的に何かをすることで価値を生み出そうというのではなく、生きることの受動性を引き受けた上で何ができるかという、人間のあり方の価値に気がつく大きな転機となった。そして、これらの経験をより合わせながら、宗教者として、あるいは医師として死と関わることで、「ずっとこわかった」と感じていた死の捉え方がいつしか変わっていった。医学的に厳密にコントロールしようとするのではなく、その人が「生きていくように生きていく」ことを引き受ける器を持てる自分になることを目指すようになった。このような視野の変化は、他者のいのちを尊ぶ意識へと展開している。

この二人の医師は、死者である親との継続する絆を医師としての自己認識と医療実践の支えとしていると言える。次に提示する浅野医師の語りは、亡き親との継続する絆も大切にしているが、それだけではなく親が死に向かう日々の中で、自分自身が心と体を通して感じた悲しみの経験が、他者への共感へとつながった語りでもある。

4　不確実な未来に向かって生きる——浅野孝明医師

在宅医療との出会い

浅野孝明（あさのたかあき・四〇代）医師は大学卒業後、地元の大学病院の医局に所属して、呼吸器内科を中心として臨床を行ってきた。大学病院の医局では、医局の人事にしたがってさまざまな病院に派遣されながら専門性を磨いてゆく。浅野医師は、たまたま派遣された病院に在宅医療部があったのが在宅医療との出会いだった。

最初は引っ張り出されてはじめたっていう所だったんですが、行ってみたらこれ面白いなと思いました。そこには生活まるごとの中に入っていく、外来だと決して見せなかったような表情があり、生活ぶりがあり、家族との関係がありました。僕にはそれが少なくともめんどくさいとは思えず、どちらかっていうと一人一人に深く入れる、その時間がすごく大好きで、むしろ三分診療をやってしまう外来がストレスで、うーんと思ってました。

その後友人と都内で開業する。ユーザー目線に立ったサービス重視のスタイルではじめたが、経営がなかなか軌道に乗らず、「このままではこのモデルは崩壊する」状態になった。その時に「僕はあまり突飛な医療はできなかったので唯一できたのが在宅医療だった」「逆に在宅医療が好きだったってこともあってこの病院でもやりたいなーって思っていた」こともあり、自転車を買って一人で在宅医療を開始した。その後仲間が増え、今では地域を支える在宅療養支援診療所となっている。

母の看取り

浅野医師は母親を自分で看取っている。母はもともとがんを患い、手術を繰り返していたのだが、浅野医師が東京にでて数年したときに、胸水がたまっていることがわかった。その話を聞いて、「自宅は父と二人暮らしで、父はもう自宅で介護のかの字もできない人なので、このままいくと母はあの大嫌いな病院に、ひょっとすると終末期も含めて入院するはめになるな」と思った。地元に在宅医がいない状況で、母を大嫌いな病院に入院させて、自分が離れたところで在宅医療を行うというのは「とてもしんどくて、なんかもう目の前の患者さんのことを考えられないくらい自分がちょっと苦しい気持ちになった」という。

悩んだ末に、東京の仕事をすべてやめて、家族も連れて一度地元に帰り、少し離れたところにあった先輩のクリニックで働きながら母の看病をすることにした。「怖がりだった」母は浅野医師が病状を知っていてくれればいいとして、検査の結果も病状もすべて自分では聞こうとしなかった。浅野医師は、病状を聞いて、母や家族にどう伝えるかまで一人で考え、治療方針を決める必要があった。患者側の立場になるというのは、今まで医療者として見てきたのとは異なる経験だった。

当事者というか、家族の気持ちってこういうものなんだなということもちょいちょい浮かんできたし、医者である自分でも、病院の主治医にはあまりものが言えないんですよね。言いたいことといっぱいあったんですけど、言えないもんだなぁってことも実感したし。本当に何気ない一言がささるってこともすごく経験しました。（略）やっぱり当事者になってみないとわからないことって、本当に〔ある〕。僕らはあまりそういうことを意識しないけど、病院の待合でずっと待たされているっていうこととかもあるし、あと病院まで連れていくのにどれだけ苦労しているかとか……まだ僕は医者だからいろんなことを客観的に見られたんですけど、これが一般の人だったらもっとしんどい思いをするだろうなっていうシーンもたくさんありました。

一方で、母と暮らした当時のことは、家族で今でも「今までの人生の中で一番いい時間だった」と振り返るという。

母はすごく豊かな人だったので、病床にありながら、子供たちの洋服を毎日縫ってくれたり、自分はあまり食べられないのに美味しいものを僕らにつくってくれたりしたんです。陶芸の先生でもあったんですけど、油絵とか、すごくクリエイティブな人だったし、人を喜ばせることが好きだったから、孫である僕の娘たちも大好きで、だから、その死に目にあわせるのはどんなもんなのかなとも思いました。ただ、僕にとっては、子供たちにもその場にいてほしかったし、みんなでそれを受け止めて支えていこうと思ったし、母もそれを喜んでいたので、すごくいい時間だったかなと思ってます。

自分の生きている証として、物として残すっていうかつくるっていうか、アウトプットしつづけたかったんだろうなっていう。嬉々としてやってましたね。だからこうそういう証をのこしていくっていうことが、死に向かう日々でも母を支えていたんだろうし、さみしいとか悲しいとかっていう気持ちよりは、自分らしくあるっていうことをつづけていたみたいだなって思います。

死に向かう日々ではあったが、心が豊かで人を喜ばせること、人に与えることを大切にしていた母は創造的に日々を過ごし、「直前まで生き切る」姿を見せてくれた。それを家族全員で体感できたことは大きな経験であり、家族それぞれが死生観を育み、深める経験ともなっていた。死が近い時間をともに過ごすことで、いのちの尊さをあらためて自覚する。このような経験は、他者のスピリチュアルペインや喪失の悲しみに対する感受性を豊かにする。一方で、だれにも方針を相談せずに自分一人で家族の治療方針を決めるというのは簡単なことではなかった。

やっぱり何を選んでもたぶん後悔するだろうなって思いながら選ぶっていうつらさっていうか……ここで介入して治療のほうにもっていったほうがいいんだろうか、それともやめたほうがいいんだろうか。ちょっと食べられなくなった、ここで補液したらちょっと回復するだろうか、三日たっても四日たっても〔回復〕しない、でもまだもうちょっといけば……みたいなところからダラダラ点滴がつづいているんじゃないか、じゃあやらなかったらどうだったか、やってもやらなくてもだんだんおちていくのは避けられないのに、やっぱりなんかいろんな手を知っているだけに出したくなる、でも、出せば出すほど違う方向にいったり、またそれが逆によかったりすることもあって、パチンコと同じでまたあたりが来ないかな、みたいなところに賭ける自分がまた怖くて、なんかギャンブルしていないか一人で、みたいな。母はそういう選択に関してはすべてあなたに任せるという人だったのでよけいに苦しかったのだけど……

母は予後についても一切伝えてほしくないと希望していた。言葉では伝えられなくても、徐々に食欲はなくなり、体は痩せてきて、自分の体が死に向かっていることは自分で理解していたようで、自分の考えていることを書き残そうとしたり、身辺整理をしたりしていた。その頃「千の風になって」という歌が流行っており、浅野医師は母に頼まれて「私の記念として」CDにコピーして友人に配布するのを手伝ったりもした。このことは家族にとっても印象に残っており、父は弔辞で「彼女は大好きだった歌のように、風になっていると思います、だから、窓の外で枝が揺れているのを見たら、あぁ、彼女が来てるんだなっていうことを思い出してください」と述べた。今も母の存在を感じている。

体はなくなったけど、なんかこうそばにいる感じが、あの、やっぱり今も感じますし、生きているときよりも思い出す回数っていうのは増えているような気もするし。まあその、存在自体は決してなくならないということですよね。

「もし生きてたら電話したただろうな」ということが起こるたびに考えたり、むしょうに会いたくなったりする。そこには「無になった、とは思えず、どこかできっと見てるんだろうなっていう感覚」がある。医師として多くの死に向かい合ってきたが、母の死以前はそんなことは考えたこともなく「死んだら終わりだ、みたいなことは思ってたし、まあ生命としても精神活動としても終わるわけで、そのあと火葬されるわけですから、もう、お骨になったら終わり」と思っていた。しかし今は「のこされた人たちの中では生きつづける」という感覚がある。

この体験を経て、「ご家族の気持ちだとかつらさだとか、感じていること、きっとこんな風なお気持ちなんだろうなっていうのをより想像できるようになったし、こういうときにこういうことをお伝えしておいたほうがいいなっていうことも、たぶん前の自分にはできてなかったことができるようになった」と感じている。

自分が無茶言って、仕事をほっぽりだして親元に帰ったことの反省もありますけど、やっぱりなんか、その人のすべてをかけて寄り添ったり、費やしたりする価値があることってある。たいていの患者さんのわがままは聞けるようになったという気がします。そうだった、僕もそうだったよっていう気持ちが。（略）土壇場になってばたばたしたり、なんかこう周りをいっぱい振り回して、みたいなことって、起こるんですけど、それだけもがいてるし、苦しんでるし、本人も、家族も。そこを面倒くさいとか思わずに、きちんと向き合って、どうしたいのかっていうところにできる限り寄り添っていくっていうことはすごく考えますかね。

浅野医師は、母を看取る際に自身が悩み、苦しんだ結果、仕事を辞め、ある意味では周囲を振り回すことになった面もあった。それは見ようによっては「わがまま」ととられるものだったかもしれない。しかしそうして「すべてをかけて」過ごした時間は大きな意味があり、豊かな時間でもあった。その経験から、患者の苦しみの深さに思いを寄せ、患者や家族がもがき、思いが揺れ、結果として周囲を振り回すことは当然起こるものと捉え、「そうだった、僕もそうだったよ」と共感を持って受け止められるようになっている。

近代的な思考の一つの例として、未来を基準に今を設定する時間の捉え方がある。これを終末期医療にあてはめると、人は必ず死ぬ、だからそれを前提に、未来にある死から逆算して準備し、スムーズにその時を迎えられるように準備することが求められることになる。時間を直線的なものと捉え、未来の死を設定して今の方針を決める。第3章で扱った医師たちの最初の姿勢、つまり、ある時点で方針をなるべく先に決めておきたい、それはなるべくなら医学的に合理的なものにしたい、というような姿勢はそのような思考の一つの現れ方とも言える。第4章で扱った患者の意思を事前に確認しておこうという考え方も基本的にはこのような思考からきている。

では、死を前にしたときに、未来に向けて今の行動様式を決めるというような、現代社会で常識とされるような生き方ははたして可能なのだろうか。哲学者の宮野真生子は乳がんを患う立場から、人類学者の磯野真穂との対談の中で、「急に具合が悪くなる」かもしれないのでホスピスを探しておくようにと医師に言われて戸惑った体験をもとに、「たしかに未来の死は確実ですが、しかし、なぜ、その未来の死から今を考えないといけないのでしょうか」（宮野・磯野 2019：27）と問いかける。自分の人生の夢や成功といったポジティブなもののために今何かを我慢して頑張ることはできるかもしれないが、死という、自分や大切な人の存在がなくなる未来のために今の生活を決めるというのは容易なことではない。

そもそも、死が近い病状のときに、体調が具体的にどう変わるかすら誰にもわからない。医師はこの治療をしたら○％の人は副作用のリスクが高い、△割の人で効果がある、などと患者に説明する。しかしいくらエビデンスが充実しても、それは不確実な医学の中での「推奨度合い」にすぎず、目の前のその人に実際に副作用が出るか、効果が出るかということは誰にもわからない。死にいたる道のりが個人個人にとって具体的にどうなるか、例えばだんだん食べられなくなって衰弱してゆくのか、ある日突然大出血するのか、夜寝ているうちに静かに心臓が止まるのか、この病気であればこういうことが多い、ということまではわかっても、目の前のその人にいつ何が起こるかについては誰も予測がつかない。死がいつか訪れることは確実だが、それはあまりにも粗雑な一般論であって、日々の意思決定に何らか寄与するような情報ではない。

リスクを大きく見積もることで生活が健康維持を目的にした味気ないものになってしまう可能性もある。逆に小さく見積もることで、後で後悔することもある。病いを生きることは確率の中を生きることでもあるが、何が正しくて何が意味を持つのか、その時にはわからない。だからこそ、本人も家族もその時々なりの自分の身体の状況やさまざまな事情、その時々の感情も考慮しながら少しでも自分の人生をよくしようと考え悩み、揺れ動く。先のことを考えたくない、考えないというのもその時々の当事者の切実な選択である。それは決して単なる思考停止でもなければ刹那的なその日暮らしでもない。苦悩を抱えながらその時々で自分たちなりに対処し、不確実な中で生活していくために必要なことでもある。

浅野医師も、母の病状が今までとは違ったステージに進行したことを知ったときに、思いもよらない気持ちが湧いてきて、それに突き動かされるように地元に帰ることを選んだ。それは死がどうせ必ず来るものだからと未来から逆算して今の気持ちを犠牲にするのではなく、その時々の自分が置かれた状況の中で少しでも良い選択をしようと、今から不確実な未来へと踏み出す生き方の選択だった。母とともに暮らした日々は、母が死に直面しながらも自分自身の変わっていく身体と向かい合い、その中でできることを考え、自分の人生を創造的に生き抜く姿に伴走する日々でもあった。

この経験は、たとえ「終末期」と言われる病期にあったとしても、その時間は、単に死を待っているだけの時間ではなく、それぞれの人生をそれぞれなりに生きている時間なのだという捉え方やいのちの尊さの感覚を自分の身体を通して感じ取る経験だった。「その人のすべてをかけて寄り添ったり、費やしたりする価値がある」のがその日その日のいのちの尊さに関わることだと感じ、患者さんたちが経験している、死をめぐる同様の実感により共感的になった。死を前にした苦悩の中で、その時々にベストと思われる選択肢を自分なりに選ぼうとした結果、「土壇場になってばたばたしたり、なんかこう周りをいっぱい振り回して、みたいなこと」が起きることもあるが、それは当事者にとってはその状況ではそうするしかない、やむにやまれずの行動でもある。「僕もそうだった」という共感を通して他者の痛みとつながる姿が見られている。

５　私という人間に対しての同意――陸田たえ子医師

世代の入れ替わりを見つめる

関東郊外の開業医の次女として育った陸田たえ子（りくたたえこ・六〇代）医師は地元に戻ってからもう二六年になる。二人姉妹で、お嬢様タイプの姉と違って子供の頃はおてんばな性格だった。近所の稲むらを蹴飛ばして、怒った近所のおじさんにクワを持って追いかけられたこともある。その人の妻が寝たきりとなり往診すると、そのことを覚えていて昔話をされた。「まったく陸田医院の娘はしょうがないね」などと言われていたのだろうと陸田医師は笑う。信仰は特にない。成績もよく、母親から医学部進学への暗黙の圧力は感じていた。好きな英語を生かして航空会社で働くことに内心憧れていたが、悩んだ末、現役のときだけは親の言うことを聞こうと思って医学部受験したところ、ある都内の医学部で全科目好きな問題がでて補欠合格となる。合格通知の電話を聞いた祖母が嬉し泣きするのを見て後に引けなくなり、とりあえず行って後で考えよう、と医学部入学を承諾した。

卒業後大学病院で勤務し、出産を契機に地元に戻った。地元に戻った当初は近くの総合病院で勤務し、その後実家の医院に戻ることになる。地元で開業医として生きることは、地域共同体の一員として生きることでもある。陸田医師は、同じ地域で診療をつづけて感じていることをこう語る。

〔地元に戻って〕来た当時は、私の祖母たち世代の人たちを診てて、今私たちの親世代が亡くなってくところを診ていいて。私にとってみれば、小さい頃から知ってるおじさんやおばさんなんですね。ここの土地で生まれて、ここの土地で開業していると、そういうことになると思うんですよ。（略）ここで育ってお医者さんになって戻ってきてという形があるから、みんな知っていて、だから周りも「たえ子ちゃん」というもので見てるわけですよね。それがだんだん上の世代が上がっていいって、診ている世代とか看取る世代が上になって、今度は逆に私よりも下の世代、子供たちも含めて小さい子たちがどんどん〔地域にふえてくる〕。（略）お腹の中にいたのを私が見てたお子さんが、今度赤ちゃんを産むわけですよね。そういう世界になるわけです。（略）上もいなくなっちゃうけど、下もこういうふうになるんだみたいな、そういうのは感慨深い、感じるところはあります。（略）みんなで年をとってるというのは変な言い方ですけど、私ももちろんそうで、そういう感じは地域でやってるとすごい感じます。私がここに来たときは、まだ六〇くらいだった人が今八六になる。ここに来たとき若くて元気だったんだけど、やっぱり今は息子さんとかお孫ちゃんに連れてこられて、ちょっと足腰がヨタヨタしてきたりしてるおばあちゃんもいる。（略）そういうのを見ると、二六年という年月は大きいなと思うし。

同じ地域で長く臨床をすることは、上の世代を自分が看取り、下の世代をむかえ、自分も一緒に歳をとるという経験でもある。地域の世代がゆっくりと代わっていく大きな時間の流れの中で生きていくということは、自分自身もまた同じだけ歳をとり、人生における苦悩や喪失を経験しながら、地域のさまざまな悲しみに関わることを引き受けつづける経験でもある。地域と同期しながら生きていく経験を通じてこそ見えてくる感覚がある。

痛みを通したつながり

陸田医師の父は七〇代から呼吸器疾患を患っていたが、だんだん「しんどそう」になってきた。そのため、陸田医師は勤めていた病院をやめて実家の医院に戻ることにした。数年間一緒に仕事をしたあと、父は呼吸器疾患の合併症で短期間の入院の後、七九歳で亡くなった。心電図モニタの波形がフラットになったあと、陸田医師がふとモニタを見たところ「ピクッと最後の挨拶みたいにウインクした感じ」に動いたのが目に入り「父が私に最後にピッと残した合図なのかな」と思っている。一方で、入院直後から鎮静下で人工呼吸器を装着されていて、「お礼も言えないままに」看取ることになったことは後悔が残っている。

母のときはずっと長い病気でしたから、こちらも納得してたんですけど、父のときはお礼も言いたかったし、ギリギリまで私が仕事させたのがいけなかったかもしれないしとか、いろんなことがあって。父の死に対してもすごく後悔なんですよね。私にとって個人的な死は自分の後悔とつながっちゃっているので……

陸田医師は父親以外にも家族や友人を突然失う経験が多かった。「私にとって本当に大事な人たちとの別れというのが突然すぎる死」であると言い、「もっと言ってあげたかったことを全然言えないままに」別れることになり「後悔だけがいつも残る」という。自分では「身内の死というものに対しては、すごく臆病かもしれない」と考えており、医師なのだから身内の死と患者さんの死は分けなければと思う一方で、自分自身が私的な突然の別れを多く経験し、「俯瞰して冷静に考えられない」と自覚しているからこそ、医師としても第三者になりきれない複雑なところがある。

家族の方たちを見ていると、その気持ちもわかる。悲しみとかそういうものがすごくわかる。〔気持ちが〕ついていかれないのもわかるし。だけどお医者さんとして受け止めなきゃならないし。そういうのはなかなか複雑と言えば複雑なんだけど、そこはちゃんと分けて、仕事だからやらなきゃいけないと思ってはいますけど。

陸田医師は自分自身の喪失に伴う後悔や悲しみを抱えながら診療にあたり、その痛みを通じて死にゆく本人や家族のつらさとつながっている。死を前にした患者や家族との距離感を探りながらの臨床の中で、「どのくらい相手の魂を揺さぶるか、こちらの魂が揺さぶられて、それがどのくらいまで相手に通じるのか。そのことが正しいのか、正しくないのか。間違ってるのか、間違ってないのか」は本当に難しいと感じる。その難しさを感じながらご家族や本人と関わるときに「魂の感じで、わかったな」と感じることがある。

ご家族に説明したり、本人に説明したりしているときに、お互いにわかったなという、シンパシーというか、医者と患者さんとか、医者と家族じゃなくて、人間同士的にわかりあえたなという感覚ってあるじゃないですか。いろんな医学的な説明をして、お父さんこうだからというのとはまたちょっと違ったところで、先生わかったよ、みたいな。了解というか、ここで納得した、そういうときにこの患者さんいい人だなって。もしかすると向こうは、この先生いい人だなとか、この先生だったらこれでいいかなとか、そういうふうなのはお互いにわかる瞬間ってありますよね。（略）本当になんなんだろうと思います。自分でもよくわからないんだけど、あれって私という人間に対しての同意というか、そんな感じがするんですよね。（略）職業とかそういうのじゃなくて、奥深いところの人間性、そういうところでお互いに納得するみたいな。この人ならいいやみたいな。時々亡くなっていく人が、私に看取られるのでいいやって思う瞬間みたいなところってあるじゃないですか。

こういった「人として」つながった感覚に対して陸田医師は「私なんかでいいのかな」「家に帰ったらちゃっちゃか餃子なんかつくってたりする」のにと戸惑いを感じつつ、曖昧模糊としたうつろっていくものに「ただついていく」ことが重要だと考えている。その上で相互に深いところの人間性で同意しあった感覚によって「阿吽の呼吸」のように決まってくるものがあると感じている。

苦悩を通じた相互承認

浅野医師、陸田医師とも自分の痛みや喪失の経験のつらさを通じて、患者や家族が死という不条理な事態の前でもがき、ときに無理を言ったり周囲を振り回したりすることへも共感するようになっている。浅野医師は、自分の運命を引き受けながらも、残された日を他者のために精一杯生ききる姿勢を貫いた母からの影響も大きい。

その共感は寛大な第三者たる医師として患者のふるまいを許容する、というような、上から見下すような種類のものではない。患者の苦悩に対して「僕もそうだった」と自分自身の喪失経験を振り返りながら相手の痛みを想像し、うつろっていくものをコントロールしようとするのをやめ、患者の生き方に「ついていく」ことを選ぶ。医療現場でのやりとりは、医師が患者に働きかけることばかり注目されるが、医師の内面にまで目をむけることで、患者から医師への働きかけも同時に起こっていることがわかる。その相互行為の中で患者からの「好きや」「この人に看取られるのでいいや」ということがある。

「私という人間に対しての同意」を「魂の感じで」感じ取り、そこで「阿吽の呼吸」が成立する。それは「本当になんなんだろう」と思うような不思議な瞬間なのだが、医師／患者という職業的な役割を基盤にした関係が、苦悩を通じて共鳴することで、人と人としての関係に変わる瞬間でもある。これは、患者の意思、周囲の状況、医師の思いなどさまざまな要素の中で「ともに迷い、探求する」プロセスをともに歩んだ果てに訪れる、関係者皆がこれでいこう、と思えるタイミング、おのずから方向性が「決まる」瞬間とも言える。

近代以降、医療は生死をコントロールすることを社会から期待されてきた。医師はその枠組みの中で標準化された医療者としてトレーニングされてきた。しかし答えのない生活世界の中で死にゆく人と「ともに迷い、探求する」関係を通じて、他者の理解や自分自身の死生観を深め、生きることが持つコントロールできない側面、つまり生に内在する受動性への感性を高めてゆくことで、医師と患者としてではなく、人と人としてお互いに承認しあったという感覚にいたることもある。その感覚が、コントロールを手放し偶然性を引き受けることを支えている。

一方で、この瞬間は相互行為の中であたかも偶然のように生まれてくるものでもあり、医療者の関わりを改善すれば必ず起こる、意図的に起こすことができるものではない。第４章で両木医師が語るように、患者が生きているうちに答えがでないことも十分に起こりうる。答えがでなかったとしても、むりやり答えを引きずり出そうというのではなく、自分の価値観を変えながら時間をかけて粘り強く医学的にも適切な対応に近づけるように調整をつづけ、そのタイミングが生まれてくるのを待つ。人それぞれの生き方や考え方があることを認めていくことで、いのちに関わる選択についてまわる受動性を引き受けているということも言えるだろう。

授かりものとしてのいのち

医師に求められる能動性をときに留保して、場合によっては受動性を受け入れていくような在宅医の役割意識と自己理解の変容は、死生観の変容も含んでいる。医師とは死生観に直面する仕事であり、死生観を通して自己理解や役割認識が深まっていく構造の中にあるからだ。その契機の一つとして、自分の悲嘆の経験がある。人間の力の限界を知り、能動的ではありえない領域について理解を深めることによって、他者の苦しみへの共感が増し、死生観が深まり、生に伴う受動性や偶然を引き受けることにつながる。それは実存的な領域への気づき、接近とも言える。

そのことを独自の仕方で理論化したのが、政治哲学者のマイケル・サンデルである。サンデルは著書 *The Case Against Perfection*（邦題『完全な人間を目指さなくてもよい理由 遺伝子操作とエンハンスメントの倫理』）の中で、「giftedness of life」という考え方を提示する（Sandel 2007=2010）。この著書は生命倫理領域で問題となっているエンハンスメントについて議論したものである。エンハンスメントとは、医療技術の進歩により、医療が疾患治療にとどまらず、「ふつうに機能する身体を、それ以上のものに変えていく」（島薗 2016: 30）ことを指す。エンハンスメントは美容医療にはじまり、出生前診断、遺伝子操作などさまざまな場面で広がりをみせ、その倫理性が問われている。サンデルは二〇〇三年当時のアメリカ大統領生命倫理評議会の委員としてこの問題に取り組んできた。

サンデルは、「生の被贈与性（giftedness of life）を承認するということは、われわれが自らの才能や能力の発達・行使のためにどれだけ労力を払ったとしても、それらは完全にはわれわれ自身のおこないに由来してもいなければ、完全にわれわれ自身のものですらないということを承認することである」（Sandel 2007=2010: 30）とし、エンハンスメントはこのような感じ方や考え方を見失わせる点において問題があるとする。邦訳書ではこれを「生の被贈与性」と訳しているが、サンデルの議論を国内に紹介した島薗進はこれを「いのちとは授かりものである」「めぐみとしてのいのち」と捉えることで、日本人の生活感覚に即した理解につながるとする（島薗 2016: 142-143）。サンデルは、「『選べないもの、思うようにならないもの』を受け入れる開かれた姿勢、そこにいのちの働きを理解する重要な鍵があるのではないか」（島薗 2016: 148）という立場をとり、エンハンスメントを進めて自分たちの好きなように人間をデザインしようとすることは「この姿勢から遠ざかっていくことになり、

『思うようにならないからこそ深く理解されるいのちの尊さ』を理解する力とともに、人間が持つ三つの徳、あるいは価値観が困難に見舞われるだろう」（島薗 2016：148）と述べる。三つの徳とは「謙虚さ」「適切な責任」「連帯」である。能動性の過剰は、謙虚さの低下や喪失、責任の過剰、連帯の弱体化をもたらすことになるだろうと論じている（島薗 2016：148-151）。

サンデルはキリスト教などの一神教的文化の影響も受けながらも、「giftedness of life」という捉え方により、一神教的価値にとどまらない価値を信仰の有無にとらわれない言葉で提示しようとした。しかし島薗は、やはり世俗内の論理的な言葉だけでは「いのち」を考えるにあたっては限界があるのではないかという。いのちをめぐる問題には、サンデルが世俗の言葉で非宗教的・論理的に示した社会倫理では扱いきれない、「何か合理的な理由を超えた、容易には語りえない構成体としての性格がある」（島薗 2016：155）ため、それを言葉で表そうとすると「自ずと宗教的な言葉を用いて表現せざるをえないことが多い」（島薗 2016：155）と主張する。さらに、日本の伝統的な宗教や文化に即して「いのち」を理解しようとしたときには、「ひとりひとりの人間のいのちであるという意味と同時に、お互いのいのちがつながり合っている、連帯・共同性の中にある、ということが含意されていると思います。さらにそれは自然のいのちとも密接につながっており、人のいのちとは、そのような自然全体を含む大きないのちの働きとともにある、というニュアンスや意識が込められていることが多い」（島薗 2016：156）とする。

サンデルと島薗は、いのちそのものを人間の意思でデザインするエンハンスメントへの批判としてこのような議論を展開した。彼らの議論は生きることのはじまりがそもそも「gift／さずかりもの」

であるという受動性や被贈与性に基づく死生観を提示し、これによって、現代社会で強調されがちな能動性に基づく科学的理解とは異なるいのちの側面を示している。サンデルは一神教を背景とした社会倫理としての議論をしているが、島薗は日本文化を背景に宗教的な語彙も使いながらサンデルの理論を解釈しようとしており、島薗のサンデル解釈を経ることで、本書で提示してきた医師の受動性についてより深く理解できるようになる。ここで提示された、生に内在する受動性の感覚、つまり「いのちは授かりものである」「めぐみとしてのいのち」という感覚は、医師たちの語りを理解するにあたっても参考になる。医師たちの語りは、北沢の生死の共有モデル、あるいは島薗によって提示されるような「大きないのちの働き」の中に身を置き、生そのものが持っているコントロールできなさにあえて受動的に身を任せるというあり方を示していると理解することもできる。自己を超えたつながりの中に自分を位置づけ、死者や他者を通して何かを受けとることを尊ぶあり方とも言える。

　ここでいう医師の受動性とは、コントロールできないいのち、死に向かう患者に対して働きかけることを諦めて開き直り、何もしない、患者の言う通りにする、ということではない。コントロールできない状況を受け入れつつ、医師としての役割や責任を放棄せず、それまでの医学的に合理的な役割意識や規範を変容させながら対応しようとしているということである。

　ここまで示したような、自分たちの価値観や規範を変えながらもなお医学的な正しさを手放さず、粘り腰で関係を断ち切らずに、ともに迷いながら関わりつづけようとするあり方は、死者との継続する絆に支えられている。本節では医師の近い関係における喪失体験を検討したが、ここでいう死者とは、血縁関係に限られた死者にとどまらない。

浅野医師は母、松島医師や堅田医師は父と患者、陸田医師は地域全体の人々との絆をそれぞれ重視している。彼らが重視する死者との「継続する絆」は死者からの「贈り物」でもある。この「贈り物」の次元、つまり、命に内在する受動性や、被贈与性の次元を大切にする姿勢は、近親者の死をきっかけに自覚され、患者をはじめとしたもう少し距離のある他者にまで、広がりを持ってゆく[8]。こうして患者や周囲の人たちと関係を継続する中で、患者と「人と人として」相互に承認しあった感覚にいたることが、第４章で示した非明示的で流動的な実践の最終的な着地点である。

こうした相互承認は重要だが、一方で、それを生じさせる「いのち観」の一面である、共同体としてのいのち観ばかりに医療者が目を向けてしまうことには大きな問題があることを、念のため付記しておく。

日本には、限られた国土と資源の中ですでに存在する多くのいのちを大切にするために、堕胎や間引き、姥捨てなどに寛容な立場をとってきた歴史がある。これは人口を増やさないことで今すでに生きている人たちの生命を大切にしようという集団重視のあり方で、キリスト教をベースとした個人を重視する生命観とは大きく異なる独特の感覚である（島薗 2016）。このような感覚は個別のいのちに向かい合う専門職の職業倫理とは折り合いをつけにくい。医師は原則として個別の人間の生死に関わり、生物医学を用いて問題解決を行う専門職だからである。

本書では医師の実践の背後にある通常は目に見えない思考を明らかにすることを試みてきた。死に向かう患者とのやりとりを通して、自分自身の中では明確ではなかった他者の死生観の意義を認識する。その結果、自分の価値観や規範にも変化が起こり、実践も変化する。また自分の喪失体験を通して他者の死生観への理解を深めることで、他者への共感やつながりの感覚、共同体的ないのちの感覚へと開かれていくこともある。

一方でつながりとしてのいのちの大きな働きやコントロールできなさ、死の共同性などを過度に重視してしまえば、個別のいのちにいかに関わるかという本来の医療としての役割がないがしろになる可能性があり、適切なバランスをとることが必要である。ここのバランスが崩れると、例えば薬で解決できる問題に対して、知識がないために適切な投薬ができずただ寄り添おうとするような行為や、医療者側のひとりよがりなわかり合えた感覚をベースとした自己満足としか言えない実践の正当化につながってしまう可能性がある。

個々のいのちと向かい合うために医学的合理性から手を放さないことは大前提である。患者の選択や行為にそれぞれの意味があることを認識し、人間として向かい合おうとする。その一方で、死を前にした患者の意味世界は医師には到底わかりきれない次元があり、だからこそ尊ぶべきものであるという感覚も、医療者としては同時に持つ必要がある。どんなに身をもってつらい経験をして他者の痛みを想像できるようになったとしても、それはあくまでその人固有の経験である。患者の苦しみにはそれでもなおわかりきれないこと、他者が近づききれない世界がある。死を前にした患者の世界と生きている人の世界には絶対的な距離があると言ってもよい。次に提示する高崎医師はそのような感覚を語っている。

６　自分のわからない世界──高崎瑛太医師

介助への興味

高崎瑛太（たかさきえいた・四〇代）医師は血液内科を経て現在は地元で開業している。子供時代はおとなしいタイプだったが、イベントの実行委員などをするのは好きだった。どちらかというとリーダーというよりは、裏方として企画するタイプだった。

親の仕事の関係から、旧帝大の理系学部に進学、大学では障害者介助のサークルで自立生活支援運動に関わった。試験勉強との両立など大変ではあったが、必要とされている感じもあり、「変わった人たち」が多かったサークルは面白かった。その経験も踏まえて福祉ロボットの開発などに関わろうと工学系の研究室を選び、大学院に進学した。研究に行き詰まって、留学も検討していた修士課程一年の冬に、白血病を発病した。

闘病生活、そして医学部へ

そこからは、入退院を繰り返しながらの生活となった。「もう死んじゃうだろう」と思っていたが、「このまま死んでしまうのは嫌だから、何か残しておきたい」と感じ、もともとの企画好きな性格もあって入院中は患者会を立ち上げるなどの活動もしていた。

血液内科は入院生活が長く、医師と患者の距離が近いこともあって、主治医との関係は複雑なものがある。「血液内科の患者さんとかは、血内の医者が大好きなんだけれども、大好きの裏腹で大嫌い。そういうのがある感じ。本当にやっぱり命を託している相手だけど、だからこそ許せないこととかが

「あって」、すごく複雑」である。それゆえに、医学部を目指して自分が心ある診療をしようと思う患者が多いのだという。

医者はすごくグサッとくることを言うんですよね。うまいことを言うなと思うようなことです。ごくグサッときて。だから、自分がやらなくてはいけないんじゃないかと、特に血液内科の医者になって、自分が治療をしたいというふうに思ったんです。そういうふうに思う患者さんはとても多くて、僕が闘病しているときでも、同じように思っている人とか、思っているけれども、たどり着けないで亡くなっちゃった人とかもいて、そういう人たちに励まされたりしてきました。

高崎氏も入院を経て、医学部を目指すことになる。大きなきっかけとなったのは、ある「親分みたいな患者」の最期だった。血液内科の患者は入院が長くなるため「みんなだんだん仲良しになって、本当に家族みたいというか、もう長いことずっと一緒にいるので、そんな感じ」の関係になる。とはいえ、最初に高崎氏が入院したときは他の患者さんに話しかけにくいなと感じていた。そんなときにベッドを仕切るカーテンを開けて声をかけてきてくれたのがその患者さんだった。その方は二回骨髄移植をしたが、それでも再発してしまい、お正月の三ヶ日に亡くなった。当時の病院のつくりでは医師や看護師の詰所から患者のところに声がまる聞こえで、医師たちが会話の中で「何々さんは、正月に亡くなったりして、本当に最期まで迷惑な人だったよね」というのが聞こえた。それを聞いた高崎氏は強い怒りを感じる。

こういう感じの人たちに周りを囲まれて、最期を過ごした人がどんな気持ちだったのかなと思ったら、本当に腹が立ちまして。やっぱり医者とか医療者しか、亡くなるときは周りにいられないわけです。だから、友達だろうが家族だろうが、外に出されちゃったりするから、特に友人なんてもう部外者ですよね。だから、もう外でわさわさしていて、次の日、全部運び出されて、もうすっからかんになった病室の跡を見るしかないわけなので、すごくこっちの無力感と、死に際にいられるということの価値が全然わかっていない人たちというふうに思って、そんなことで、若気の至りかもしれませんが、そこでもう〔医学部受験を〕やろうと思ったんです。

当時は大学院に在籍中だったので、一時退院の間に実験したりしてなんとか学位を取得し、「もしうまくいかなかったら死んじゃう」「申し訳が立たない」という思いに駆り立てられるように医学部を目指した。今でも「サバイバーズ・ギルトというか、生き残ってしまった人の罪悪感がすごいある」という。ドナーが見つからず結局骨髄移植はできなかったのだが、周囲で先に移植が決まった患者さんたちが京都の鈴虫寺のお守りを持ってきてくれたりして、「何とかそれまでは頑張ろうね」と励まし合っていた。しかし「結局、その移植していった人たちが、自分より先にどんどん亡くなっていく」のを目の当たりにし、「もう自分が何で生き残っていて、何で他の人が」という感じがあり、「その時は本当にそれ〔医学部進学〕ができなかったら、もう生きていてはいけないぐらいの感じでやってました」という。

無事に医学部編入試験に合格するが、大学に入ってしまうと、血液内科は「顕微鏡ばかり見ている感じ」で「ちょっと思っていたのと違う」と悩むことになる。家庭医療のセミナーにたまたま参加して、「求めていたものはこういうことじゃないかと。学生のときには、やっぱりああいう全体を見るということや、ライフヒストリーを見ていくこととかは、『ああ、これだ』と思いました。そこで家庭医療とか地域医療のところに関わっていけたらいいなと思った」こともあり、「大学病院でこのまま血液内科をやっていくのは〔どうかな〕」というように思った。結局いろいろな縁もあって郊外の「野戦病院」的な病院を研修先として選んだ。「とてもハートのある人」が多く、「自分の思っていたのに近いことがいろいろ学べた」と思っている。しかし一方でその病院には血液内科はなく、「このまま血内から離れていってしまっていいのだろうか」と悩み、医師三年目からの後期研修では都内の病院の血液内科を選択する。

血液内科医時代

後期研修というのは医師になって三～五年目程度の医師が、専門性を身につける過程である。医師になって一、二年目の初期研修のときとは違って、ある程度独り立ちして一通りの診療ができてはいるが、とはいえ専門性を獲得するトレーニングの途中なので、まだまだ指導医の指導を受けているという、いわば「中間管理職」的な立場になる。「患者さんのところに一番多く一緒にいるけれども、上からの司令も来るというような感じの位置」でもあり、難しさを感じることもあった。患者が治療に前向きになれていないときに、十分説得をしなかったと言われたり、患者の希望で外泊を許可したことなどで怒られたりすることもあった。もちろんまだ経験も浅く、判断が不適切で怒られるべきところがあることも十分に承知しているが、板挟みの立場のつらさもあった。特に骨髄移植に関しては、悩むことが多かった。骨髄移植は高齢になると移植成績が悪く、移植の適応にならないことがある。年齢、全身状態や原疾患の経過も考えながら、移植をするかどうか自体を総合的に判断しなければならない。

ぎりぎりぐらいの年齢で、やっぱり移植にしますと判断した人で、治療関連で亡くなってしまう人もいる。自分がそこでもっとうまく対応できていたら、〔そういう経過には〕ならなかったのかなとか。

ぎりぎりの判断で移植した患者が亡くなり、葛藤する高崎医師に、指導医は「やっぱりこういう予感がしていた」などと厳しい言葉をかけてくるため、「あんまりだ」「もう無理かな」と感じもした。「今でもやっぱり移植医療はちょっと自分には無理」だと感じている。

あまりにもギャンブル過ぎて、すべて条件がそろってもう万全という人だったのに、坂を下り落ちるように悪くなったりとか、あるいは、本当にこれはもう移植にたどり着いただけ良かったね、みたいな感じの人が、全然問題なく通り過ぎて、元気で長かったりとか、それはもうちょっと心がついていかない。だから逆に関わっている先生方はすごいなと思うけれども。あまりにもちょっと……。ＡＣＰじゃないけれども、人生を考える上でもあまりにも波があり過ぎて、何を話していいのかも、どう説明していいのかも、自分の中でわからなくなってきちゃって。すごく条件がいい人でも、悪いことを説明しなくてはいけないと思ってしまったりとか、逆に条件悪い人でもいいこともあるというのを、ちょっと強調してしまったりすると、またそれで失敗したりとか……症例をとても多く診たわけではないですけれども、もう何度診ても「やっぱり自分が診なかったほうが本当は良かったんじゃないか」というような思いが常に伴うのが、移植医療だった。

骨髄移植は完治を目指して行う医療である。結果の予測がつきにくく副作用もリスクも大きいが、うまく乗り切れれば完治することができる。当時の医療の状況では、生き残れる人とそうでない人の違いをどんなに予測しようとしても予測しきれないところがあった(9)。
もともと骨髄移植は完治を目指して行うこと、ドナーの骨髄をもらって移植していること、若年の患者も多いことを背景に、医師も患者も、治癒を目指して頑張る方向へと向かいやすい。血液疾患の治療では延命目的での化学療法を行うことも多く、「本当に、全然勝ち目がない、もう一％も勝ち目がないような人でも〔化学療法を〕ずっとつづけたりとか、そういう文化が強くて、それも患者さんが何となく望んでしまう」文脈の中にある。

これは、社会学者ジグムント・バウマンが「致死の脱構築（deconstructing mortality）」と呼んだ、「死という最終的な運命（mortality）を直視することを回避するために、将来の死という身体の究極的限界を、現時点で直面している特定の限界へと連続的に分解し続ける」（澤井 2005：105）実践にも通じている。死そのものは対応できなくても、血栓やがんなどの対応可能な問題にきりわければ、それ自体には対応ができる。当時の血液内科は治療の特性も手伝って、「一％も勝ち目がないような」状況だとしても、その一％に賭けて積極的な介入や治療をつづける雰囲気があった。

それに対して高崎医師は「せっかくの体調が比較的良くて外出できる時間が、もう全部その化学療法にかかわってしまって。それは最期の過ごし方として疑問に思うことが多くて、そのあたりから、やっぱり緩和医療とか、元々の地域医療とか在宅とかのところに関わりたいという思いは強くなってきました」という。死から目をそむけて積極医療をつづけるのとは異なる関わり方へと関心がうつっていったとも言える。

わかりえない世界に関わる

高崎医師は、血液内科専門医の資格を取得した後、治療の後遺症で体調を崩したこともあり在宅医療に関わるようになった。今は自分で開業している。血液疾患の患者を家に帰すためには輸血が必須だが、家で輸血を行うハードルは高く、在宅輸血の対応をできる医療機関は多くない。自分のできることの中で一番役に立てることが「血液疾患の在宅医療をうまく広げていく」ことだと考えている。

今になって振り返ると、許せなかったあの一言も、また違った意味があったのかもしれないと思う。

正月に死ぬなんて迷惑だと言った先生たちが、本当に心から〔迷惑だと思っていた〕というのとも、またちょっと違ったのかな。すごく患者さんと医者の間が密だから、密だからこそ、そういうところもあるのかなと、自分が逆のほうになってみると、そうだったのかなと。それぐらい距離が近くなっちゃっているのかなあ……と思う。もう一緒にいる時間も長いし、ということだったのかな。わからないですけれどもね。あのときの、あの許せないと思ったのが、本当にそれだけだったかはちょっとわからないなとは思って。

いのちに関わる決断を一緒につづけ、大好きでもあり大嫌いでもあるという距離の近い医師患者関係ゆえに出てきた、不謹慎で失礼な言葉は、もしかしたら一〇〇%言葉通りの意味ではなかったのかもしれない。「迷惑」というのは、浅野医師が言っていたような「土壇場になってばたばたしたり、なんかこう周りをいっぱい振り回して、みたいなことって、起こるんですけど、それだけもがいてるし、苦しんでる」ということだったのかもしれない。ここまで一生懸命生きようともがいてばたばたして、一見迷惑にも見える行動をとる、そういった人間らしさも含めて、濃厚な関係だからこそいとおしみ悼んでいた面もあったのでは、という複雑なニュアンスを感じてもいる。

高崎医師の進路を大きく変えたのはこの「親分みたいな患者」をめぐる経験だったが、もう一人印象に残っている友人がいる。この友人との経験は、現在の臨床にも大きな影響を与えている。その友人は同時期に闘病していた少し年下の女の子で、再発してしまってかなり調子が悪い状態だった。お見舞いに行ったときの様子が今でも忘れられない。

いつもはかつら、ウィッグをしていたりして、お見舞いしたときはウィッグを外していて、それを机の上にいろいろ置いてあったんだけれども、お見舞いの物とかを持っていったときに、ちょっと机の上を空けてくれたんです。ウィッグとか物を、こう、ざっと手で横にやって、そこのスペースを空けてくれたんだけれども、ウィッグもあったし、書きかけのお手紙みたいなのとかいろいろあって。それをばっと振り払ったときに、その年頃の人たちだったら、すごい気にするような物を、ばっと一瞬のうちに横にさっとのけたのが、ショックというか、そういうものを超越しちゃった感じがして、ショックを受けたのが残ったんですけれども。

結局、その子が、次の週にお見舞いに行ったときにはもう亡くなっていたんです。自分のわからないようなレベルで、きっといろんなことが納得いっていて、たぶん、その、さっとずらしたときにも、きっとそんな、ウィッグだから見かけのことが気になってとか、そんなことはもう軽く通り過ぎちゃっているところでいろんなことを考えていたのかなと思った。

その時の彼女は「本当に神がかっていた」「最期のほうは話していても何となく、人間の要らないところが、いろんな雑念とか、そういうのが抜けちゃっているみたいな感じ」で「不思議な感じ」だったという。そういうことは何度かあり、「何かやっぱり別のものがある」「自分のわからない世界」があると思っている。

高崎医師自身も治療を開始したばかりの頃、重症で「死にそう」になった時期がある。その時は、感覚が鋭くなり、健康なときとは世界の感じ方が異なっていた。

その時って、やっぱりちょっと触れた物の感覚とか、あと、朝日が入ってくる日差しの感じとかが、今、感じるのと全然違う。感覚が研ぎ澄まされている。だから、やっぱり患者さんにしかわからないことがあって、それは今の僕にも全然わからない。水道の蛇口をひねったときに出てくる水が指の先に当たったときの温度の差とか、風の流れがちょっと窓を開けて入ってきたときの、肌に触れる感じとかが、今、感じるのとは全然違う。だから、たぶん本当に状態が悪くて、挿管されそうな人でも、たぶん、そういう感覚が、またわれわれではわからないようなことが、すごくわかっているんじゃないかなということは、自分の体験でも感じます。

医師は患者に対して、正しい知識を理解させる対象だ、患者を教育する、というようなスタンスをとりがちである。患者の立場でも、医師たちのそういう雰囲気はひしひしと感じていた。しかし、高崎医師は、自分自身の感覚の変化や、友人がテーブルから物を落とすときの躊躇のなさから感じた感覚も合わせて、死に接近し死を予感した人間には、健康な医療者とは異なる感覚と意味の世界があるのではないかと考えている。死に接近した経験を持たない医師には、決して理解できない次元の患者の世界があることを自分の経験からも感じ、臨床でもそのことを重視している。

自分が患者のころから、死は「その人のエネルギーが発散される」ものだと思ってきた。「その人は確かに、火は消えちゃうかもしれないけれども、そういう周りへのエネルギーが大きく発散されていくようなイメージ」があり、「みんなの中で生きている」というのが自分の感覚としては近い。みんなといってもそれは「親子とか何かというわけじゃなくて、ある意味、周りにいる誰もにいくようなもの」だと思う。亡くなった闘病仲間たちは「何となく見守ってくれているのかな」と思う一方で、生き残った罪悪感はずっと抱えている。それは「いまだにやっぱりちゃんと整理できていない」ことで、「病気になったことでキャリアアップできました」というような言い方をされると「ちょっとイラッとくる」「そんなことじゃない」「そういうふうに前向きに捉えたという感じじゃ、全然」ないという。

今でももちろん、病気になって良かったなんてことは一秒も思ったことがないし、その時に思っていた夢は、その瞬間には全部砕け散りましたから。時間が経つにつれて、偶然起こったことに必然性を見いだしていくというか、それが思い込みなのかもしれないけれども、そういうふうになって、ちょっと前向き風になっていくというのに、やっぱりある程度時間が必要で、やっと形にできるようになってきたかなというぐらいです。本当に、人によるとは思いますけれども、影響を及ぼすんだろうなというのは、自分でもすごく感じます。

高崎医師は、闘病経験の際に関わった医療者たちが患者の心を受け止められないことに失望し、患者の心も支えられる医療を自分でできたらと思って大きく人生の方向を変え、医師になった。それは決して病気の経験をポジティブに捉え、能動的にキャリアアップを選択したというような水準の話ではない。生き残った人間として、やらなければ死んでいった友人たちに「申し訳が立たない」、自分が医師となってゆくことで「何とか自分が壊れないでいられた」という、深い苦悩を生きのびるためのやむにやまれぬ選択だった。亡くなっていった友人たちから「エネルギー」を受け取り、彼らとのつながりを感じ、見守ってくれていると感じながらも、同時に生き残った罪悪感とへだたりの認識も抱えている。

一方で、へだたりの認識は、到底医師にはわかりきれない次元の他者の死生観を尊ぶ意識をもたらし、医師だからといって自分が患者のことを理解していると早合点して、患者に教えてやろうなどという傲慢な態度をとることへの戒めとなってもいる。

四　死生観の深まりと姿勢の変化

本章では、医師の深い価値観としての死生観を検討するために、死生観は職業的な経験だけでなく、私的な経験も含めて形成されてゆくものだという立場から特に喪失体験を中心とした生活史を検討した。患者の看取りの経験を通じていのちの重みを実感し、それを次の世代や他の人たちにつないでいこうとしたり、忘れずに記憶に残したりすることで、いのちの終わりに関わった責任を手放さないようにしようとする姿が見られる。

生物医学の覇権は、あたかも生が医学によりコントロール可能だと感じさせやすい。第４章で両木医師が心理系の大学院から編入したときに、「マジやばいな、これ」「そのほかのことは何も知らないのね」と感じたという語りは示唆に富む。両木医師は、大学とは自分の興味やテーマを探求する方法を学ぶ場所だと思っていたが、医学部での教育はそうではなかった。部活も授業も医学部の同じメンバーだけで固まり、試験の成績が人の上下を決めるような雰囲気の中で、必修科目だけを学び、標準化された医療者になってゆく。

医療者として規格化され標準化されてゆく過程は、自己認識や役割認識だけでなく人間観や他者に対する感覚にも影響を及ぼす。「サファリングを疾患へと再構成する訓練を受けてきた」（鷹田 2019: 21）医師たちは、他者の苦悩も標準化しようとし、そこから外れたものは疾患や逸脱として捉え、問題解決の対象としてしまう。この思考は自分自身にも及び、「自らのサファリングも、客観的なカテゴリーに変換して（速やかにかつ効率的に）対処しようとする」（鷹田 2019: 21）ため、医師はよほどのことがなければ自分の苦悩を苦悩のまま受け止めにくい傾向がある。

これ自体はすべて否定されるべきものではなく、標準的な医療専門職として生物医学を提供するためには当然必要な思考である。患者の訴えを標準化した枠組みに整理し、適切な診断治療を行って問題を解決するというのは医療の基本的な姿勢であり、解決できる問題は解決するのが医師の仕事である。また患者との関係の中で感じる自分の苦悩に沈み込んでしまっては、多くの患者との関わりを継続することが難しくなる。自分の感情をコントロールして感情中立性を保つことは医療専門職の役割でもある。

しかし、死を前にした患者との関わりの中には、それだけでは対処しきれない問題がでてくる。そもそも人が生きるということは、解決できない問題、答えのない問題とともに生きていくことでもあり、医学的に解決が難しい慢性疾患、あるいは死や老いといった問題に関しては、問題解決思考だけで対応するのは無理がある。問題解決を頑張る一方で、解決できないことを受け入れて、その人との関係と文脈固有のプロセスに身を任せる必要がある。この際には、医学的合理性と生活世界の論理という、ときに矛盾するベクトルの狭間でいかにバランスをとってゆくかが医師の重要な役割となる。

患者や家族の意見が二転三転したり、無理を言ったり、時には結果的に周囲を振り回したりしてしまうことがある。医学的にみれば必ずしも合理的でない希望を述べたり、医師の目にはやめたほうがよいのではないかとも思える非合理的な判断をしたりすることもある。実際には、患者も家族もそれまでの文脈や経験を踏まえ、最善と思う選択をしているはずである。しかし、人間は常に客観的に状況を理解し、合理的に判断を下すという人間観に基づいて彼らを見ると、このような行動は、逸脱であり、矯正すべき問題行動だということになってしまう。これは、医学的に間違った決断をしたのは自己責任であるとして患者に責任をなすりつける行為にもつながる。

しかし、自分自身が身をもって人生のにがみを味わい、どうしようもない状況の中で苦悩と悲嘆を経験し、亡くなった親しい人たちとの絆を反芻し、死生観を深めてゆくことで、そもそも世の中にはコントロールできないことや決められないことがたくさんあり、生死にまつわる問題はその代表的なものだということを腑に落ちて理解できるようになる。

こうした理解は、どんなに話し合っても言うことが変わったり迷ったりするのは、患者や家族に問題があるからではなく、その状況では当然の行動であり、その時々に自分の置かれた条件の中で状況をよりよくしようとして必死で選択しているだけなのだという感覚を自分の身体を通して感じ取ることにもつながる。これは、他者の一見医学的に不合理な行動は逸脱でもなければ治療対象となる問題行動でもなく、それぞれ意味を持った選択の結果なのだと理解する姿勢へと結びつく。

もちろん、死を前にした患者の意味世界は決して医師にはわかりきれるものではない。しかし、たとえ十分にわからない次元がそこに含まれていたとしても、他者の意味世界を重視しそれを内在的に理解しようとする臨床的態度をとることはできる。とりわけ、人の力の及ばない死をめぐる領域においてそのことは大きな意義を持つ。

ここに、患者と距離をとることで社会統制の役割を果たす近代的医師像とは異なる医師像が、在宅医療で展開しはじめていることがわかる。このことは、医師としての責任感覚の変化、職業倫理の変化も同時にもたらしている。

次章ではここまでの議論をまとめた上で、この責任の問題についてもう少し議論を進めてみたい。

注

（1）　五段階説については多くの批判や議論があるが、宗教学者の池澤優は、キューブラー＝ロスの議論の「同書でキューブラー＝ロスが本当に言いたかったことは、医療従事者を含め、患者の周囲の者には死に対する恐怖があるため、患者から目を背け疎外する傾向があり、そのために患者は孤独になっていること、患者は最後まで正直に自分の声を発するべきであり、周囲の者はそれを受け入れるべきであるという点」（池澤 2017：10）であると述べ、キューブラー＝ロスの議論の本質は五段階説にあるのではなく、医療者が死に対する恐怖に基づいて患者と距離を置きがちなことを指摘した上で、死にゆく患者とどのように関わるかを焦点化したことであるとしている。

（2）　これは、「死を隠蔽するという現代のあり方を疑問視し、それを変革するために学知を総動員する運動」（池澤

2017: 11）であり、前提として「死から目をそむけることで、逆に我々は死の恐怖に捕らわれているのであり、それを直視することで、死という不可避の運命にも関わらず、我々は前向きに生を生きることができる、死を乗り越えることができる」（池澤 2017: 11）という考え方に基づいている。

（3）「宗教」「スピリチュアリティ」の定義はいずれも統一されたものがないが、ここでは島薗（2012b）の説明を示しておきたい。島薗はキリスト教的ニュアンスからの脱却を強く意識した論者であるデュルケムやエリアーデの伝統にのっとり、宗教を「聖なるものとの関わりのシステム」と定義した（島薗 2012b: 95）。聖なるものとは、「五感では確認できないような存在や力、経験の次元」（島薗 2012b: 95）「強く人間に働きかけてその思考や実践を導き続けるような深い意味を発する何か」（島薗 2012b: 96）である。聖なるものとの関わりによって人々の生活が形成される時、あるいは生活に聖なるものとの関わりが組み込まれる時、それを宗教と呼んで良いとする（島薗 2012b: 96）。

一方で、スピリチュアリティは、「宗教を人間の側の特性や経験に即してとらえようとする言葉」（島薗 2012b: 96）であり、聖なるものと関わるような「人間の経験や資質や特性」（島薗 2012b: 96）を指している。例えば死に代表されるような人の力を超えた問題に個人が向き合うことも含まれる。

宗教とスピリチュアリティは、「宗教が個々人の事柄であるとともに外側にあるシステムをも指すのに対して、スピリチュアリティは個々人の内部において、あるいは個々人を通して見出されるもの」（島薗 2012b: 96）として対比的に理解される。現代社会では伝統的宗教の後退と社会の個人化の進行により、宗教的共同性の枠にはまらないスピリチュアリティが意識され表現される傾向が強まってきている。米国では一九六〇年代から、日本では一九七〇年代からその傾向が顕著に現出しているが、死生観が頻繁に問われるようになり、死生学（death studies, thanatology）が登場するようになったのもその現れである。

（4）島薗は著書『なぜ「救い」を求めるのか』では前者を「自己変容のスピリチュアリティ」後者を「限界意識のスピリチュアリティ」および「ケアのスピリチュアリティ」と整理している（島薗 2023: 183-192）。その後、雑誌『一冊の本』（朝日新聞出版）の連載記事では、後者をまとめて「痛みとケアのスピリチュアリティ」と呼称している（島薗 2024a-e, 2025）どの側面に焦点を当てるかによって呼称を少しずつ変えながら、後者のスピリチュアリティのありようを描こうとしていると考えられる。

（5）アルコール依存症者の自助グループ。グループで自分より高次のハイヤーパワー（神とは言わない）に身を委ねる12ステッププログラムによって、飲まない生き方を続けてゆくことを目指す（Kurtz1991=2020）。

（6）指導医、上級医のことをオーベン（ドイツ語で「上の」を意味する副詞obenに由来）、研修医のことをネーベン（ドイツ語で「-の横に」を意味する前置詞nebenに由来）と呼ぶ、慣習的な呼称。これがさらに和製外国語となり、ベテラン上級医を大ベン（オーベン）、中堅医を中ベン（チューベン）と呼ぶこともある。

（7）二〇二一年一〇月一日にメールで内容を確認いただいた際に、この「こわい」は「怖い」ではなく、「畏怖」のニュアンスを持つものであることを松島医師よりご教示いただいた。

（8）なお、第5章三節1項で引用した宗教学者の北沢は「私の『生』が無数の他者との交流、相互作用の中で築かれていくのと同様に、私の『死』もまた無数の他者との交流の中で紡がれ、それは死後も継続していくものである」と述べている。本稿では医師たちがいのちに内在する受動性や被贈与性という次元に気づいてゆく過程を描いた。この次元に関する感受性や死生観がさらに深まってゆけば、人生を通り過ぎる無数の他者のいのちの尊さの感覚と結びついていく可能性がある。しかし、本稿の調査からはそこまで言い切ることはできなかった。

（9）移植などの先端的な医療は技術が日進月歩であり、現在はまた状況が違う可能性があるが、今回の調査では血液疾患の急性期診療の現場については調査しきれていない。

第6章　在宅医の死生観と責任の感覚

ここまでの議論を通して、在宅医がさまざまな水準での苦悩の経験を通して自分たちなりに他者へと近づこうとしながら、医学的合理性と個別の生とともにあることとをどうにかしてすりあわせようとしていること、その過程で医師としての役割認識や責任の感覚が変化してきていることを示した。それは患者の行動や選択の背後にある医学的な合理性とは別の意味世界を医師として尊ぶことでもある。さらに、自分にはわかりえない意味世界や価値があることを自覚し、受け止めることでもある。しかし、死を前にした臨床には、そのような職業人としての関わりだけでは十分に対処できないことがある。

死を前にした患者は、群衆の中に埋没している個としてではなく、ほかのだれでもない自分だけの切実な問題として実存的な水準の問いに出会う。こうした問いは、本人だけでなく、周囲の人間にも向けられる。死を前にした人間の実存的な問いはその人だけでなく、周囲の人も何ほどか限界状況へと巻き込んでゆく力を持っている。

こうした状況に、医師は専門職として関わる。その専門性の基盤である生物医学は、もともと死そのものは除外した体系である。死とともに生きる患者にどのように向かい合うべきか、に関して、何が正しいかは確立されていない。「医師として」生物医学が除外した死に関わり、死を前にした人に向かい合い苦悩すること自体が、医師としてのある種の限界状況と言える。患者のいのちの最期に関わるという経験は、医師自身もまた実存的な問いに出会う場面ともなりうるのである。

医師が終末期の患者との関わりに難しさを感じていることを示す研究として、的場らによるものがある（的場ほか 2020）。この研究は終末期がん患者に関わる医師が感じるスピリチュアルペインの質について分析したものである。医師が「治療の限界」「患者のスピリチュアルペインに対応できないこと」「自分を取り巻く環境の不備」を原因として自己の無力さを自覚し、それが医師にスピリチュアルペインを引き起こしていること、その結果患者に会いにくくなる、避けるなどの対処が行われていることを指摘する（的場ほか 2020）。このように、患者や家族はもちろんのこと、医師もまた何ほどか限界状況に置かれ、一定のレベルで実存的な問いとそのもたらす痛みに向かい合わざるをえないのが死を前にした臨床である。

死を前にした状況というのは流動的である。何が意味を持ち、何が意味を持たないかが刻々と入れ替わる。職業人として依拠する医学的な合理性に基づくと価値がないように感じられることも起こる。ある時点で大きな意味を持ったことが、次の瞬間に無意味に転じることもある。医学的な正しさや決めごと、患者の体調、患者の意思、患者の思い、関係者の思い、すべてが変化し、うつろいゆくと感じられる状況がつづく。このような状況では、患者と医師という職業に基づいた関係だけではなく、死にゆく一人の人間と、そこに立ち会う一人の人間という関係も意識しつつ関わらざるをえなくなる。

本章では、これまでの事例を通して死生観と責任の展開に関する議論をさらに展開してゆきたい。慢性疾患の時代となり、生物医学がその限界を露呈し、専門職支配が問題視される状況の中、医療側は在宅医療やホスピス緩和ケア、プライマリ・ケアなど、オルタナティブな形の医療を提示することで近代医療を乗り越えようとしてきた。これは第1章で主に述べたようにスピリチュアルペインへの介入など、新たな形での合理的統制という面も持つが、医師がパターナリスティックに患者の人生に関わる問題を決めるような医療を脱し、病いを抱えて生きる患者を支える医療を提示しようとしたとも言える。

しかし、医療側が患者の人生をどう支えるかという問題を考えてきたときに浮かび上がってきたのは、「意思決定」という「近代」あるいは「後期近代」的な問題系であった。

患者を合理的に思考する自律した主体と捉え、その意思表示を重視し、分節化された言語、つまり意味が明確で不特定多数の人々が文脈を離れても理解できるような言語によるコミュニケーションをもとに方針を決めてゆくというのは、患者の意思をなんとかしてとらえ、形作っていこうという関わりである。医師が医学的合理性をもとに患者の人生を決めるのではなく、患者自身がどのように生きていきたいかを考え、その「意思」を明らかにし、それを前提に治療を進めてゆくというのは、それまでにはあまり重視されてこなかった患者の主体性を尊重しようとする営みである。しかし一方で、このことは、知識や立場の違いなど、医療者と患者の不均衡な関係を考えると、医療者側のエクスキューズ、責任回避のための証拠集めという側面もでてきてしまう。患者が自分の意思で治療をしないと言った、という状況をつくり、その選択について患者の自己責任を問える余地を生むことでもある。

この問題については第4章でも詳しく扱った。死を前にした意思決定に関わることは、患者や家族が周囲との対話なしに独自に生死について考え、それに医療者がただ従う、ということではない。第4章の事例では、周囲との関係を大切にしながら、残りの生をどのように生きていくかを、患者だけでなく医療者も「ともに迷い、探求する」姿が見られている。そしてそこには明示的な言葉を用いた目に見えやすい実践だけでなく、基盤としての見えにくい実践も含まれている。

このように、本来は目に見えにくい実践を含むものを、明示的な言葉を用いた枠組みの形に落とし込んで推進することは、危うさをはらんでいる。場合によってはそれが手続き論となってしまうこともある。紙に自分の考えとサインを書き、それを患者の変わらぬ意思の証拠とする、といった、事前指示書の取得とさほどかわらない実践になってしまう可能性がある。そもそも近代医学の前提として自律的意思表示を行う人間像があることや、医師の役割認識の中に患者と適切な距離を置き、コントロールを行うものだという感覚が埋め込まれていることもあって、明示的な言葉を用いた意思表示が適切であると考えやすい。

しかし、第3章で紹介してきたような、異なる意見の調停の中で自分を変えることをも引き受けながらなんとか医学的な正しさは手放さずに調整をつづけようとするあり方、あるいは第4章で見てきたような、意思決定に関する「ともに迷い、探求する」見えにくい実践の語り、そして第5章で焦点を合わせてきたような医師の「死生観」の語りは、こうした近代的な医師像とは異なる医師像を浮かび上がらせる。そこでは、合理的に意思決定を行う主体的で自律した個人という近代的人間像、また意思決定という問題を通して新たに課せられている「自分らしい死」「良い死」への緩やかな統制

――これは「後期近代」的なコントロールの一つと言えるだろう――を抜け出てゆこうとする、慢性疾患の時代、脱病院化の時代の医師像が形を現してきているように思える。

本章では、ここまで見てきた個人的な経験と死生観が、医師の責任の感覚とどのように結びついているのかについて、全体を総括する形で検討してゆきたい。

一　多層化する死生観

ここで本書の分析枠組みを簡単に振り返っておく。医師の死生観を分析するための枠組みとして、まず第1章四節で（図6-1）以下のような概念図を提示した。

これはバーガー（Berger 1967＝［1979］2018）のカオス・ノモス・コスモスの議論を前提としている。その上で、柳田國男／折口信夫の議論を踏まえて、共同性を前提とした円環的永遠回帰的な世界と、そこに入れない孤独な個としての他者性を前提とした世界という二極で死生観を整理する島薗（2012a）の議論、さらに医療専門職特有の職業意識として、医学的合理性と生活世界の「界面」で苦悩するという浮ヶ谷（2014）の議論をあわせたものである。

領域(a)で示されるような医学的合理性で整理できる世界と、領域(b)の生活の論理で構成される世界、そして生活世界は人の力を超えた領域にも支えられていることから、死にゆく過程に関わる医師が時折踏み込まざるをえない、実存的な問題が問われる領域(c)とさしあたり補助線を引いて整理した。

さらに、第1章五節では、医師の視点から見ると領域(a)と領域(b)の間に大きなハードルがあること

図6－1　「医師の死生観」の分析枠組み

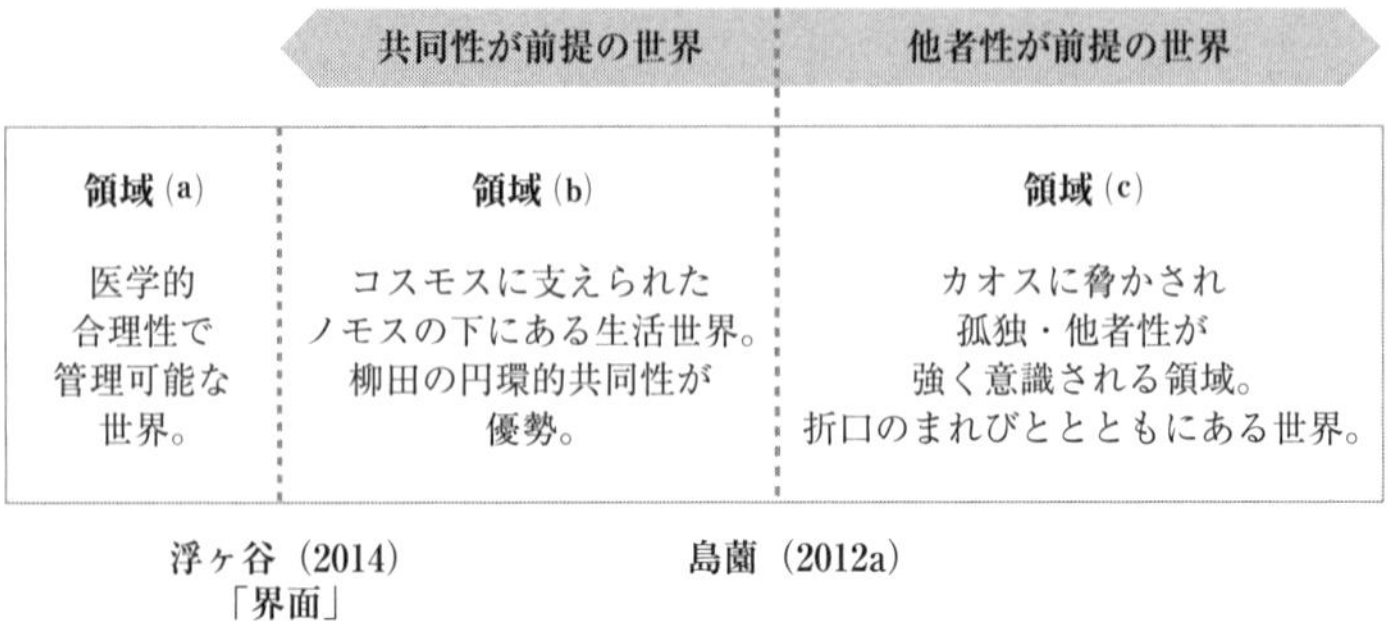

も踏まえ、この図は（図6－2）のような立体的な構成を持つものとして提示した。

この枠組みを手がかりにしながら考察を進めてゆくこととする。

1　いのちの共同性に開かれる感覚

まず、最初に検討したいのが、第4章の一部や第5章を中心に見てきた、死者との継続する絆や記憶、自分の苦悩の経験を通して、いのちのつながりの中に自己を再配置する方向である。概念図で言うならば、領域(b)を支えるコスモスへの意識、自然や神仏、死者などとの関わりへの意識を深めていく方向になる。この見方は、世代をまたいだ生と死の流れの中に自己を位置づけ、死を前にしたいのちに関わる受動性を引き受けることで、死に関わることの意味を見いだしてゆく。

死そのものを点ではなく生との境界が曖昧なものとして捉えていく片桐医師（第4章）や、次世代への教育の重要性を語る神保医師（第5章）、いのちの最期を託されたのだから忘れないことが責任だと語る羽石医師（第5章）の語り、患者の語りを通して亡き父と出会いなおし、お念仏を唱えつづけた患者の経験を反芻

図6-2　「医師の死生観」の分析枠組み2

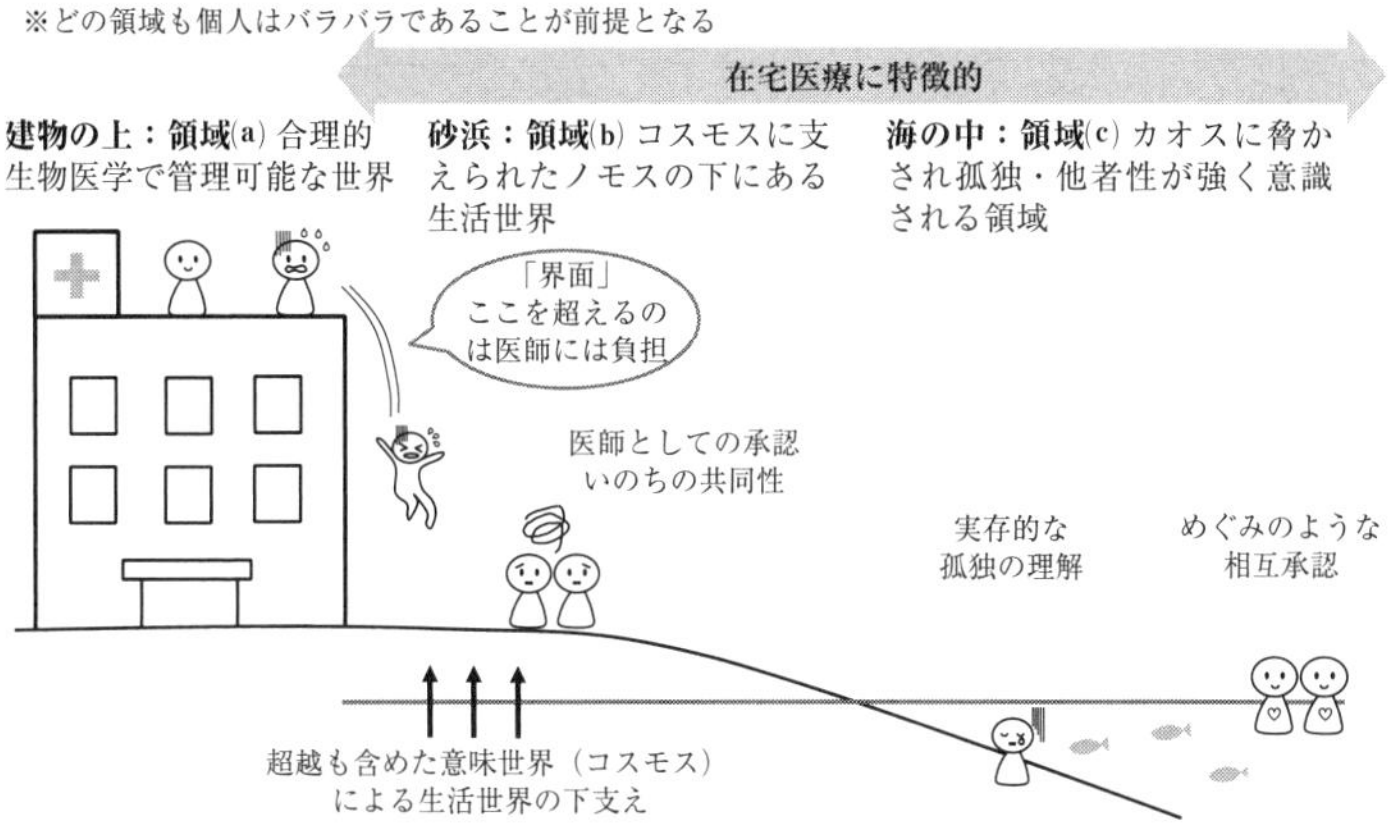

しながら地域で働き、患者が「生きるように生きることを支える」ことを大切にする松島医師（第5章）の経験には共同性へと開かれていくさまが見いだせる。また、陸田医師（第5章）の語りの中でも、地域で長い時間を過ごしていく中で、世代をまたぐ大きないのちの流れを感じとった上で出てくる「みんなで年をとってる」というような言葉も、共同性につながる感覚と言える。

ここでは堅田医師（第5章）の語りを再び取り上げる。堅田医師の語りでは、「患者を覚えている医師」というモチーフが、僧侶かつ医師である父との関係だけでなく、尊敬する指導医であり父の友人でもあった谷川医師との関係という、複層的な関係の中で語りなおされて練り上げられ、堅田医師が父を看取ったあと僧医として実践をつづけていく過程を経て内面化してゆく。いい医師とは「患者を覚えている医師」だという谷川医師を「師匠」と尊敬しつつ外科医として働いていたが、父の病気が発覚する。医局を離れ、実家の医院に戻った堅田医師は父もまた「患者を覚えている医師」だったことを知る。谷川医師が診てくれている心強さを感じながらも父と何度も話し合いを繰り返し、父を家で看取ることになった。父が亡くなった後、医師として患者のことを真剣に考え、看取った患者には今度は僧侶として関わることを通じて、自分自身も「患者を覚えている医師」になっていたことに気がつく。これは、父や谷川医師から受け取った「贈り物」を自分が受け止め、それをまた他者へと返していくといういのちの共同性の中での営みでもある。

このような共同性の側面だけに注目すると、柳田によって提示されたような、生と死が円環的に循環する永遠回帰的な共同性の感覚への感性を深め、死者も含めた絆を重視できるようになってゆくことで、個人化が進む現代社会の孤独を乗り越えられるというような議論につながるかもしれない。そのようないのちの共同性への感覚の回復という方向も確かに事態の一面ではあるが、現代社会で医師としていのちに関わるということは、そう単純な話ではない。

共同性の感覚の回復は、生きている人同士の文脈で言うならば「共感」へとつながる。共感という言葉は単純に良いことと思われがちだが、そうは言い切れない面もある。患者の希望が必ずしも医学的な合理性と合致しないこともあれば、医師の目から見るとかえって害をなす選択肢であることもある。共感だけをベースに医療を展開することは、ときに医学的合理性を欠き呪術的な要素のほうが強くなる場合があり、必ずしも現代医療が社会から求められていることとは合致しない。医学的な合理性からは決して手を放さずに、それでもなお他者とどう接近するかが課題となってくる。

2　孤独と他者性の感覚

そもそも現代社会を生きることは、人の力を超えた領域、死者や超越的なもの、自然や神仏なども含めた異なる次元の存在が支える共同性が断念され、そうしたものとのつながりがもはや前提とできなくなった世界を、個々人が孤独に生きることとして経験されやすい。自律して合理的にふるまい、他者との距離を保って生きるというのはこのような世界を生き延びるために必要だが、このことは同時に、一人一人をより孤独へと追いやっていくことでもある。そしてこの孤独の自覚は、死を前にしてより強く感じられることになる。

これまでは伝統的な共同体に、死にゆく過程を支える社会的・文化的な装置があった。しかし、共同体の崩壊に伴って、死にゆく苦悩や死別の悲嘆を共同体で共有し、ときに宗教儀礼を通じて地域で死別や喪失を支えるのが難しくなってきている。死を前にした患者とのコミュニケーションにおいても、共通の文脈を共有していないがゆえの孤独とわかりあえなさは大きく影響し、そうした要素は医師の語りにも反映される。

こうした孤独がうかがえるのは自分自身が死に瀕した経験を持つ両木医師（第4章）や高崎医師（第5章）の語りである。彼らは他の医師たちよりも際立って強い孤独の感覚を語る。概念図の(c)の領域で、孤独と他者性を自覚して実存的な問いを深めてゆく方向にあると言える。

両木医師は自分が交通事故に遭った後「誰も私のことなんかわからない」という孤独の感覚を強く感じた経験から、わかりあえない他者を尊重する。高崎医師は友人のお見舞いに行ったときに、その年の女の子なら大事にしているようなものをバッと机から落とした手つきのためらいのなさから、死に接近した人の意味世界は生きている人には絶対にわからないことと、死にゆく人と生きている人の絶対的な距離を感じ取った。それは自分自身が死に近づいたときにも感じたことだ。そのことが、共同性には回収しえない他者性の実感をもたらし、だからこそ他者に対して医学的なアセスメントでわかった気にならないようにするいましめとなり、わかりえないからこそ他者のありようを尊ぶ姿勢につながっている。両木医師、高崎医師、二人の他者との絶対的な隔たりの感覚は、自らが死に接近した経験を通して自覚された孤独の感覚であり、死にゆく者の孤独の感覚とどこかでつながっている。絶対的な孤独の果てにスピリチュアリティを見いだす人もいる。実存的な問いを深めた両医師の語りには、こうしたスピリチュアリティも読み取れる。

ここまでで、在宅医の死生観が、いのちの共同性への気づきにひらかれてゆく方向と、個の孤独を強く意識する方向の二つの極を示した。しかし、もう一つ重要な感覚が語りの中で見いだされている。それが次項で示す、他者性を前提とした承認の感覚である。

３　他者性を前提とした承認の感覚

ここまで述べてきた共同性／孤独と他者性という対立する二つの感覚については、島薗によって示された近代日本人の死生観の分析図式の枠組みの範疇にあるものでもある。しかし、この二項対立的な図式を超える死生観の現代的展開が医師の語りの中に見られている。それが、他者性を前提とした承認の感覚である。この承認には、医師としての承認と、人間としての相互承認がある。ここではまず、他者性を前提としつつも専門職として他者と共生していくありようについて見てゆく。

在宅医療の専門家としての承認

近代の個人化を経た現代、医師も患者も他者と同じ価値や意味世界を共有していることを前提にできない。他者は自分とは異なった意味世界を生きていることが前提である。だからこそ患者という医師にはわかりえない他者の意思は重視され、必要な範囲で共感されるべきである。患者と価値観を共有していることを前提とできないため、医師は医学的な合理性を決して手放さず、医療の専門家として患者と関わる。患者と適切に距離をとり、標準化された合理的な治療を行うことが、現代社会において患者と穏当に交流する方法であり、医師としての職責を適切に果たすことでもある。

しかし、生活経験の世界に入っていく在宅医療ではそれだけではすまないところがある。医師たちはおそるおそる医学的な合理性とは別の価値や意味であふれる生活世界に踏み出し、医学的な合理性と生活の論理をすり合わせていく。自己も他者もそれぞれに尊びながら不確実性の中で「ともに迷い、探求」し、医学的な合理性も大切にしながらもお互いが納得するところを探していく。一朝一夕で答えが出せることばかりではなく、時には一旦は医学的な正しさを譲り、粘り強く長い時間をかけた関わりが必要なこともある。生活の範囲の常識的枠組みの中でこうしたやりとりの多くは行われ、解決されてゆく。

葛藤を経て、医療者としてみれば非合理な行動も含めてその人の人生なのだということを受け入れ、医療的な合理性を振りかざさないようになったという高木医師（第3章）や、終末期の点滴に関して自分なりに意見は持ちながらもそれだけではないことを受け止め、新しい関わり方へと役割規範を拡張してゆく別府医師（第3章）や伊藤医師（第3章）などの語りは、両木医師（第4章）や高崎医師

（第5章）ほどの強く深い実存レベルの孤独ではないが、患者とは他者であり、わかりあえないものだという孤独と他者性の感覚を前提としながら(1)、医学的合理性と生活世界の「界面」を乗り越えたという語りである。

こうした経験は、在宅医療の経験を通して生活世界への理解が深まったことによる、専門家としての熟達と捉えることができるだろう。こうした経験は「医師の○○先生」として認めてもらったという承認の経験ともなり、その後の医療実践をより余裕を持ったものにすることにもつながってゆく。この水準での承認は、新しい医師患者関係ではあるが、社会的な役割関係の内部での承認だと言える。次の項目では役割関係を超えた水準での承認について見ていきたい。

めぐみのような相互承認

前項で扱ったような、医師として承認される経験は、在宅医療の専門家としての熟達がもたらすものと考えられる。しかし、時折それを超えた経験が生じることがある。死のような意味づけ不可能な混沌に陥り、またなぜ他の人ではなく自分が死なねばならないのかといった絶対的な孤独を感じる限界状態をカオスと区分した。図6-2では海の中として表されるこの領域はコスモスに包摂されきれずにカオスとコスモスがせめぎあう領域とも言える。この領域で、死をめぐる実存的な問いを深め、絶対的な孤独を感じた先に、偶発的に「人と人としての」つながりの感覚を感じられる経験が訪れることがある。カオスにおいて、コスモス的な秩序の力が一瞬働いたとも言えるかもしれない。このことを図では水中から一瞬顔を出して呼吸ができるという意味合いで水面に人を配置して表現した。

宇野医師（第4章）が担当していた若い患者さんはがんによる痛みが強く、宇野医師はどんなに頑張っても彼女の痛みをとりきれなかった。宇野医師は医師としての役割を果たせていないのではないかと自分を責め、ふがいない自分に悔しさと無力感を感じていた。それにもかかわらず患者さんは宇野医師が自分のために頑張っていたことを見ていてくれて、「〔痛みはとれないけれど〕先生ありがとう」と言ってくれた。その言葉は宇野医師の人生観、価値観を変えるほどの経験となった。

両木医師（第4章）は先述したような他者との強い隔たりの感覚を基盤に持ちながらも、それでも話し合える「ここっていうタイミング」を大事にしている。陸田医師（第5章）が「魂の感じで、わかったな」と語る感覚は、他者性をベースにしながらも、ともにあるつながりの感覚をわかりやすく表している。

ご家族に説明したり、本人に説明したりしているときに、お互いにわかったなという、シンパシーというか、医者と患者さんとか、医者と家族じゃなくて、人間同士的にわかりあえたなという感覚ってあるじゃないですか。（略）本当になんなんだろうと思います。自分でもよくわからないんだけど、あれって私という人間に対しての同意というか、そんな感じがするんですよね。（略）職業とかそういうのじゃなくて、奥深いところの人間性、そういうところでお互いに納得するみたいなね。

陸田医師は同じ地域で長年開業し、地域の大きないのちの流れの中に身をおいているという感覚も持っている。しかしこの「人間同士的にわかりあえたな」という感覚は、そのような共同性へ回収される感覚ではなく、わかりあえない個と個が一瞬だけつながるという感覚である。それは、人生の中には意思の力ではどうにもならないことがあることを引き受け、理解しえなさと孤独の中をそれぞれが生き、ともに迷ったり悩んだりするプロセスを経て、おのずからうかびあがってくるものである。決して作為的にこのような感覚に到達するわけではない。

医師側について言うならば、何か自分の力で物事をどうにかしようと画策したり、患者を癒そうと力んだりすることで作為的にこうした経験を起こせるわけではない(2)。「人間同士的にわかりあえた」という感覚は、生活の世界で、治療方針や療養の場所、今後どうしていくか、実存的な苦しみ、何を大事にするか、など、その都度起こってくるさまざまな問題についてともに迷い、探求していった「結果として」、お互いが医師―患者の役割をふと離れ、まるで恩寵のようにおとずれる感覚である。医師として他者性を前提とし、科学の側に立った関わりをする「にもかかわらず」、人と人として出会い、相互に承認しあう経験だとも言える。

ここまで何度も述べてきたように、医師としていのちの問題に関わるということは、業務という水準を超えて生身の医師自身が問われる面がある。冷静な第三者として安全な場所から正しい答えを提供するわけにはいかず、人間としての関係、ひいては死生観が問われることになる。

患者や関係者と、ともに迷い、探求していった先に、本人の意思や医師の気持ちも含めた周囲の状況が調和する瞬間が訪れることがある。その時、患者から医療者に向けられた「人間に対しての同意」と、医療者から患者に向けられた「人間に対しての同意」が「お互いに」起こる。それはわかりあえない存在同士がつながり、「出会う」経験であり、他者であることを前提としながらも、ともにあることのめぐみを感じる経験である。

この経験は、むき出しの個人として死に向かい合わざるをえない患者だけでなく、終末期という、医療の最も難しい局面で苦悩する在宅の医療者を、つまり死を前にした患者から実存的な問いを突きつけられながらそれぞれ一人で歩む医療チームのメンバーを、ともに守り支える「めぐみ」となりうるものである。

意思決定という文脈で言うならば、それは自律した個人の意思を合理的に調停して「決める」のではなく、それぞれが共同性や孤独を、そして受動性を引き受けつつ、ともによりよい道を探ってきた末に物事が「決まる」経験でもある。それは医療者も患者もそれぞれが唯一無二の道のりを懸命に歩んだ上での必然ではあるが、目的でもなく結果でもなく、体感としては偶然や奇跡のように感じられるものである。

そしてそれは、患者との相互承認を通して、医師の内面でいのちの共同性と他者性が両立する経験でもある。わかりあえない孤独な他者同士の関係という次元で生じる信頼とも言える。

この「めぐみ」の経験がある患者との関係の中で起こったとしても、その経験はその患者との間だけのものである。次の患者とはまた新しく関係構築のプロセスがはじまることになる。

だからといって、この「めぐみ」の経験は、その患者が亡くなったときに無駄になってしまうわけではない。在宅医は臨床をしている限り、多くの患者と出会い、死にゆくプロセスに伴走し、看取ることをつづける。在宅医療という矛盾に満ちた場に飛び込み、自分の役割が曖昧になる不確実なプロセスの中にとどまり、自分を変えてでも関わりつづけることを出会う患者ごとに繰り返すのは楽ではない。

まれに偶発的に起こる相互に「人として」承認しあった経験は、経験による熟達とは異質のものである。この経験は、医師の自己像そのものに働きかけ、従来的な専門職役割をはみ出すことが求められながらも、責任は従来通りに求められるという矛盾の中にある医療実践にいくばくかの安心感をもたらし、医師たちを「人として」支える経験となっている。

ここまで、医師として熟達することで「医師の○○先生」として認められる経験と、「人間としての○○さん」として相互に承認し合う感覚について述べてきた。これらは、承認の水準は異なるが、いずれも他者性が前提とされた上での相互承認の経験である。

こうした経験は、その後に出会う患者と関わる際の姿勢の変化にもつながる。在宅医が医学的合理性と生活世界との「界面」を超え生活世界の中に飛び込んで、自分自身の価値観を振り返り、ときにそれを変えることも引き受けながらも患者とともに生活世界の中で迷い、探求している姿を提示してきた。何度も述べるように、こうした実践は決して容易ではない。

たとえ一時的であっても医学的合理性から離れることは種々のリスクを上げ、医師としての正当性が危うくなりうるため、怖さを感じる。その怖さは本書で「建物の上から飛び降りる」と表現するくらいに大きなものである(3)。

そのような中で、医師として、あるいは人間として、患者と相互に承認しあった経験は、次に飛び降りることが求められたときに、飛び降りてもそんなに痛い目には合わないのではないか、きっとなんとかなる、という、飛び降りた先の生活世界への信頼感を持つことにもつながる。医学的合理性をもとにリスクを最小化する医療というのはある意味では不信をベースにした医療とも言えるが、世界への信頼感を取り戻してゆくことにより、信頼をベースにして医療実践を行えるようになり、そのことが在宅医としての日々の実践に余裕をもたらす。

例えば、患者が一見医学的に不合理な行動をとったとしても、「きっと何か理由があるのだろう」と思えるようになるかもしれない。相手には相手の人生があり、相手にとっては一生懸命な選択であることを信頼して受け止められるようになるかもしれない。こうしたものの捉え方の変化が「界面」の緊張をさらに和らげることにもつながっていくだろう。

こうした経験の積み重ねは、領域(a)〜(c)のような多層的な世界をより自然に行き来できることにつながり、「ともに迷い、探求する」プロセスを、ただ歯を食いしばって耐えるのではなく、力を抜いてともに過ごすことができる力、不確実性に耐えるしなやかさにもなるだろう。とくに、時折訪れる「めぐみ」の経験は、医師の世界への接し方に大きく影響し、在宅医療という矛盾を抱えた難しさのある医療の中で、医師を支えている。

4　まとめ

ここまでの議論をまとめると、在宅医の死生観は、経験を通して多層化すると言える。これを簡単に整理すると図6-3のようになる。

当初の医学的合理性に基づいた死生観が、単に他の価値観に置き換わるのではない。医学的合理性

図6－3　医師の死生観の多層化

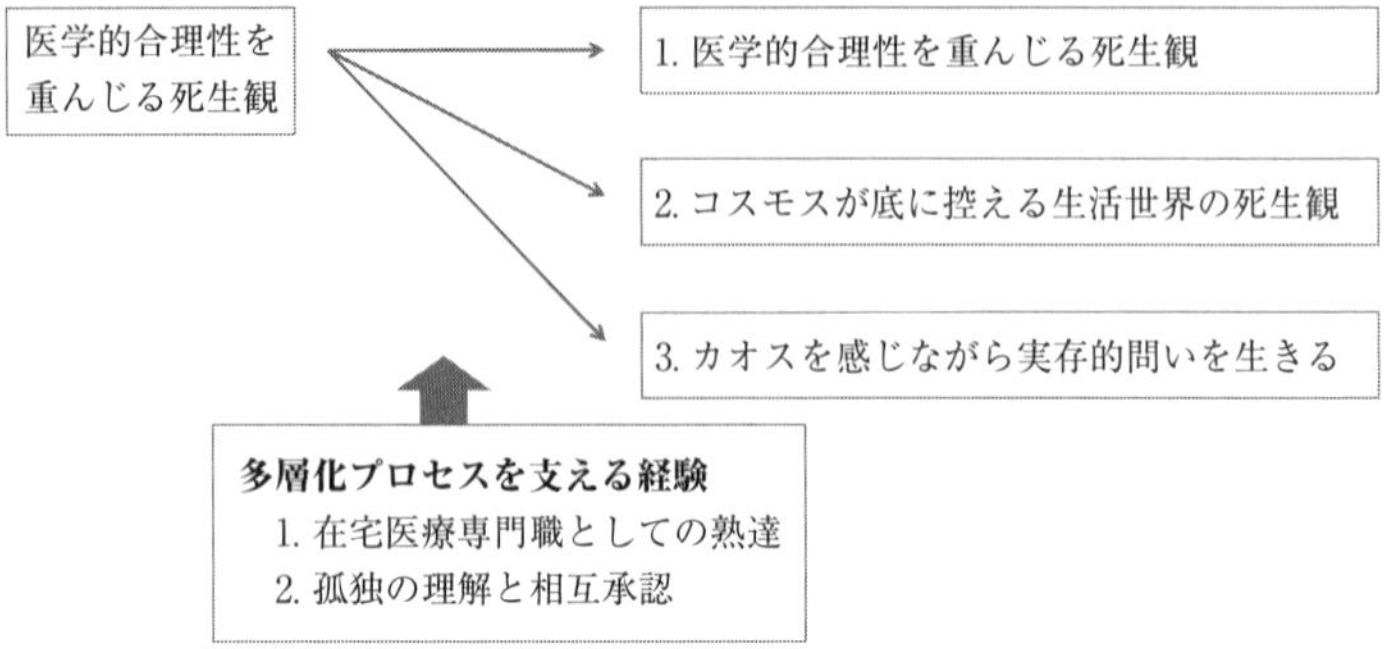

を重んじる死生観は引き続き持っている。しかし、それだけでなくいのちの共同性や大きないのちのつながりといった、コスモスが底に控えた生活世界の死生観、さらに死のような意味づけ不能な混沌（＝カオス）の中で孤独のうちに実存的な問いを深める死生観というように、多層化していくと整理できる。この多層化のプロセスを支えるのが、生活世界の理解を深め、在宅医療の専門職として認められていく経験を通した熟達と、他者の孤独への理解を通してごく稀に起こる「めぐみ」のような相互承認の経験である。

医師の死生観が多層的になることは、医師の責任の認識にも変化をもたらしている。次節では、ここまで見られてきた死生観の変化が責任の感覚にどのように影響するのかについて検討してゆきたい。

二　変化する責任の感覚

医師が死にゆく患者と関わることには、常に責任が伴っている。医師は専門職として法的な意味でも責任を負う立場にあるが、それだけではなくいのちに関わるという深い位相でも大きな責任を負っている。まず在宅医療における医師の責任について、簡単にまとめておきたい。

1　在宅医療における医師の責任

医師の法的・制度的な責任に対する認識

医師は法的に規定された専門職であるため、医師の判断を法的な責任と切り離すことは難しい。医療は人のいのちに関わる領域であり、ときに侵襲的な医療行為も行うので、医療訴訟などの法的リスクに向かい合わざるをえない。本項では、法的な議論ではなく、医師の法的な責任についての主観的な認識について簡単に整理しておきたい。

近年では医師の目から見て冤罪に近い状況で刑事罰に問われる事例や、臨床的に不可避だと医師からは見える事例であるにもかかわらず医療側が敗訴するなどの事例が出てきており、医療現場の萎縮を招いていると言われている。○○法の○条で規定された項目に明らかに違反するというような具体的な水準ではなく「たとえどんなに良かれと思ってその場で最善をつくしたとしても、あらゆる医療行為は後から法的責任を問われる可能性がある」という漠然とした「法的なるもの」への責任感と不安感の中で臨床は行われている。このように、医師は社会から法的な縛りを受けており、「医学的に合理的にふるまわねばならない」「逸脱することは法的責任が問われる可能性がある」という強い規範を要請されているし、そのように感じている。これは法的に規定された専門職である以上当たり前のことでもあるが、同時にこれを遂行するのは簡単なことではない。医療は不確実性の中で行うものである以上、後からしか正解がわからない。結果として、この規範から意図せず逸脱してしまうことも起こり、後から遡って責任を問われることになる。この難しさが、実際の臨床現場の萎縮にもつながっている。

医療人類学者の磯野は「私が医療現場でフィールドワークをはじめてびっくりしたのは、医師も看護師も訴訟のリスクをかなり真剣に心配していることでした」（磯野 2019: 62）と述べている。現実的には「別に医療訴訟の数がうなぎのぼりに増えているとか、一〇人に一人が訴えられるとか」（磯野 2019: 62）いう状況ではないにもかかわらず、訴訟のリスクが頻繁に話題にのぼるというのは、医療訴訟に対する漠然とした恐れが現場に浸透していると理解できる。(4)

病院、在宅を問わず、医療行為に関する一般的な医師の責任は、次のように二つ考えられる。(5) まず医師自身が行う医療行為の正当性についての責任がもちろん問われる。さらに、医師は医療チームの責任者として、他職種に「治療に関する指示」を出す立場にあり、その指示内容の責任もあると言われている。

在宅医の法的責任への認識の特徴

次に、在宅医療での医師の法的責任の認識の特徴について考えてみたい。まず、在宅医療には、生活世界とのすり合わせにより医学的合理性が揺らぎやすく、一見いい加減な治療をしているように見えやすい性質があるということはこれまで見てきたとおりである。在宅医療における実践は本書に書いてきたように、医学的合理性を時には一旦譲歩して、患者の生活世界の論理と長い時間をかけて調整をつづける形をとることがある。医学的合理性がすぐに実現できなければそこで関わりを打ち切るわけではない。なぜなら、合理的に決めきれない意思決定も含めて生活世界の中で「ともに迷い、探求する」ことが在宅医療では重要だからである。

だからといって、患者と「ともに迷い、探求した」上で決めました、と主張したとしても、訴訟などの責任追及の場で責任を免除されるかというとなんとも言えないのではないだろうか。なぜならその実践の中核は第4章で述べたように目に見えにくい性質を持つものだからである。責任追及の場ではカルテ記載などの客観的証拠を根拠に判断される。カルテに診療内容を記載することは医師の業務の一つだが、カルテに書くことができるのは客観的に目に見える内容が中心であり、それはここまで述べてきた在宅医の患者との関わりの中のごく一部でしかない。後から遡って、医学的合理性からだけ見て責任追及が行われた場合に、目に見えにくいやりとりの中でこう考えたというようなことは主観的で価値の低い情報として扱われ、無責任な診療を行っているかのように見えてしまいやすい。

また、チーム医療の理念と責任の所在の難しさもある。在宅医療は他職種と連携しながら診療を行う。この際にも形としては「医師の指示」を他職種が受けて動くことになっている。例えば訪問看護師には「訪問看護指示書」を発行するし、訪問リハビリでも医師の指示書が必要である。何かトラブルが起こった際には、各職種に指示を出した者としての責任が問われる可能性がある。

こうした制度的な意味での責任だけでなく、実際の現場の雰囲気もある。いくら理念として医者を中心とした医療モデルから多職種がフラットな関係で患者の生活を支えるというケアモデルへの変換をはかったとしても、現場レベルではまだまだ医療モデルが有力である。訪問看護師やケアマネジャーから「〈患者は私たちの言うことは聞いてくれないので〉先生から伝えてください」と依頼されることもある。多職種によるフラットなチーム、という理念があったとしても、医療モデルは他職種にも患者にも染み込んでおり、潜在的な権威勾配はいまも生きているため、最後は医師が責任を持って方針を決めたり、説得したりすることが求められる場面は少なくない。つまり、理念としてフラットなチームケアが求められているものの、制度としては医師が指示を出してそのもとで各職種と協働するという仕組みがとられている。そして現実としても医師が最終責任者と考えられている場面が多い。

以上から、在宅医療は主観的に法的リスクが高く感じられる現場であると言える。

他者の生に関わることへの責任

前項で述べた法的な責任だけでなく、死も含めた他者の生に関わること自体に責任がつきまとう。この責任は、在宅医療であろうがなかろうが医師に問われる責任である。

パーソンズの議論を参考にするならば、これまでの病院医療では、医師は人のいのち全体に関わる重すぎる責任を自覚しているからこそ、関わりを限定することで、できる範囲での責任を果たそうとしてきた。いのちに関わることは人間には重すぎる、だからこそ扱いきれないことには手を出さず、自分たちが責任を持って扱える医学的合理性で判断できる範囲になるべく限定して関わり、現実的なレベルでの責任を果たす。責任の大きさを自覚しているからこそ、あえて関わりを現実的な範囲に留め、自分たちに対応できない領域は扱わない。自分の専門科の問題であれば最新の知見も含めて熟知しているので診療するが、他科の領域についてはよく知らないので相談されても対応せず、専門科に紹介する。このような関わり方は、先述した法的な枠組みとも相性が良く、医師の責任のあり方として標準的なものとなってきた。

しかし、在宅医療はそのように扱える範囲に医療を縮小せず、患者の生活空間に入り込み、ヘルスケアに限定せずに患者の困りごとに対応しながら、死にゆくプロセスに関わる医療である。生活空間で死にゆく人に寄り添うということは、日常生活の論理やその人の価値観や世界観にも巻き込まれることである。関わりを限定するわけにはいかない。看取りという重すぎる課題を前にして医学的な正しさに引きこもるのではなく、医学的合理性だけでなく別の論理、その患者や関係者の価値観や感情といった複雑ですぐに回答がでないことも含めて関わろうとする。そこには他者の生に関わることに対する責任意識がある。

医学的な合理性が果たせなくても関係を継続しようとすること自体が、他の職種とは異なる医師特有の職責ともあいまってこの責任意識に影響する。患者の生活に寄り添い、患者の意思を重視するのが在宅医療と言われることがあるが、それは本人の言うことをただはいはいと聞き入れ、その決定は患者の自己責任だとすることではない。

時には本人が強く願う治癒ができないことを伝える、短い時間しか残されていないことを伝えるなど、いわゆる告知（Bad News Telling）のような双方にとって精神的に負担の大きい介入が必要なこともある。これは、他のどの職種でもなく医師の仕事である。死を前にした不確実なプロセスの中で、実存的な不安を抱える患者に対して決して良いニュースとは言えないことを、どのタイミングで、どのような言葉遣いで伝えるかあるいは伝えないか、非言語的なメッセージをどこまで使うか、どこまで踏み込んでどこまで踏み込まないか、家族との葛藤がある事例ではどこでどのように関わってどのあたりを落とし所にするか、こうした一つ一つが患者や家族を大きく傷つける可能性がある。細心の配慮をしたとしても、場合によっては「医師があんなことを言ったせいで傷ついた」と受け止められてしまうこともある。そうだとしても、医師として関わりをつづける以上、患者の希望をすべて聞き入れて、耳ざわりのいいことだけを言ってはいられないこともある。そこには繊細な舵取りが求められ、その舵取りを上手にできるかどうかも医師の責任として問われる。

患者の意見に従うことだけをよしとして、医学的合理性をないがしろにしていいわけではないこと、そして時には患者にとってつらい話をしないといけないというのは病院医療と共通している。しかし病院の医師が上記のような悪いニュースの告知を行う際、細心の注意をするとしても、その目的は基本的に病気の治療に関する判断が中心になる。それに対して、在宅医療では生活を支えるという目的もあるため、その時の病状がよくなっても、あるいは良くならなくても定期的に診察し、その生の終わりまで「関わりつづける」プロセスの中で告知を行う必要がある。このことは患者にとってつらい話をしつつもその後の関係を切らずにサポートしていくことを意味するので、より難しさが増す。この「関わりつづける」プロセスにより、在宅医は「他者の生に関わる責任」をより感じやすくなると考えられる。

2　関わりつづける

前項では、医療における医師の責任は法的な責任と、人の生き死にに関わる責任の両方があり、これは医療に関わる限り常に問われていることを示した。パーソンズの議論によるならば、従来の医師はあえて患者の生全体と関わるのではなく、ヘルスケアに限定して関わることによって現実的な責任を果たしてきた。一方で、在宅医療はこうした防衛と逆方向に、生活の中に飛び込み、あまり範囲を限定しようとせずに関わる医療である。こうした状況により、在宅医の死生観は多層的になることを確認してきたが、責任の感覚はどのような形をとっているだろうか。

第3章では、医師たちが臨床現場での患者の揺れ動きに対して、自分を変えることすらも役割として引き受けながら粘り強く関わりをつづけていることを示した。第4章では、人生の最終段階の意思決定を題材として検討した。在宅で意思決定に関わる際には、医療実践が変化する。言葉で表された意思表明だけではなく、日々の関わりの中でもさりげなく意思をすくいあげる、自分のあり方を振り返るなど、対象者一人一人に応じた、目に見えにくい形で、しかし粘り強く行われる実践がある。第5章では、医師たちが患者の死をとおして学んだことを次の世代へと受けつごうとする姿を示した。さらに、私的な喪失体験を通して死生観を深め、在宅医として患者への接し方が変わっていくこと、そして、時に起こる医師としての承認、めぐみのような人間としての相互承認の経験に支えられていることも示した。

これらに共通するのは「関わりつづける」ことである。在宅医は、患者の生活になじみ、巻き込まれながら、生活者としての患者の希望や意思と医学的な治療とを調整しつづける。一時的に医学的な合理性を譲歩したとしても、医師としての関わりを切断することなく、可能な形で関わりをつづけようとする。(6)

図6-4　多層化する医師の死生観と責任感覚

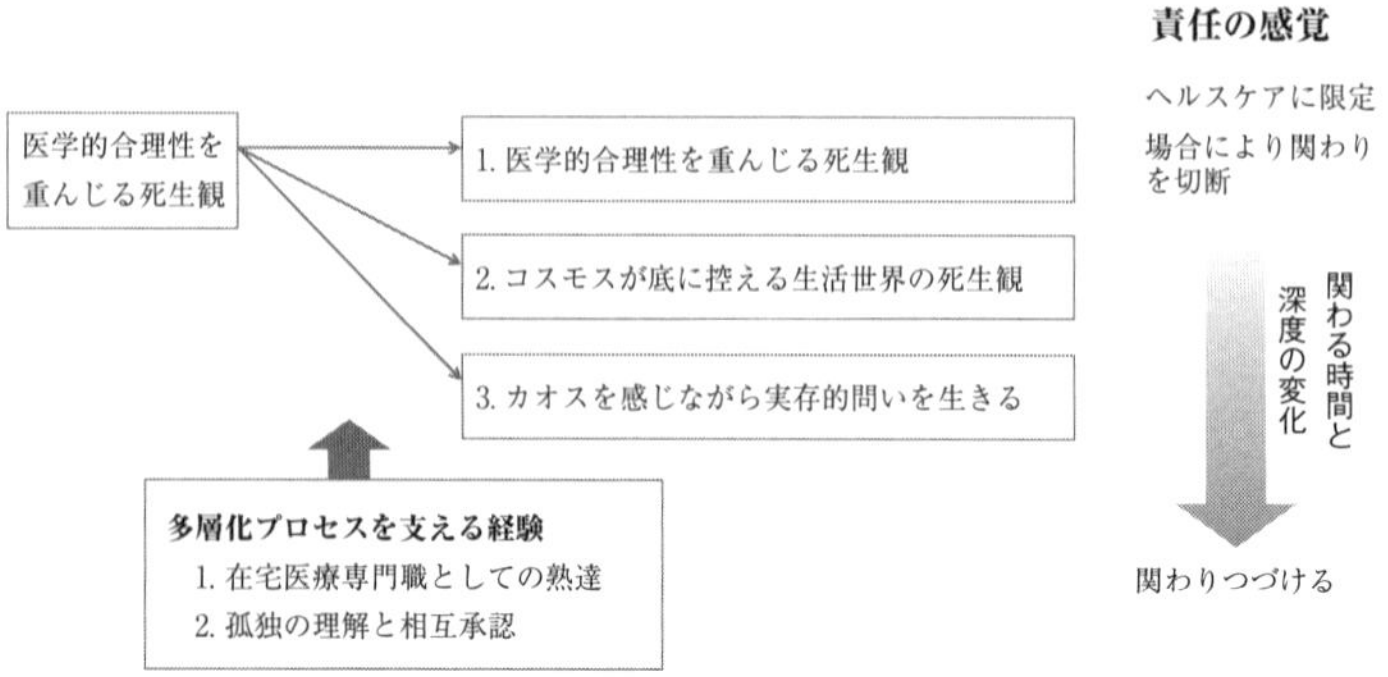

この際に、在宅医たちは自身の価値観を変えることすらも引き受ける必要が出てくる。安全な立場の第三者として医学的に合理的な世界には安住せず、生活世界の中で、患者や関係者と、ともに迷い、悩む。そして時にはそのプロセスの末に人の力を超えた領域に踏み込み、いのちのつながりや相互承認の感覚にいたることもある。これらを整理すると、図(6-4)のようになる。

「関わりつづける」責任の特徴は、以下のようにいくつかに分けられる。

一つ目はこれまで書いてきたように、医学的合理性を重んじながらも、患者の生活世界や意味世界にも理解を示し、関わること。

二つ目は第3章、第4章で見たように、生きている間に長い時間をかけて患者と関わることである。ある時点で医学的に正しいことができなかったからといって、関係を切り離すことはしない。関わる時間を長くとり、時間をかけて医学的な合理性と患者の生活上の希望を調整していく。

三つ目は、その関わりは時に死後にも及ぶということである。

場合によっては患者の死後も患者のことを忘れず考えつづけ、患者の語りに応答しようとする。こうした責任感覚は、自分の死生観や実存的な問いに向かい合うことを通して起こる、より深い自己意識の変化と関連して生じるものである。

そもそもいのちに関わる責任は生きている医師患者の二者関係の中だけで完結するものではない。だからこそ多職種連携が叫ばれ、「みんなで決める」ことで責任をわかち持とうとする試みがされてきた。これは、ある時点での責任を医療チーム皆でわかち持つという話である。この実践は医療の中心的な部分であり、もちろん大切である。

しかし、いま考察している責任の感覚は、そもそも生死は人間の力を超えた領域にある、例えば、地域における世代を超えたいのちのつながり、ひいてはめぐみとしてのいのちといったものの一部であるといった死生観と関連して出てくる。いのちに関わる責任は、いま生きている人たちに対してだけではなく、死者たちに対しても生じるという認識が伴うこともある。

在宅医たちは、患者や周囲の人々との関係の中に身を投じ、偶発性に身を任せながらもなんとか医学的な合理性から手を離さないために、さまざまな水準で自分を変え、時には自分の孤独に向き合い、苦悩や生活史も含めて振り返りながら関係の中に足場をつくり、そこにとどまろうとする。いのちの危機に関わりながら他者を理解しようとすることで自己を超えた世界を自覚し、そのことで死生観を深め、いのちの尊さを自覚する。そして、そのことが「死者を忘れない」姿勢、そして死後もなおその人との関わりから学んだことを反芻し、次の患者に生かしていこうとする姿勢へとつながってゆく。これは、患者のいのちに向き合い、その語りを聞く、すなわち患者からの呼びかけに対して応答しつづけるという形で示される、今までとは異なる形で現れている責任の感覚である。

注

（1）ここでは両木・高崎医師に見られるような、強い実存レベルでの他者と切り離され絶対にわかり合えないという感覚を「孤独」とし、高木・別府・伊藤医師に見られるような、そこまで強くはないものの他者とは別の存在であり価値観を共有できないという感覚を「孤独と他者性の感覚」と表現した。前者を孤独と表現するのは一般的にも違和感のない表現だろうが、後者に対して孤独という言葉を使うのは違和感を持たれるかもしれない。ここでの孤独という概念の理解は、小澤（2021＝2024）による理論的整理に依拠している。小澤は、人間は他者と相互に依存する存在であるとともに、他者と切り離されてひとりぼっちの存在でもあるという矛盾を抱えていることを指摘し、人間が根源的に持つこの矛盾が孤独の原因となっているとする。そして社会の構造が個人の主観的な感覚である孤独にも大きく影響することを指摘している。つまり人間が人間であることと孤独は切り離せない問題であるということだ。医療者患者関係においても他者と切り離されていることを基盤にした上で界面を乗り越えたという高木・別府・伊藤医師の語りも、小澤の定義する孤独の概念の範疇にあると考えられるため孤独という語を用いた。とはいえ両木、高崎医師ほどの深い実存的な孤独とは異なるので、「孤独と他者性の感覚」と使い分けた。

（2）なお、筆者はここで患者に対して「このような経験は医師にとって重要なので、苦痛や言いたいことを我慢して医師に気を遣って医師を承認するべきだ」などと主張したいわけでは一切ないことは繰り返し念押ししておきたい。

（3）本書では在宅医療に関わりつづけている医師の話を聞いてきたが、こうしたストレスから在宅医療に関わることをやめる医師も少なくないのもまた事実である。

（4）おそらく医療における法的責任の問題は、無罪になれば・敗訴しなければ、何もなかったかのようにリセットして再スタートできる、という種類のものではない。良かれと思ってした判断が、後から正しくない悪意のあるものだとされて責任を問われた時点で、医療者としての存在意義に関わるものと受け止められ、だからこそ恐れが広がりやすい構造があるのではないだろうか。

（5）行政処分によって医師免許の停止や剝奪にいたることがあるが、傷害、飲酒運転、交通事故などによるものが多く、これは本論とは話が別なので触れないこととする。

（6）医師側がそのような気持ちでいても、転居、施設入居、関係構築が難しいなどの理由で患者側から転医を希望され、関係が終了することもある。その人がその後の人生でよりよい関係をつくれる主治医に出会えるようにと配慮しながら紹介状を作成して次の医師につなぐことになる。直接やりとりをすることはなくなったとしても、医療者側は、あの人はどうしているだろうと考えたり、うまくいかなかったことを振り返って次に繫げようとしたりしている。こうしたことも含めて「関わりつづける」実践と捉えている。

終　章　在宅医の語りから見えてくること

ここまでインタビューの内容を足がかりに、現代日本で推進されている在宅医療に関わる医師たちの主観的体験を明らかにすることを試みてきた。

最後に、筆者が本書で主張したかった内容を簡単にまとめる。在宅医療に関わる医師たちは、さまざまな苦悩の経験を経由して医師なりの他者との関わり方を模索している。この苦悩は、臨床実践の水準から死生観や実存的な問題に関わる水準までさまざまなものがある。医学的な合理性からなるべく手を放すことなく、不確実なプロセスの中にあえて身を置きながら、自分を変えることをも時には受け入れつつ、おもてには見えにくい「ともに迷い、探求する」実践を行っている。一時的に医学的に合理的ではない選択をすることもある。それでも関わりつづけ、粘り強く調整をしつづける。

在宅医の死生観は、医学的合理性に沿ったものだけだったところから、医学的合理性を引き続き重んじながらも、いのちの共同性、人の力を超えたいのちの領域といった昔からあるコスモスが底に控える生活世界の死生観や、死に代表される意味づけ不能の混沌・カオスに触れ、既存共同体の意味世界から離れ、孤独のうちに生や死、実存的な問いを深めていくような死生観など、多層的になっていく。

こうした死生観の多層化は、責任の感覚の多層化にもつながっている。生物医学的な合理性と、それに基づいた限定的な医師役割に基づき、その範囲に限って責任を持つ（そこから外れる場合には患者と関係を切断することもある）ような責任感覚だけでなく、患者の生活世界を理解・尊重し、自分を変えることも引き受けながら患者の死後も視野に入れた長い時間軸で関わることで、いのちに関わる責任を果たせると考えるような責任感覚へと展開されている。このプロセスを支えるのは、医師として、あるいは人間として承認された経験である。

本書の限界と今後の展望

本書は、広い意味での在宅医の死生観について死生学的に研究した論考であるとともに、ケアが求められる現代医療の中で、在宅医療という新しい医療の形に取り組む医療専門職が現場で何を感じ、何に戸惑い、それぞれが自分なりに何をつかみとってきたのかを、筆者にできる範囲で分析した文章である。これは、そのことの是非を問うことが目的ではなく、現状を言語化してその意味を探ることを意図している。

しかし、この文章が問題解決の枠組みを前提として読まれた場合、それを現状の言語化ではなく「規範の提示」、つまり達成すべきモデルの提示と受け止められやすい傾向があるように感じている。

筆者の論文を読んでくれた医師から感想とともに「このような医師はどうしたら育成できるのか」というような質問をいただくことは少なくない。また、非医療者の読者からは「医師にここまで求めるのは求めすぎではないか」というコメントをいただくこともある。

こうしたコメントは筆者の論文執筆と異なる前提で読んだことに由来するのかもしれないし、単純に論文の中で記述された在宅医のありように共感してくれただけかもしれない。いずれにしても筆者が目指したのは、専門職としての在宅医の主観的体験、つまり、在宅医が現状こういう経験をし、こう思っていてこう対処している、ということを描き、それが何を意味しているのかについて筆者なりの考察を行うことまでである。決してあるべき理想の在宅医論、あるいはあるべき医師論をしているわけではないということは強調しておきたい。専門職の経験を言語化することが知らず知らずのうちに「規範の提示」に変換されて受容されること自体がまた、医療専門職特有の思考のあり方や、社会と専門職との関わりを示している可能性があるが、ここについては今後の研究課題としたい。

とはいっても、筆者も一医師である以上、本書に登場したような医師の姿を達成すべきモデルと捉えたくなる気持ちも、育成方法を聞きたくなる気持ちもよくわかる。筆者の力不足で本書ではごく一部の語りしか扱えなかったが、インタビューに協力してくださった医師たちは、どの先生も過去の患者さんとの経験や自分自身の痛みや苦みを伴うような人生経験を大切にしながら、感じていること、考えてきたことをそれぞれの言葉で誠実に話してくださった。いい先生だなあ、自分も見習いたい、と思うことばかりで、インタビュー自体から医師として筆者自身学ぶことが多かった。こういうふうに教えたらこんな素敵なあたたかい先生になる、という方法論があったらどんなによいだろうとも思う。

しかし、本書であつかった問題系は、その問いの前提となる考え方、つまり、何かよい教育をすれば標準化された「いい医師」ができるという考え方そのものが問い返される領域でもある。本書で扱われた医師たちの語りは、在宅医療という医療の持つジレンマに飛び込んでの実践の中で、それぞれがもがき悩みながらつかみとった「いのち」との関わり方の語りであり、その意味で、医学そのものが持つ思考のあり方をも問い返す語りでもあるといっていいだろう。

世の中には意思と論理の力でコントロールできないことがいくらでもある。老病死といった医療が関わる諸問題はその代表的な領域の一つといっても良いだろう。こうした先の見通せない不確実な領域では医学的合理性に基づいた問題解決思考だけでは対応しきれないことも多い。関係性の中の存在としての自己／他者観や、時にはあえて受け身になることや、自分自身のあり方を問いながら恐る恐る進むようなあり方、全体を見ながら流動的に対応するようなケア的な態度も重要になってくる。ケアをすることは自分がケアされることの自覚を通してしか学べないという。だとしたら、医療におけるケアという問題系を、単なる優しさや医師の人格に頼って扱うのではなく、学問的に接近することや医療の中にケアを内包させていく道筋を具体的につくること、また人智の及ばない領域や、大きないのちの働きといったような領域への感性も必要になってくるのではないだろうか。

医学部が標準化された医療者をつくりだそうとすること自体は専門職育成機関である以上重要であるのだが、その過程で何が損なわれ、何が傷つけられているのか。社会は医療に何を求め、医師に何を求めているのだろうか。ケアも求められるようになった医療者はどのようにケアされるべきなのか。制度や訴訟のリスクでがんじがらめになりながらも現場で苦悩する医師の話は誰が聞いているのか。「いのち」にどう関わるかについて、ともに考えられる場所はどのようにつくってゆけるのか。こうした医学教育領域とも接続する問題については論じ切ることができなかった。また最後に行った責任についての議論も、大きなテーマであり、筆者の力量で十分に論じられたとは言い難い。在宅医療は現在もなお急速に変化しつづけている領域である。本書のもととなった調査から出版までに時間がかかってしまったこともあって最新の動向までキャッチアップすることはできていない。こうした諸問題については今後の研究の課題としてゆきたい。

あとがき

本書は上智大学大学院実践宗教学研究科博士学位請求論文として提出した論文を大幅に加筆改稿したものである。プライマリ・ケア医として臨床中心の生活をしていた筆者が死生学と出会って一〇年近く、拙いものではあるがひとまず形にすることができてほっとしているというのが正直な気持ちである。

どうしてこういう研究をするようになったのか、ここまでの歩みを簡単に振り返ってみたい。筆者は子供の頃から体が弱く、妹が大病したこともあって、最も身近な職業は「町のお医者さん」だった。都内の中高一貫の進学校を経て、一時は遺伝子工学の研究などにも興味を持ったものの、最終的には医学部に進学した。医学部の雰囲気にあまり馴染めなかったこともあり「お医者さんになるのだったら医学部以外の人たちとたくさん交流し、いろんな見聞を深めておいた方がいいだろう」というのを言い訳にして、勉学よりもアルバイトや旅に精を出していた。

医学部では部活動が盛んである。筆者はヨット部に所属していたが、ある大会で海難事故に遭った。強風で船から振り落とされ、数時間にわたり身一つで海を漂流し、たまたま運良く助かった。このことは、筆者にとっては自分ごととして死を意識する経験だった。灰色の荒れた海で死に接近しすぎた経験は自分と世界の距離を感じることにもつながった。

卒業後は地元の地域医療に力を入れる病院で研修医生活を送った。「万物は流転する」という格言を掲げるユニークな研修センターで指導を受け、指導医からたくさんの不思議な問いを投げかけられたことは医療の意味と価値の世界をひらく経験だった。数ヶ月あった地域医療研修では西伊豆の小さな漁村の診療所に行った。釣り針で怪我をした旅行者から地域の小児、お年寄りの家への往診など、科を問わずに何でも診て、必要ならば高次医療機関につなぐという診療は自分が思い描いてきたお医者さん像であり、三年目以降、専門性を高めていくための後期研修も地域医療を専門とすることにした。

三年目以降は新潟県の総合診療医の集まる小病院で働きはじめた。夏は緑豊かで冬は雪がたくさん降る豊かな自然の中、指導医や親切なスタッフにも恵まれ、充実した時間を過ごしていた。緩和ケアの技術が足りず、患者につらい思いをさせてしまった経験から緩和ケアの研修をさせてもらったり、時には沖縄の離島に診療支援に行ったり、短期の海外留学など多くの経験をさせてもらった。家庭医療学にも親しみ、いわゆる生物医学とは異なる患者の診かたや診療技法なども少しずつ学んでいった。

医療が社会の中にあることをはっきりと自覚したのは沖縄の離島に診療支援に行ったときである。島に入った日に荷物を宿舎に置き、食材を買おうと思って農協の商店に入ったところ、ひょろひょろしたニンジンくらいの大きさの大根が四〇〇円、小さめのキャベツがひと玉五〇〇円という高値で売られていた。土壌がやせていて島の農作物はあまり大きくならないのだと聞いた。新潟では野菜はもっと大きくみずみずしいものがどちらも一〇〇円程度と安価で買えた。それまで生活習慣病の患者さんに簡単に言っていた「野菜を多めに食べましょうね」という言葉はここでは言えないなと思った。健康というのは医療だけでどうにかできるものではなく、社会や政治、経済の影響を受けるものなのだと痛感し、この島を健康にできるのは医者だけではないのだろうな、と思ったことをよく覚えている。

その後、在宅緩和ケアや認知症についてもう少し勉強したくなり、都内の診療所で在宅医療の研修を受けることにした。地域医療をしていたころにも在宅医療に多少は関わっていたが、通院困難が主たる理由で病状自体はおちついている患者さんが多かった。しかし都内では、そもそも入院していたいのにそれができないため仕方なく在宅医療を受けている人もいれば、病状も複雑で重症度も高く、社会的にもより複雑な状況の中に置かれた人も少なくなかった。都市部では医師患者関係の基盤となる人と人の信頼関係がより脆く感じられることも多かった。若い終末期の患者さんがなんとか生きたいともがく姿や、たとえ寝たきりでコミュニケーションもとれなかったとしても、家族に頼られ大事にされている姿など、たくさんの患者さんの生き方を見るうちに自分の価値観の狭さを実感し、初期研修の頃に指導医から問いかけられたたくさんの問いや、学生の頃に海難事故から生還した後に感じた世界への違和感も思い出すようになった。

死にゆくこと、生きるということのうち医学で理解できることなんてごくわずかでしかないこと、自分の狭い視野では決して理解できない世界があることが身にしみて感じられるようになり、いのちや死の問題を考えることは、自分自身が臨床をつづけていく上で向かい合わねばならない重要な課題る。

だと思うようになった。本書で扱った在宅医の悩みや葛藤は筆者自身が悩みつづけてきた問題でもあ

医学の多様な側面を扱う領域として、公衆衛生や社会医学、臨床倫理学、緩和医療学などさまざまな学問領域がある。しかし筆者にはそれらの領域は自分の問題意識とは少し距離があるように感じられた。人文社会科学系の領域だったら何か近づけるかもしれない、そんなふうに思っていた矢先、上智大学がグリーフケア研究所を開くという情報をたまたまネットで見かけ、「死生学」と出会うことになった。看取りや葬儀、意思決定などの死に直接的にまつわる問題だけでなく、死者とともに生きる、喪失を抱えながら生きる、そうした領域まで視野に入れた死生学は、これまでの臨床経験を通して筆者が抱えていた葛藤と迷いに近づけるものなのではないかと直感的に感じられるものだった。

二年間の講座が終わる頃、実践宗教学研究科死生学専攻の大学院が設立され、そのまま進学した。理系のものの見方と人文社会科学系の学問の性格の違いに苦労しながらも、自分が在宅医療の臨床の中で感じている感覚をときほぐし、少しずつ言葉や文章にすることができるようになっていった。何度も挫折しかけたが、多くの人たちが助けてくれたおかげでなんとかまとめることができた。

ここにいたるまでにお世話になった方はあまりにも多く、ここで全員列挙するわけにもいかないが、特にお世話になった方々には名前を出してお礼を述べたい。島薗進先生、鎌田東二先生、井口高志先生、岸政彦先生には手厚いご指導をいただいた。臨床的視点と、人文社会科学的な視点は近いようで大きな距離があり、基礎学力も不足していて指導しにくい大学院生だったと思う。特に筆者は頭の中が散らかりやすいわりに思い込みが強く、大変なご苦労をかけたであろうことは自覚している。ご多

忙の中、手をつくし、言葉をつくしてここまでご指導いただき感謝してもしきれない。本当にありがとうございました。

博士論文の改稿にあたってはなかなか原稿をまとめられず、結局三年近く書き直しにかかってしまった。この間、三井さよ先生、葛西賢太先生、細谷幸子先生にも親身にサポートしていただいた。長期間におよぶ改稿プロセスの中では何度も諦めかけたが、見守って指導していただき、本当に心強かった。心から御礼を申しあげたい。編集者の関戸詳子さんには大変なご迷惑をおかけしたが、時間がかかっても良い本にしましょうというぶれない姿勢を示していただいた。

鷹田佳典先生、秋葉峻介先生、冲永隆子先生、足立大樹先生には折にふれ相談に乗っていただいた。がん専門看護師の上田仁美さんをはじめとした職場の同僚、大学院の同級生や後輩、研究会やゼミを含めた友人たちとは、日々話す中で新しい視点に気づかせてもらったり励ましあったりと大いに支えてもらった。

上廣倫理財団からは研究助成という形で研究の支援をしていただいた。また、職場である医療法人社団鉄祐会は理事長の武藤真祐先生の理解のもと、働きながら研究執筆がつづけられるよう柔軟なサポートをしてくれた。

この研究インタビュー調査に協力していただいた多くの医師の皆さま、またこうした先生方を紹介していただいたりおつなぎいただいたりした方々にも改めて深い感謝を伝えたい。本書で直接触れたお話も、そうでないお話も、すべてのお話が研究の糧になり、医師としての私自身を支えるものとなった。本書は先生方のお力をお借りして書かせていただいたと言っても過言ではない。ありがとうございました。

かつて担当させていただき、今はこの世にはいない患者さんたちにも伝えたいことがある。私自身の未熟さも手伝って決していい主治医だったとは言えないかもしれません。私はみなさんとの出会いと別れを通して学んだことを忘れないようにして考えを深めようと取り組んできました。みなさんの生きる姿を通して教えていただいたことはあまりにも大きいのですが、なんとか一つ形にすることができました。私なりの「応答」になっていればよいのですが、引き続き関わりつづけさせていただければと思っています。

そして最後にはなるが、臨床をしながら専門の違う分野を新しく学び、研究や執筆を行うのは、自分にとっては大きな挑戦で、決して楽なことではなかった。家族の理解と支えがなければこの本をまとめることは絶対にできなかった。心から感謝を伝えたい。

井口真紀子

二〇二四年一一月

参考文献

会田薫子（2011），「終末期における人工的水分・栄養補給法に関する医師の意識変化――３つの国内調査の結果から」『医学のあゆみ』239（5）: 564-568.

――――（2019），『長寿時代の医療・ケア――エンドオブライフの論理と倫理』筑摩書房.

Alfred F. Connors Jr. Neal V. Dawson, Norman A. Desbiens et al.(1995), "A Controlled Trial to Improve Care for Seriously Ill Hospitalized Patients. The Study to Understand Prognoses and Preferences for Outcomes and Risks of Treatments (SUPPORT,") *JAMA*, 274(20): 1591-1598.

安藤泰至（2018），「生命操作システムのなかの〈いのち〉――生の終わりをめぐる生命倫理問題を中心に」『学術会議叢書24 〈いのち〉はいかに語りうるか？――生命科学・生命倫理における人文知の意義』公益財団法人日本学術協力財団.

Ariès, Philippe (1977), *L'homme Devant La Mort,* Édition du Seuil.〔成瀬駒男訳（1990），『死を前にした人間』みすず書房〕

Bauman, Zygmunt (2006), *Liquid Fear,* Polity Press.〔澤井敦訳（2012），『液状不安』青弓社〕

Beck, Ulrich, Anthony Giddens and Scott Lash (1994), *Reflexive Modernization: Politics, Tradition and Aesthetics in the Modern Social Order,* Polity Press.〔松尾精文・小幡正敏・叶堂隆三訳（1997），『再帰的近代化――近現代における政治、伝統、美的原理』而立書房〕

Berger, Peter L. (1967), *The Sacred Canopy: Elements of a Sociological Theory of Religion,* Doubleday & CO.〔薗田稔訳（［1979］2018），『聖なる天蓋――神聖世界の社会学』筑摩書房〕

Brugère, Fabienne (2013), *L'éthique du « care »* (Coll. « Que sais-je? » n°3903), PUF.〔原山哲・山下りえ子訳（2014），『ケアの倫理――ネオリベラリズムへの反論』白水社〕

尾藤誠司（2011），「新たな患者――医療者関係の中での医療者の役割」『京都府立医科大学雑誌』120（6）: 403-409.

Bruera, E., D. Hui, S. Dalal, I. T.-Vigil, J. Trumble, J. Roosth, S. Krauter, C. Strickland, K. Unger, J. L. Palmer, J. Allo, S. F.-Hume and K. Tarleton (2013), "Parenteral hydration in patients with advanced cancer: A multicenter, double-blind, placebo-controlled randomized trial," *Journal of Clinical Oncology,* 31(1): 111-118.

Boss, Pauline (1999), *Ambiguous Loss: Learning to Live with Unresolved Grief,* Harvard University Press.〔南山浩二訳（2005),『「さよなら」のない別れ 別れのない「さよなら」――あいまいな喪失』学文社〕

――― (2011), *Loving Someone Who Has Dementia: How to Find Hope While Coping with Stress and Grief,* John Wiley & Sons Inc.〔和田秀樹監訳, 森村里美訳（2014),『認知症の人を愛すること――曖昧な喪失と悲しみに立ち向かうために』誠信書房〕

Carr-Saunders, A. and P. Wilson (1933), *The Professions,* Oxford University Press.

Charon, Rita (2006), *Narrative Medicine: Honoring the Stories of Illness,* Oxford University Press.〔斎藤清二・岸本寛史・宮田靖志・山本和利訳（2011),『ナラティブ・メディスン――物語能力が医療を変える』医学書院〕

Clifford, James and George E. Marcus eds. (1986), *Writing Culture: The poetics and Politics of Ethnography,* University of California Press.〔春日直樹・足羽與志子・橋本和也・多和田裕司・西川麦子・和迩悦子訳（1996[2009]),『文化を書く』紀伊國屋書店〕

土居健郎（2007),『「甘え」の構造（増補普及版)』弘文堂.

海老田大五朗（2018),『柔道整復の社会学的記述』勁草書房.

Frank, W. Arthur (1995), *The Wounded Storyteller: Body, Illness, and Ethics,* The University of Chicago Press.〔鈴木智之訳（2002),『傷ついた物語の語り手――身体・病い・倫理』ゆみる出版〕

Freidson, Eliot (1960), "Client Control and Medical Practice," *American Journal of Sociology,* 65(4): 374-382.

――― (1970), *Professional Dominance: The Social Structure of Medical Care,* Atherton Press.〔進藤雄三・宝月誠訳（1992),『医療と専門家支配』恒星社厚生閣〕

藤井美和（2004),「指導教員推薦文　橘尚美『医療を支える死生観――医師へのインタビュー調査を通じて』」『関西学院大学社会学部紀要』97: 159.

藤沼康樹（2010),「省察的実践・ポートフォリオ学習・評価」『医学教育別冊　医学教育白書 2010年版（'07〜'10)』226-229.

――――（2017),「地域における困難事例と医師」『総合診療』27（3): 277.

藤田結子・北村文編（2013),『現代エスノグラフィー――新しいフィールドワークの理論と実践』新曜社.

Geertz, Clifford (1973), *The Interpretation of Cultures,* Basic Books.〔吉田禎吾・中牧弘允・柳川啓一・板橋作美（1987),『文化の解釈学I, II』岩波書店〕

―――― (1983), *Local Knowledge: Further essays in Interpretive Anthropology,* Basic Books.〔梶原景昭・小泉潤二・山下晋司・山下淑美訳（1991),『ローカル・ノレッジ――解釈人類学論集』岩波書店〕

Giddens, Anthony (1990), *The Consequences of Modernity,* Polity Press.〔松尾精文・小幡正敏訳（1993),『近代とはいかなる時代か？――モダニティの帰結』而立書房〕

Gilligan, Carol (1982), *In A Different Voice: Psychological Theory and Women's Development,* Harvard University Press.〔岩男寿美子監訳, 生田久美子・並木美智子訳（1986),『もうひとつの声――男女の道徳観のちがいと女性のアイデンティティ』川島書店〕

Gorer, Geoffrey (1965), *Death, Grief, and Mourning in Contemporary Britain,* Cresset Press.〔宇都宮輝夫訳（1986),『死と悲しみの社会学』ヨルダン社〕

Greenhalgh, Trisha and Brian Hurwitz eds. (1998), *Narrative based Medicine: Dialogue and discourse in clinical practice,* BMJ Books.〔斎藤清二・山本和利・岸本寛史監訳（2001),『ナラティブ・ベイスト・メディスン――臨床における物語りと対話』金剛出版〕

Groopman, Jerome (2007), *How Doctors Think,* William Morris Endeavor Entertainment, LLC.〔美沢惠子訳（2011),『医者は現場でどう考えるか』石風社〕

浜田明範（2021),「月毎に入退院を繰り返す」飯田淳子・錦織宏編『医師・医学生のための人類学・社会学――臨床症例／事例で学ぶ』ナカニシヤ出版.

濱嶋朗・竹内郁郎・石川晃弘編（2005),『社会学小辞典〈新版増補版〉』有斐閣.

濱﨑絵梨（2013),「終末期医療に携わる医師の死生観について――聞き取り調査結果」『ノートルダム清心女子大学紀要　人間生活学・児童学・食品栄養学編』37（1): 108-118.

花戸貴司（2018),『最期も笑顔で――在宅看取りの医師が伝える幸せな人生のし

まい方』朝日新聞出版．

林貴啓（2011)，『問いとしてのスピリチュアリティ――「宗教なき時代」に生死を語る』京都大学学術出版会．

広井良典（2001)，『死生観を問いなおす』筑摩書房．

――――（2008)，「生と死の時間――〈深層の時間〉への旅」島薗進・竹内整一編『死生学〔1〕』東京大学出版会．

平原佐斗司（2018)，「今こそ在宅医療のパイオニアに学ぶ――我が国の在宅医療の歴史について」『日本在宅医学会雑誌』19（2)：17-22.

Hughes, C. Everett ([1984] 2017), *The sociological eye: Selected Papers with a New Introduction by David Riesman and Howard S. Becker,* Routledge.

猪飼周平（2010)，『病院の世紀の理論』有斐閣．

池田光穂（2014)，「病気になることの意味――タルコット・パーソンズの病人役割の検討を通して」『Communication-Design』10: 1-21.

池澤優（2017)，「死生学とは何か――過去に学び、現在に向き合い、未来を展望する」清水哲郎・会田薫子編『医療・介護のための死生学入門』東京大学出版会．

伊藤美登里（2017)，『ウルリッヒ・ベックの社会理論――リスク社会を生きるということ』勁草書房．

井藤美由紀（2015)，『いかに死を受けとめたか――終末期がん患者を支えた家族たち』ナカニシヤ出版．

岩崎大（2015)，『死生学――死の隠蔽から自己確信へ』春風社．

Jankélévitch, Vladimir (1966), *La Mort,* Flammarion.〔仲澤紀雄訳（1978)，『死』みすず書房〕

景山晶子（2019)，「在宅医療が『生活を支える』とは何か――在宅医療および『まちづくり』の経験が在宅医にもたらした新たな医療観とその可能性」明治学院大学大学院社会学研究科社会学専攻2019年度博士論文．

鎌田東二（2017)，『日本人は死んだらどこへ行くのか』PHP研究所．

金児和子（1994)，「高齢者の死の意識」伊吹山太郎監修『現代の心理学――研究の動向と展開』有斐閣．

金児曉嗣（1991)，「宗教性と死の怖れ」中川米造監修、黒岩卓夫編『宗教学と医療』弘文堂．

加藤源太（2009)，「医療専門職における自己コントロールの再検討――日本における新しい医師卒後臨床研修を事例として」『ソシオロジ』54（2)：3-18,182.

川口篤也（2020a），「人生会議は『死に方会議』ではない」『日本医事新報』5000: 10.

――――（2020b），「ACPの功罪」宇井睦人編『まるっと！ ACP アドバンス・ケア・プランニング――いろんな視点で読み解くACPの極上エッセンス』南山堂.

岸政彦・石岡丈昇・丸山里美（2016），『質的社会調査の方法――他者の合理性の理解社会学』有斐閣.

岸政彦（2018），「爆音のもとで暮らす――選択と責任について」『マンゴーと手榴弾――生活史の理論』勁草書房.

北沢裕（2014），「死後世界観にみる医療者の諸相」『宗教研究』87 Suppl: 400-401.

Klass, Dennis (2001), "The Inner Representations of the Dead Child in the Psychic and Social Narratives of Bereaved Parents," Robert A. Neimeyer ed., *Meaning Reconstruction & the Experience of Loss,* American Psychological Association.〔富田拓郎・菊池安希子監訳（2007），「遺された親の精神的、社会的ナラティヴに見られる亡き子どもの内的表象」ロバート・A・ニーマイアー編『喪失と悲嘆の心理療法――構成主義からみた意味の探究』金剛出版.〕

Kleinman, Arthur (1988), *The Illness Narratives: Suffering, Healing, and the Human Condition,* Basic Books.〔江口重幸・五木田紳・上野豪志訳（1996），『病いの語り――慢性の病いをめぐる臨床人類学』誠信書房〕

――――(2006), *What Really Matters: Living a Moral Life Amidst Uncertainty and Danger,* Oxford University Press.〔皆藤章監訳，高橋洋訳（2011），『八つの人生の物語――不確かで危険に満ちた時代を道徳的に生きるということ』誠信書房〕

Kleinman, Arthur, Veena Das, and Margaret Lock eds. (1997), *Social Suffering,* University of California Press.〔坂川雅子訳（2011），『他者の苦しみへの責任――ソーシャル・サファリングを知る』みすず書房〕

草場鉄周編（2016），「総合診療専門医　専門研修カリキュラム」『総合診療専門研修の手引き〈4〉何をどう教え学ぶか――工夫と実例』中山書店.

小堀鷗一郎（2018），『死を生きた人びと――訪問診療医と355人の患者』みすず書房.

児玉真美（2019），『殺す親　殺させられる親――重い障害のある人の親の立場で

考える尊厳死・意思決定・地域移行』生活書院.
國分功一郎（2017),『中動態の世界——意志と責任の考古学』医学書院.
————（2021),「中動態から考える利他——責任と帰責性」伊藤亜紗編著『「利他」とは何か』集英社.
國分功一郎・熊谷晋一郎（2020),『〈責任〉の生成——中動態と当事者研究』新曜社.
小松美彦・市野川容孝・堀江宗正編著（2021),『〈反延命〉主義の時代——安楽死・透析中止・トリアージ』現代書館.
小松美彦・今野哲男（2020),『「自己決定権」という罠——ナチスから新型コロナ感染症まで（増補決定版)』現代書館.
古東哲明（2011),『瞬間を生きる哲学——〈今ここ〉に佇む技法』筑摩書房.
高草木光一（2016),『岡村昭彦と死の思想——「いのち」を語り継ぐ場としてのホスピス』岩波書店.
熊谷晋一郎（2017),「総論　みんなの当事者研究」『臨床心理学　増刊第９号　みんなの当事者研究』金剛出版.
黒川雅代子・石井千賀子・中島聡美・瀬藤乃理子編著（2019),『あいまいな喪失と家族のレジリエンス——災害支援の新しいアプローチ』誠信書房.
Kurtz, Ernest (1991), *Not God: A History of Alcoholics Anonymous,* Simon & Schuster, Inc.〔葛西賢太・岡崎直人・菅仁美訳（2020),『アルコホーリクス・アノニマスの歴史——酒を手ばなした人びとをむすぶ』明石書店〕
Kübler-Ross, Elisabeth (1969), *On Death and Dying,* Scribner.〔鈴木晶訳（2001),『死ぬ瞬間——死とその過程について』中央公論新社〕
前田拓也（2009),『介助現場の社会学——身体障害者の自立生活と介助者のリアリティ』生活書院.
前沢政次（2010),「日本プライマリ・ケア学会の歴史と新学会への抱負」『日本プライマリ・ケア連合学会誌』33（2): 90-91.
————（2016),「2015年第56回日本心身医学会総会ならびに学術講演会（東京）わが国における新たなプライマリ・ケア——小異を捨てて大同についた３学会の合併」『心身医学』56（11): 1076-1081.
真木悠介（2003),『時間の比較社会学』岩波書店.
Marin, Claire (2013), *L'homme sans fièvre,* Armand Colin.〔鈴木智之訳（2016),『熱のない人間——治癒せざるものの治療のために』法政大学出版局〕
Marsh, Henry (2017), *Admissions: A Life in Brain Surgery,* Weidenfeld &

Nicolson.〔大塚紳一郎訳（2020），『医師が死を語るとき――脳外科医マーシュの自省』みすず書房〕

丸山泉（2016），「総合診療専門医をめざす君たちに」草場鉄周編集主幹『総合診療専門研修の手引き〈4〉何をどう教え学ぶか――工夫と実例』中山書店．

的場康徳・村田久行・浅川達人・森田達也（2020），「がん患者の終末期医療に携わる医師の実存的苦痛（スピリチュアルペイン）とその構造」，*Palliative Care Research,* 15(4): 321-329.

松本俊彦（2021），『誰がために医師はいる――クスリとヒトの現代論』みすず書房．

松本禎久（2020），「ACPの世界的な潮流」『まるっと！ ACP　アドバンス・ケア・プランニング――いろんな視点で読み解くACPの極上エッセンス』南山堂．

Mayeroff, Milton (1971), *On Caring,* Harper & Row.〔田村真・向野宣之訳（1987），『ケアの本質――生きることの意味』ゆみる出版〕

南山浩二（2003），「ポーリン・ボス『曖昧な喪失』研究の検討――その理論の概要」『人文論集』54（1）: A1-A20.

――――（2008），「ある医師にとっての『薬害HIV』――『弱み』を『語り』『聞き取る』」桜井厚・山田富秋・藤井泰編『過去を忘れない――語り継ぐ経験の社会学』せりか書房．

三井さよ（2001），「医療専門職による『ケア』の過程」『ソシオロジ』46（1）: 71-88.

――――（2004），『ケアの社会学――臨床現場との対話』勁草書房．

――――（2006a），「職業者であることと患者の固有性の認識――病院内看護職が患者の死に向き合う過程」『ソシオロジ』51（1）: 135-151.

――――（2006b），「看護職における感情労働」『大原社会問題研究所雑誌』567: 14-26.

――――（2018），『はじめてのケア論』有斐閣．

宮野真生子・磯野真穂（2019），『急に具合が悪くなる』晶文社．

Mol, Annemarie (2002), *The Body Multiple: Ontology in Medical Practice,* Duke University Press.〔浜田明範・田口陽子訳（2016），『多としての身体――医療実践における存在論』水声社〕

―――― (2008), *The Logic of Care: Health and the Problem of Patient Choice,* Routledge.〔田口陽子・浜田明範訳（2020），『ケアのロジック――選択は患

者のためになるか』水声社〕
Montgomery, Kathryn (1991), *Doctors' Stories: The Narrative Structure of Medical Knowledge*, Princeton University Press.〔斎藤清二・岸本寛史監訳 (2016),『ドクターズ・ストーリーズ――医学の知の物語的構造』新曜社〕
森雅紀・森田達也 (2020),『Advance Care Planningのエビデンス――何がどこまでわかっているのか？』医学書院.
森川すいめい (2021),『感じるオープンダイアローグ』講談社.
森田達也・白土明美 (2015),『死亡直前と看取りのエビデンス』医学書院.
Morita, T., I. Hyodo, T. Yoshimi, M. Ikenaga, Y. Tamura, A. Yoshizawa, A. Shimada, T. Akechi, M. Miyashita and I. Adachi (2005), "Association between hydration volume and symptoms in terminally ill cancer patients with abdominal malignancies," *Annals of Oncology*, 16: 640-647.
Morita, T., Shima, Y. and Adachi, I. (2002), "Attitudes of Japanese Physicians Toward Terminal Dehydration: A Nationwide Survey," *Journal of Clinical Oncology*. 20(24): 4699-4704.
Morita, T., Tsunoda, J. Inoue, S. and Chihara, S. (1999), "Perceptions and decision-making on rehydration of terminally ill cancer patients and family members," *The American Journal of Hospice & Palliative care*, 16: 509-516.
村上靖彦 (2018),『在宅無限大――訪問看護師がみた生と死』医学書院.
――― (2021),『ケアとは何か――看護・福祉で大事なこと』中央公論新社.
長尾和宏 (2017),『痛い在宅医』ブックマン社.
中川米造 (1987),『サービスとしての医療――医療のパラダイム転換』農山漁村文化協会.
――― (1991),『学問の生命――「医学とは何か」を問い続け行動する』佼成出版社.
中野敏男 (2020),『ヴェーバー入門――理解社会学の射程』筑摩書房.
波平恵美子 (1994),『医療人類学入門』朝日新聞社.
――― (2004),『日本人の死のかたち――伝統儀礼から靖国まで』朝日新聞社.
内藤いづみ (2002),『笑顔で「さよなら」を――在宅ホスピス医の日記から』KKベストセラーズ.
――― (2003),『最高に幸せな生き方死の迎え方』講談社.
中野一司 (2012),『在宅医療が日本を変える――キュアからケアへのパラダイムチェンジ』ドメス出版.

中野卓編著 (1977),『口述の生活史──或る女の愛と呪いの日本近代』御茶の水書房.

永井友二郎 (1985),「『実地医家のための会』の歴史」『家庭医』1 (2): 47-54.

日本国語大辞典第二版編集委員会 (2001),『日本国語大辞典　第二版　第六巻』小学館.

Noddings, Nel (1984), *Caring: A Feminine Approach to Ethics & Moral Education*, University of California Press.〔立山善康・林泰成・清水重樹・宮﨑宏志・新茂之訳 (1997),『ケアリング──倫理と道徳の教育─女性の観点から』晃洋書房〕

Ofri, Danielle (2013), *What Doctors Feel: How Emotions Affect the Practice of Medicine*, Beacon Press.〔堀内志奈訳 (2016),『医師の感情──「平静の心」がゆれるとき』医学書院〕

──── (2017), *What Patients Say, What Doctors Hear*, Beacon Press.〔原井宏明・勝田さよ訳 (2020),『患者の話は医師にどう聞こえるのか──診察室のすれちがいを科学する』みすず書房〕

小川公代 (2021),『ケアの倫理とエンパワメント』講談社.

小川さやか (2016),『「その日暮らし」の人類学──もう一つの資本主義経済』光文社.

岡部健 (2010),「看取りを支える社会を創る───在宅緩和ケアの現場から」『社会学年報』39: 5-14.

奥野修司 (2016),『看取り先生の遺言──2000人以上を看取った、がん専門医の「往生伝」』文藝春秋.

奥山敏雄 (2015),「死と社会──終末期医療の社会学的意味」『社会学ジャーナル』40: 1-22.

O'Mahony, Seamus (2016), *The Way We Die Now*, Head of Zeus.〔小林政子訳 (2018),『現代の死に方──医療の最前線から』国書刊行会〕

Ozawa-de Silva, Chikako (2021), *The Anatomy of Loneliness: Suicide, Social Connection, and the Search for Relational Meaning in Contemporary Japan*, University of California Press.〔吉川純子訳 (2024),『孤独社会──現代日本の〈つながり〉と〈孤立〉の人類学』青土社〕

Parsons, Talcott (1951), *The Social System*, The Free Press.〔佐藤勉訳 (1974),『社会体系論 現代社会学大系14』青木書店〕

──── (1978), " The 'Gift of Life' and Its Reciprocation.", *Action Theory and*

the Human Condition, The Free Press.〔油井清光訳（2002),「『生という贈り物』とその返礼」富永健一・徳安彰・挾本佳代・油井清光・佐藤成基訳『宗教の社会学——行為理論と人間の条件第三部』勁草書房〕
レネー・C・フォックス（2003),『生命倫理をみつめて——医療社会学者の半世紀』中野真紀子訳, みすず書房.
Rietjens, Judith, A. C. Sudore, Rebecca L. Connolly, Michael van Delden, et al. (2017), "Definition and recommendations for advance care planning: an international consensus supported by the European Association for Palliative Care," Lancet Oncology, 18(9): e543-e551.
Said, Edward W. (1978), *Orientalism*, Pantheon Books.〔今沢紀子訳（1993),『オリエンタリズム』（上）（下）平凡社〕
斎藤清二（2016),『医療におけるナラティブとエビデンス——対立から調和へ（改訂版）』遠見書房.
斎藤環・水谷緑（2021),『まんが　やってみたくなるオープンダイアローグ』医学書院.
坂口幸弘（2010),『悲嘆学入門——死別の悲しみを学ぶ』昭和堂.
————（2012),『死別の悲しみに向き合う——グリーフケアとは何か』講談社.
桜井厚（2002),『インタビューの社会学——ライフストーリーの聞き方』せりか書房.
————（2010),「ライフストーリーの時間と空間」『社会学評論』60（4）: 481-499.
桜井厚・石川良子編（2015),『ライフストーリー研究に何ができるか——対話的構築主義の批判的継承』新曜社.
Sandel, J. Michael (2007), *The Case Against Perfection: Ethics in the Age of Genetic Engineering,* Harvard University Press.〔林芳紀・伊吹友秀訳（2010),『完全な人間を目指さなくてもよい理由——遺伝子操作とエンハンスメントの倫理』ナカニシヤ出版〕
佐藤智（1983),『在宅老人に学ぶ——新しい医療の姿を求めて』ミネルヴァ書房.
————（2008),「在宅医療の真髄——在宅医学の発展を目指して歩んできた道」日本在宅医学会テキスト編集委員会編『在宅医学』メディカルレビュー社.
————（1992),『在宅でこそその人らしく——ライフケアシステム12年の経験から』ミネルヴァ書房.
澤井敦（2005),『死と死別の社会学——社会理論からの接近』青弓社.

澤井敦・有末賢編著 (2015),『死別の社会学』青弓社.
澤井敦・高橋都・島薗進 (2020),「対談　死別の悲嘆を分かち合うことはできるのか」『現代宗教2020』, 5-43.
関本剛 (2020),『がんになった緩和ケア医が語る「残り２年」の生き方、考え方』宝島社.
関谷徳泰 (2018),「日本の医師、看護師、がん患者および一般市民の死生観に関する研究」(東京大学医学部博士論文).
島薗進 ([1992] 2006),『復刊選書９　現代救済宗教論』青弓社.
――― (2004),「社会の個人化と個人の宗教化――ポストモダン (第２の近代) における再聖化」『社会学評論』54 (4): 431-448.
――― (2007),『スピリチュアリティの興隆――新霊性文化とその周辺』岩波書店.
――― (2008),「死生学とは何か――日本での形成過程を顧みて」島薗進・竹内整一編『死生学 [1] ――死生学とは何か』東京大学出版会.
――― (2012a),『日本人の死生観を読む』朝日新聞出版.
――― (2012b),『現代社会学ライブラリー８　現代宗教とスピリチュアリティ』弘文堂.
――― (2016),『いのちを“つくって”もいいですか?――生命科学のジレンマを考える哲学講義』NHK 出版.
――― (2017),「スピリチュアルケア――その概念と歴史的展望」清水哲郎・会田薫子編『医療・介護のための死生学入門』東京大学出版会.
――― (2019),『ともに悲嘆を生きる――グリーフケアの歴史と文化』朝日選書.
――― (2021),「宗教性とスピリチュアルケア」瀧口俊子・大村哲夫・和田信編著『共に生きるスピリチュアルケア――医療・看護から宗教まで』創元社.
――― (2023),『なぜ「救い」を求めるのか』NHK 出版.
――― (2024a),「痛みとケアのスピリチュアリティ　第一回　目に見えないものにふれる」『一冊の本』29 (8), 朝日新聞出版, 10-18.
――― (2024b),「痛みとケアのスピリチュアリティ　第二回　死と孤独に向き合う」『一冊の本』29 (9), 朝日新聞出版, 24-32.
――― (2024c),「痛みとケアのスピリチュアリティ　第三回　新たな教養と痛みとユーモア」『一冊の本』29 (10), 朝日新聞出版, 28-36.
――― (2024d),「痛みとケアのスピリチュアリティ　第四回　集合的な悲嘆と

グリーフケアの集い」『一冊の本』29（11），朝日新聞出版，36-44.
———（2024e），「痛みとケアのスピリチュアリティ　第五回　水俣病運動のスピリチュアリティ」『一冊の本』29（12），朝日新聞出版，24-32.
———（2025），「痛みとケアのスピリチュアリティ　第六回　深い悲嘆とそこからの歩み」『一冊の本』30（1），朝日新聞出版，22-31.
島薗進・竹内整一編（2008），『死生学［1］——死生学とは何か』東京大学出版会.
島薗進・鎌田東二・佐久間庸和（2019），『グリーフケアの時代——「喪失の悲しみ」に寄り添う』弘文堂.
清水哲郎（1997），『医療現場に臨む哲学』勁草書房.
———（2002），「生物学的〈生命〉と物語られる〈生〉——医療現場から」『哲学』53: 1-14, 250.
清水哲郎監修，岡部健・竹之内裕文編（2009），『どう生き　どう死ぬか——現場から考える死生学』弓箭書院.
清水哲郎・島薗進編（2010），『ケア従事者のための死生学』ヌーヴェルヒロカワ.
清水哲郎・会田薫子編（2017），『医療・介護のための死生学入門』東京大学出版会.
Schön, Donald A. (1983), *The Reflective Practitioner: How Professionals Think in Action,* Basic Books.〔柳沢昌一・三輪建二訳（2007），『省察的実践とは何か——プロフェッショナルの行為と思考』鳳書房〕
Son, Daisuke, Makiko Iguchi and Shinichi Taniguchi (2021), “Death education for doctors: Introducing the perspective of death and life studies into primary care physician training,” *Journal of General and Family Medicine,* 22(5): 309-310.
橘尚美（2004），「医療を支える死生観——医師へのインタビュー調査を通じて」『関西学院大学社会学部紀要』97: 161-179.
高城和義（2002），『パーソンズ——医療社会学の構想』岩波書店.
鷹田佳典（2018a），「もうひとつのドクターズ・ストーリー——患者の死をめぐる小児科医の苦悩の語り」小林多寿子・浅野智彦編『自己語りの社会学——ライフストーリー・問題経験・当事者研究』新曜社.
———（2018b），「研究コラム　サファリング研究」小林多寿子・浅野智彦編『自己語りの社会学——ライフストーリー・問題経験・当事者研究』新曜社.
———（2019），「なぜ医師の物語は重要であるのか——二人の『アーサー』からの示唆」『質的心理学フォーラム』11: 13-22.

――――（2020a），「現代社会における悲嘆の個人化――『悲嘆の共同化』に向けての一試論」『現代宗教2020』，83-109.
――――（2020b），「医師は『行為する英雄』からどう変わるのか？――二つの〈尽くす医療〉から考える」水津嘉克・伊藤智樹・佐藤恵編著『支援と物語の社会学――非行からの離脱、精神疾患、小児科医、高次脳機能障害、自死遺族の体験の語りをめぐって』生活書院.
――――（2021），「誰が医療者を癒すのか――コロナ禍で浮き彫りになった医療者のsufferingに着目して」『現代思想』2021年２月号，青土社．［kindle版］
竹之内裕文（2007），「『間』の出来事としての死――在宅ホスピスの現場から学び、考えてきたこと」『文化と哲学』24: 79-103.
――――（2008），「地域コミュニティに支えられた生と死――スピリチュアル・ケアの『医療化』を超えて」『文化と哲学』25: 1-31.
――――（2019），『死とともに生きることを学ぶ――死すべきものたちの哲学』ポラーノ出版.
竹之内裕文・浅原聡子編（2016），『喪失とともに生きる――対話する死生学』ポラーノ出版.
田代志門（2016），『死にゆく過程を生きる――終末期がん患者の経験の社会学』世界思想社.
立岩真也（2021），『介助の仕事――街で暮らす／を支える』筑摩書房.
Taylor, Charles (2007), *A Secular Age*, Harvard University Press.〔千葉眞監訳，木部尚志・山岡龍一・遠藤知子訳（2020），『世俗の時代』（上）（下），名古屋大学出版会〕
辻彼南雄（2019），「日本の在宅医療のパイオニア、佐藤智（さとうあきら）医師のスピリッツを次世代に継承してゆきたい」『ドクタージャーナル』31: 6-11.
津田司（2010），「三学会は何故合併したのか、今後の目指すべき方向は？」『日本プライマリ・ケア連合学会誌』33（2）: 96-100.
東畑開人（2019），『居るのはつらいよ――ケアとセラピーについての覚書』医学書院.
Tronto, C. Joan (2015), *Who Cares? How to Reshape a Democratic Politics*, Cornell University Press.〔岡野八代訳（2020），『ケアするのは誰か？――新しい民主主義のかたちへ』白澤社〕
上野千鶴子（2011），『ケアの社会学――当事者主権の福祉社会へ』太田出版.

浮ヶ谷幸代（2007),「序章　病いと〈つながり〉の場」浮ヶ谷幸代・井口高志編著『病いと〈つながり〉の場の民族誌』明石書店.
――――（2009),「臨床から生まれる『開かれた専門性』――オーディット文化の向こう側」『応用社会学研究』51: 141-155.
――――（2014),「序章　医療専門家の苦悩をいかに解き明かすか？」浮ヶ谷幸代編『苦悩することの希望――専門家のサファリングの人類学』協同医書出版社.
浮ヶ谷幸代編（2015),『苦悩とケアの人類学――サファリングは創造性の源泉になりうるか？』世界思想社.
宇都宮輝夫（2015),『生と死を考える――宗教学から見た死生学』北海道大学出版会.
和田忠志（2015a),「対象疾患と臨床課題」『在宅医療テキスト第３版』勇美記念財団.
――――（2015b),「在宅医療の今日的意義」『在宅医療テキスト第３版』勇美記念財団.
Walter, Tony (1994), *The Revival of Death,* Routledge.
―――― (2017), *What Death Means Now: Thinking Critically about Dying and Grieving,* Policy Press.〔堀江宗正訳（2020),『いま死の意味とは』岩波書店〕
渡辺和子（2009),「総合学としての死生学の可能性」『死生学年報2009』5-32.
Weber, Max (1913), Über einige Kategorien der verstehenden Soziologie, *Logos, Internationale Zeitschrift für Philosophie der Kultur,* 4. Band, 3. Heft, J. C. B. Mohr, Tübingen, S. 253-294.〔海老原明夫・中野敏男訳（1990),『理解社会学のカテゴリー』未來社〕
―――― (1921-1922), Soziologische Grundbegriffe (*Grundriß der Sozialökonomik,* III. Abteilung, *Wirtschaft und Gesellschaft,* Verlag von J.C.B.Mohr [Paul Siebeck], Tübingen, Erster Teil, Kap, I, S. 1-30.)〔阿閉吉男・内藤莞爾訳（1987),『社会学の基礎概念』恒星社厚生閣〕
山上実紀（2014),「医師の役割意識と苦悩」浮ヶ谷幸代編『苦悩することの希望――専門家のサファリングの人類学』協同医書出版社.
山崎章郎（2018),『「在宅ホスピス」という仕組み』新潮社.
――――（2000),『ホスピス宣言――ホスピスで生きるということ』春秋社.
柳田邦男（1999),『犠牲（サクリファイス）――わが息子・脳死の11日』文藝春

秋.
柳田國男（[1941] 1992),「涕泣史談」『柳田國男〈ちくま日本文学全集〉』筑摩書房.
────（[1946] 2013),『先祖の話』角川学芸出版.
ヤスパース（1954),『哲学入門』草薙正夫訳, 新潮社.
吉田久美子・石田和子・瀬山留加・中島陽子・角田明美・前田三枝子・神田清子（2009),「大学病院に勤務する医師と看護師の死生観の比較」『The Journal of Nursing Investigation』7(1-2): 1-9.

【Web資料】

橋本佳子（2015),「総合診療専門医の「医師像」、明らかに」m3.com（2025.1.19取得, https://www.m3.com/news/open/iryoishin/310444）
────（2019),「旧厚生省『家庭医構想』、頓挫という逆風◆Vol.15」m3.com（2023.8.2取得, https://www.m3.com/news/open/iryoishin/655644）
医学書院（2025),「医学新聞　20年目を迎えた日本死の臨床研究会」（2025.1.17取得, https://www.igaku-shoin.co.jp/paper/archive/old/old_article/n1997dir/n2223dir/n2223_01.htm）
岩崎雅子（2019),「『医師の裁量の範囲』から『義務』へ」m3.com（2023.8.2取得, https://www.m3.com/news/open/iryoishin/660598?category=news）
実地医家のための会,「会の歴史」実地医家のための会ホームページ（2023.8.10取得, https://www.jicchi-ika.jp/history/）
厚生労働省（2016),「平成28年版厚生労働白書－人口高齢化を乗り越える社会モデルを考える－図表1-1-12　死亡場所別に見た、死亡数・構成割合の推移」（2023.8.7取得, https://www.mhlw.go.jp/wp/hakusyo/kousei/16/backdata/01-01-01-12.html）
────（2017),「在宅医療その１」（2023.8.10取得, https://www.mhlw.go.jp/file/05-Shingikai-12404000-Hokenkyoku-Iryouka/0000155814.pdf）
────（2018a),「人生の最終段階における医療に関する意識調査　報告書（H30年３月）」（2023.8.6取得, https://www.mhlw.go.jp/toukei/list/dl/saisyuiryo_a_h29.pdf）
────（2018b),「人生の最終段階における医療・ケアの決定プロセスに関するガイドライン解説編」(2023.7.31取得, https://www.mhlw.go.jp/file/04-Houdouhappyou-10802000-Iseikyoku-Shidouka/0000197702.pdf）

――――（2022a），「厚生統計要覧（令和５年度）第１編　人口・世帯　第２章　人口動態　第1-25表」（2023.8.6取得、https://www.mhlw.go.jp/toukei/youran/indexyk_1_2.html）
――――（2022b），「令和２（2020）年 医師・歯科医師・薬剤師統計の概況」（2023.8.7取得，https://www.mhlw.go.jp/toukei/saikin/hw/ishi/20/index.html）
――――，「『人生会議』してみませんか」（2023.8.10取得，https://www.mhlw.go.jp/stf/newpage_02783.html）
――――（2025），「医師法」（2025.1.17取得，http://www.mhlw.go.jp/web/t_doc?dataId=80001000）
ライフケアシステム，「略歴・著書」『ライフケアシステムの歩み No.36「追悼 佐藤智先生」特集号』ライフケアシステムホームページ（2023.8.6取得，https://home.lifecare-sys.jp/contents/news/pdf/dr_sato/ayumi_0036_08-09.pdf）
三原岳（2013），「総合診療医普及のカギは報酬制度――30年前の「家庭医」創設の失敗から考える」東京財団政策研究所ホームページ（2023.8.10取得，https://www.tkfd.or.jp/research/detail.php?id=1136）
日本外科学会（2023），「概要」日本外科学会ホームページ（2023.8.10取得，https://jp.jssoc.or.jp/modules/aboutus/index.php?content_id=3）
日本医師会（2009），「開業動機と開業医（開設者）の実情に関するアンケート調査」（2023.8.8取得，http://dl.med.or.jp/dl-med/teireikaiken/20090930_21.pdf）
日本内科学会（2023），「事業内容」日本内科学会ホームページ（2023.8.7取得，https://www.naika.or.jp/jigyo_top/naiyo/）
日本プライマリ・ケア連合学会（2023a），「プライマリ・ケアとは」日本プライマリ・ケア学会ホームページ（2023.8.10取得，https://www.primarycare-japan.com/about.htm）
日本プライマリ・ケア連合学会（2023b），「本学会について」日本プライマリ・ケア連合学会ホームページ（2023.8.10取得，https://www.primarycare-japan.com/assoc/about/ab_index/）
日本死の臨床研究会（2018），「日本死の臨床研究会会則」日本死の臨床研究会ホームページ（2025.1.13取得，https://jard-info.org/wp/wp-content/uploads/2019/07/kaisoku1812.pdf）

日本財団（2021），「人生の最期の迎え方に関する全国調査」（2023.8.6取得，https://www.nippon-foundation.or.jp/app/uploads/2021/03/new_pr_20210329.pdf）
日本在宅医療連合学会（2023），「学会概要」日本在宅医療連合学会ホームページ（2023.8.10取得，https://www.jahcm.org/overview.html）
津田司（2007），「少子高齢社会に適した家庭医療とは——日本家庭医療学会の歴史を顧みながら」（2023.8.10取得，http://plaza.umin.ac.jp/jafm/fd/20070609/070609tsuda.pdf）

略歴

2006年、千葉大学医学部卒業。日本プライマリ・ケア連合学会　家庭医療専門医／指導医、日本在宅医療連合学会　在宅医療専門医／指導医。2022年、上智大学実践宗教学研究科死生学専攻博士後期課程修了。博士（文学）。現在、医療法人社団鉄祐会祐ホームクリニック大崎院長、上智大学グリーフケア研究所客員研究員、東京慈恵会医科大学非常勤講師。論文に、「死生の悲しみをわかちあう——地域で死に関わる医師の死生観の検討」（『宗教研究』95(3)49-74, 2021年）、「医師の変容可能性——終末期の点滴をめぐる医師の語りから」（『社会学評論』72(1)19-35, 2021年）など。

関わりつづける医療
多層化する在宅医の死生観と責任感覚

2025年4月30日　第1版第1刷発行

著者　井《い》口《ぐち》真《ま》紀《き》子《こ》

発行者　井村寿人

発行所　株式会社　勁《けい》草《そう》書房

112-0005　東京都文京区水道2-1-1　振替　00150-2-175253
（編集）電話　03-3815-5277／FAX　03-3814-6968
（営業）電話　03-3814-6861／FAX　03-3814-6854
堀内印刷所・松岳社

ISBN978-4-326-75061-0　Printed in Japan